KNAUR
MENSSANA

AMANDA E. WHITE

Glücklich – ohne Alkohol

EIN GUIDE FÜR FRAUEN

Aus dem amerikanischen Englisch
von Gabriele Würdinger

KNAUR
MENSSANA

Die amerikanische Originalausgabe erschien 2022
unter dem Titel »Not Drinking Tonight« bei Hachette Go,
einem Imprint von Hachette Books, Hachette Book Group,
1290 Avenue of the Americas, New York, USA.

Die in diesem Buch vorgestellten Techniken, Methoden und Informationen ersetzen nicht den Rat und die Begleitung durch eine*n erfahrene*n Yogalehrer*in, einen Arzt oder eine Ärztin oder eine*n Heilpraktiker*in. Eine Haftung für den Eintritt des Erfolgs oder für Personen-, Sach- oder Vermögensschäden, die sich aus dem Gebrauch oder Missbrauch der in diesem Buch dargestellten Methoden oder sonstigen Hinweise ergibt, ist für den Verlag, die Autorin und/oder deren Beauftragte ausgeschlossen.

Deutsche Erstausgabe November 2024

Redaktion: Werner Wahls
Covergestaltung und -abbildung: Favoritbüro, München
Alle Illustrationen im Innenteil von
le-tex publishing services GmbH, Leipzig, nach Amy Quinn.
außer: Weingläser: Vlad Ra27 / Shutterstock.com
Satz und Layout: Adobe InDesign im Verlag
Druck und Bindung: CPI books GmbH, Leck
ISBN 978-3-426-65995-3

2 4 5 3 1

Dieses Buch ist meinen Eltern gewidmet,
die mich niemals aufgaben – selbst dann nicht,
als ich mich aufgeben wollte.

Inhalt

Einleitung

»*Was* bist du?« Meine Mom starrt mich derart verwirrt an, dass ich nicht sagen kann, ob sie einfach schockiert ist oder meine Worte tatsächlich nicht verstanden hat.

»Ich bin Alkoholikerin«, stammle ich.

»Ich verstehe nicht.«

Natürlich tust du das nicht, dachte ich verärgert. In Wahrheit wusste ich ja selbst nicht, ob ich *Alkoholikerin* war, aber drei Dinge wusste ich sicher.

1. **Alkohol machte mein Leben schlechter.** Trank ich jeden Tag? Nein. Passierte jedes Mal, wenn ich trank, irgendetwas Schlimmes oder Peinliches? Auch nicht. Aber jedes Mal, wenn etwas Schlimmes passierte, hatte ich getrunken. Und das machte mir richtig Angst. Ich hatte das Gefühl, Russisch Roulette zu spielen, wenn ich trank. Klar, meistens war alles gut. Aber trank ich zu viel, verlor ich die Kontrolle und wurde selbstzerstörerisch. Ich geriet in heftige Auseinandersetzungen mit Freunden und sagte schreckliche Dinge, die ich nicht so meinte ... und verschwand dann oft einfach spurlos aus der Bar. Ich fuhr öfter betrunken Auto, als ich zugeben möchte, und schlief mit Fremden, trotz der Versprechen, die ich mir selbst bei Tageslicht gegeben hatte.
2. **Kontrolliertes Trinken funktionierte nicht.** Ich habe alles Mögliche ausprobiert, unter anderem, nicht vorzuglühen, nichts Hochprozentiges zu trinken, nur Hochprozentiges zu trinken, keine Shots zu trinken, nur Shots zu trinken *(ich kann nicht glauben, dass ich das für eine gute Idee hielt),* nur Wein zu trinken, nur Bier zu trinken (dessen Geschmack

ich hasste), meine Drinks abzumessen, nur am Wochenende zu trinken, nicht mehr als drei Drinks zu trinken, nicht alleine zu trinken, nicht auf leeren Magen zu trinken. Es war nicht so, dass manches davon nicht funktioniert hätte. Manchmal konnte ich eine gewisse Zeit lang dabeibleiben. Doch diese Regeln bewahrten mich nicht davor, in gefährliche Situationen zu geraten oder schlechte Entscheidungen zu treffen. Ich verbrachte exorbitant viel Zeit damit, den Code zu knacken. Ich war wie eine verrückte Wissenschaftlerin. Ich brauchte genug Alkohol, um meine sozialen Ängste zu ertränken und mich in eine extrovertierte Person zu verwandeln, aber nicht so viel, dass ich etwas Peinliches anstellte oder unfähig war, mich zu unterhalten. Ich brauchte genug Alkohol, um das Selbstbewusstsein zu haben, mit Männern zu reden, aber nicht so viel, dass ich gleich beim ersten Date Sex mit ihnen hatte. Es war absolut *anstrengend.*

3. **Ich würde nicht in der Lage sein, Therapeutin zu werden, wenn ich so weitertrinken würde.** Da ich wegen meines Alkoholkonsums nicht in der Entzugsklinik oder im Gefängnis landete, konnte ich weiterhin trinken, während ich an der Hochschule meine Ausbildung zur Therapeutin absolvierte. Zu meinem Praktikum in einer Drogen- und Alkoholentzugsklinik erschien ich öfter verkatert, als ich zugeben möchte. Ich habe vage und peinliche Erinnerungen daran, wie ich auf meinem fünfjährigen Highschool-Treffen (zwischen tiefen Schlucken billigen Rotweins) erklärte, dass ich es *liebte,* Süchtigen und Alkoholikern zu helfen, als ob ich anders oder besser als sie gewesen wäre. Immerhin wurde ich an jenem Abend aus der Bar geworfen, weil ich eine Wodkaflasche gestohlen hatte. Danach machte ich mit einem Kerl im Treppenhaus rum, schlief auf dem Hotelflur ein und verlor ein Schmuckstück, an dem ich sehr

hing. Ich steckte, gelinde gesagt, mitten in der Verleugnungsphase.

Erst einige Monate später begann sich der Nebel zu lichten. Ich hatte mich nach einer besonders heftigen Partynacht vollgestopft und wieder erbrochen (ein Rückfall in meine Essstörung), war in meiner eigenen Kotze aufgewacht, musste aber um 6 Uhr morgens (völlig betrunken) Yogaunterricht geben. Ich dachte nur: *Was würden meine Klienten denken, wenn sie mich so sehen würden?* Es ist eine Sache, zu trinken und in einer Suchteinrichtung zu arbeiten. Aber es ist eine andere, verkatert zur Arbeit zur erscheinen. *Ich bin eine Betrügerin,* dachte ich. Tränen schossen mir in die Augen. Das war der letzte Tag, an dem ich trank.

Eines will ich klarstellen – dieser Tag war nichts Besonderes. Ich hatte solche Situationen auch schon vorher erlebt. Ich sage das, weil es da dieses Narrativ gibt, man müsse »den Tiefpunkt erreichen«, weil man nur dann fähig ist, sich zu ändern. Die Wahrheit ist, dass ich schon früher verkatert zur Arbeit erschienen war. Ich hatte auch den Zusammenhang zwischen meinem Alkoholkonsum und meiner Essstörung erkannt und ausführlich mit meinem Therapeuten darüber gesprochen. Es war keineswegs mein schlimmster Absturz. Es war einfach eine von vielen heftigen Nächten gewesen. Der einzige Unterschied bestand darin, dass ich zuhörte, als meine innere Stimme sagte, dass es so nicht weitergehen konnte. Und noch wichtiger: Ich wurde aktiv und machte den ersten Schritt. Das ist alles, was es braucht.

Aber nun zurück zu der Unterhaltung mit meiner Mom … Ich war nicht sicher, ob das Etikett *Alkoholikerin* wirklich auf mich zutraf, doch wusste ich, dass sich etwas ändern musste. Ich spürte, welche Richtung das alles nahm, und die war alles andere als angenehm. Ich hatte das Glück, zu dieser Zeit in einer Gruppentherapie mit einigen Menschen zu sein, die sich auf dem Weg der Besserung befanden. Die meisten nahmen an einem Zwölf-Schritte-Programm teil und schätzten es, Teil einer Gemeinschaft, die sich verbunden fühlte, zu sein.

Kurz nach meiner letzten durchzechten Nacht ging ich zu meinem ersten Treffen der Anonymen Alkoholiker (AA). Ein Teil von mir hatte das Gefühl, dort falsch zu sein, da mein Alkoholkonsum nicht schlimm genug war. *Ich nehme jemandem den Platz weg, der ihn wirklich braucht!* Als ich anderen davon erzählte, bekam ich zu hören, dass es sich um Verleugnung handele. Ich war mir nicht sicher, ob das stimmte, aber ich ging weiter zu den Treffen. Ich fand eines, das sich an jüngere Menschen richtete, die auf dem Weg der Genesung waren. Diese Gruppe wurde zu meinem Unterstützungssystem, meinem Rettungsanker und machte mein Sozialleben aus. Einige meiner besten Freunde habe ich auf diesem Treffen kennengelernt.

Über dieses Buch

Aber in diesem Buch geht es nicht um *meinen*, sondern um *Ihren* Alkoholkonsum. Es ist ein Ratgeber, der darlegt, warum Sie trinken, wie Sie aufhören zu trinken und wie Sie sich ein Leben aufbauen, vor dem Sie nicht wegzulaufen brauchen. In diesem Buch geht es darum, dass man eine Wahl hat.* Die meisten von uns bekommen niemals wirklich die

* Das Wort »Wahl« ist unter Abhängigen umstritten, da Menschen, die sich als Alkoholiker oder Süchtige sehen, häufig in Diskussionen erklären, dass sie keine Wahl haben, wenn es um den Konsum von Substanzen geht. Ich möchte klarstellen, dass ich, wenn ich das Wort »Wahl« verwende, keineswegs unterstellen will, dass Alkoholiker, wann immer sie wollen, entscheiden können, mit dem Trinken aufzuhören, oder dass es ihre Schuld

Möglichkeit, ihr Verhältnis zu Alkohol infrage zu stellen. Die Ideale der Kultur, in die wir hineingeboren wurden, besagen, dass Alkohol Teil eines normalen, gesunden Erwachsenenlebens ist. Wir lernen, dass Alkohol Spaß bedeutet. Er ist der Klebstoff, der unser soziales Leben zusammenhält (er gibt uns etwas, worüber wir reden können, er macht uns zugänglich und signalisiert anderen Menschen, dass wir cool sind und uns selbst nicht allzu ernst nehmen). Wir lernen, dass Alkohol das bevorzugte Mittel Erwachsener ist, mit Stress umzugehen. Sollten Sie aus irgendeinem Grund Ihre Beziehung zu Alkohol infrage stellen, sind Sie entweder ein Loser oder ein Alkoholiker ... Sie haben die Wahl.

Dieses Buch ist weder ein Plädoyer für Nüchternheit noch die Autobiografie einer ehemaligen Alkoholikerin noch ein Ratgeber für Suchtkranke. Es geht mir nicht darum, Sie davon zu überzeugen, nicht zu trinken. Aber ich denke, dass viele von uns in ihrer Erziehung nicht umfassend über Alkohol und dessen Vor- und Nachteile aufgeklärt wurden. Wir sind keine aufgeklärten Konsumenten. Wir wachsen auf und sehen alle Menschen um uns herum trinken, wir sehen Erwachsene, Prominente und Menschen, zu denen wir aufschauen, trinken, und wir wollen so sein wie sie. Dann sehen wir, wie Alkohol im Fernsehen, in Filmen, in den sozialen Medien und in der Werbung verherrlicht wird. Uns wird die Idee verkauft, dass unsere Einsamkeit, unser Gefühl, nicht dazuzugehören, und unser Schmerz nicht darauf zurückzuführen sind, dass wir Menschen sind (und dass das Leben nun mal manchmal beschissen ist), sondern darauf, dass wir keinen Drink in der Hand haben. Dieses Buch ist der Leitfaden, den ich gerne gehabt hätte, als ich meinen Alkoholkonsum hinterfragte.

sei, wenn sie es nicht tun. Dieses Buch richtet sich an Menschen, die ihren Alkoholkonsum infrage stellen, ihn reduzieren wollen oder sich nicht als Alkoholiker sehen.

In meiner langjährigen Tätigkeit als Therapeutin habe ich erkannt, dass fast alle von uns in irgendeiner Form mit Suchtmustern zu kämpfen haben. Einige Muster sind jedoch gesellschaftlich akzeptabler (oder werden in manchen Fällen geradezu gelobt) als andere. Da Sie zu diesem Buch gegriffen haben, vermute ich, dass Ihr Suchtmuster der Alkohol ist.

Darüber hinaus sind folgende Suchtmuster verbreitet:

- Drogenkonsum
- Diäthalten
- Essstörungen (Bulimie, Anorexie, Binge-Eating, übermäßiges Treiben von Sport oder die übermäßige Fixierung auf eine gesunde Ernährung/Orthorexie)
- Gaming
- Shopping
- Arbeitssucht
- Liebes- oder Sexsucht

Vielleicht sind Sie auch von einigen davon betroffen. Die Wahrheit ist, dass unser Sucht*verhalten* nur einen kleinen Teil dessen ausmacht, womit wir es *tatsächlich* zu tun haben. Um dieses Phänomen zu verstehen, ist die Metapher des Eisbergs hilfreich. Genau wie bei der Spitze des Eisbergs machen unsere sichtbaren Verhaltensweisen nur einen kleinen Teil dessen aus, was vor sich geht. Die anderen 85 Prozent des Eisbergs bestehen aus Mustern, Verhaltensweisen und Überzeugungen, die ebenso Teil der Gesamtstruktur des Eisbergs sind. Solange Sie nicht daran arbeiten, den tieferen Teil des Eisbergs zu heilen, werden Sie immer irgendeine Art von ungesundem Verhalten an den Tag legen, da der Eisberg nicht verschwindet, nur weil man seine Spitze kappt. In diesem Buch geht es um Alkoholkonsum, aber auch um andere ungesunde Verhaltensmuster (vor allem um Essstörungen, die bei Frauen sehr häufig vorkommen), es geht darum zu verhindern, dass

Sie von einer Sucht in die nächste rutschen, dass das »Whac-A-Mole«-Phänomen eintritt, bei dem Sie etwas in den Griff bekommen, nur um ein anderes Verhaltensmuster an dessen Stelle zu setzen. Dieses Buch gibt Ihnen zwar praktische Hilfsmittel und Tipps an die Hand, wie Sie Ihren Alkoholkonsum stoppen oder reduzieren können, aber der Großteil des Buches hilft Ihnen, die tieferliegenden Gründe für Ihr Suchtverhalten anzugehen (den Teil des Eisbergs, der unter Wasser liegt). Im ersten Teil, **Warum Sie trinken,** erfahren Sie mehr über Ihre Psyche und darüber, wie Scham und Traumata mit Ihrem Alkoholkonsum verwoben sind. Im zweiten Teil bespreche ich, **wie man mit dem Trinken aufhören kann.** Dazu gehören Reparenting, Emotionsregulation, Grenzen und alle wichtigen Fähigkeiten, die Sie brauchen, um die Ursache Ihres Alkoholkonsums zu bekämpfen. Im letzten Teil geht es darum, **dranzubleiben**. Wir sprechen über häufige Fallstricke in der ersten Zeit der Nüchternheit, wie Sie ohne Alkohol Kontakte knüpfen, Verabredungen treffen, Sex haben und mit Ihrer Familie und Beziehungspartnern umgehen.

Ich gebe auch Tipps, wie man kontrolliert und achtsam trinken kann, damit Sie entscheiden können, ob Sie ganz aufhören oder mit kontrolliertem Trinken und nüchterner Neugier (vgl. Ruby Warrington, *Sober Curious*, NY 2018) experimentieren wollen. Ich bin der Meinung, dass jeder, egal aus welchem Grund, seine Beziehung zu Alkohol erforschen kann. Wie meine Freundin Millie Gooch sagt: »Sie müssen nicht warten, bis Ihr Haus den Flammen zum Opfer fällt, bevor Sie versuchen, sie zu löschen. Wenn Sie ein kleines Feuer in Form eines beginnenden problematischen Alkoholkonsums entdecken, ist es in Ordnung, es zu löschen, bevor es Ihr Haus niederbrennt.«[1] Da Sie zu diesem Buch gegriffen haben, haben Sie vermutlich ein kleines Feuer entdeckt, nämlich, dass Ihr Alkoholkonsum krankhafte Züge hat. Betrachten Sie dieses Buch als Feuerlöscher; verwenden Sie es, um die Flammen einzudämmen oder ganz zu löschen, wie Sie es für richtig halten.

Dieses Buch wurde nicht nur von jemandem geschrieben, der mit dem Trinken aufgehört hat, sondern auch von einer zugelassenen Therapeutin, die darauf spezialisiert ist, Menschen dabei zu helfen, ihre Einstellung gegenüber Alkohol zu verändern. Das bedeutet, dass die Informationen, die ich Ihnen gebe, und die Geschichte, die ich erzähle, nicht nur meine sind, sondern Momentaufnahmen aus dem Leben dreier Frauen, die spiegelbildlich für die geläufigsten Gedanken, Ängste, Sorgen, Fallstricke und Kämpfe stehen, die ich in meiner klinischen Tätigkeit und in der Forschung zu diesem Thema antreffe. Im Laufe des Buches werden wir diese Frauen auf ihrem Weg in die Abstinenz begleiten.

- **Andrea,** eine 24-jährige Peruanerin, die als Kind in die Vereinigten Staaten eingewandert ist. Sie studiert Medizin, ist verlobt und stellt fest, wie abhängig sie vom Alkohol ist, um sich mit anderen wohlzufühlen und an ihren freien Tagen Dampf abzulassen.
- **Tara,** eine 21-jährige *weiße* Frau, die in den letzten Jahren immer wieder auf Entzug war. Sie weiß genau, dass sie mit dem Trinken aufhören muss, hat aber die schlechte Angewohnheit, sich selbst zu sabotieren. Während einer nüchternen Phase entdeckt sie die Wahrheit über ihre Sexualität.
- **Brianna,** eine 34-jährige Schwarze Frau, die verheiratet ist und zwei Kinder hat. Sie hat zum Alkohol gegriffen, um den Übergang zur Mutterschaft zu bewältigen und ihre Schuldgefühle als berufstätige Mutter zu unterdrücken.

In diesen Frauencharakteren verbinden sich fast 50 Fälle, sodass ich sicher sein kann, dass fast jede, die dieses Buch liest, sich in gewisser Hinsicht wiederfindet. Obwohl ich fest davon überzeugt bin, dass jeder, unabhängig von seinem Geschlecht, von diesem Buch profitiert, konzentriert es sich auf die Erfahrungen von Frauen mit Abstinenz sowie auf spezielle Aspekte in der Alkoholkultur, mit denen Frauen, vor allem weibliche Millennials, konfrontiert sind, z. B. die Wein-Mama-Kultur, Essstörungen und Perfektionismus.

Nach der Lektüre dieses Buches werden Sie (so hoffe ich) verstehen, wie und warum Sie trinken (oder ein anderes Suchtverhalten an den Tag legen), und in der Lage sein, sich ein Leben zu schaffen, vor dem Sie nicht davonlaufen. Sie werden verstehen, dass es einen engen Zusammenhang zwischen Ihrem Verhältnis zu Alkohol und anderen Bereichen in Ihrem Leben gibt. Dadurch bekommen Sie die Möglichkeit, eine fundierte Entscheidung bezüglich Ihres Alkoholkonsums zu treffen. Wir Therapeuten bezeichnen das als informierte Einwilligung. Wenn ein Therapeut mit einem Klienten nicht über die Funktionsweise seiner Therapie spricht, seine Ausbildung sowie über die anfallenden Kosten, handelt er nicht gemäß der ethischen Leitlinien. Betrachten Sie dieses Buch als Ihre informierte Einwilligung in die Auseinandersetzung mit Ihrem Alkoholkonsum. Ob Sie am Ende wieder anfangen zu trinken oder nicht, ist Ihre Entscheidung. Meine Aufgabe ist es nicht, Sie zu überzeugen. Meine Aufgabe ist es, Ihnen das Wissen zu vermitteln, das Sie benötigen, um ein Leben zu führen, das nicht perfekt, sondern chaotisch und real ist, aber das Sie lieben und in dem Sie voll und ganz präsent sind. Ein Leben ohne Alkohol ist möglich und, wie ich zu behaupten wage, magisch. Ob Sie sich dafür entscheiden, liegt an Ihnen.

Teil 1

Warum Sie trinken

Bewerten Sie Ihre Beziehung zu Alkohol neu

Kapitel 1

Wäre Ihr Leben ohne Alkohol besser?

Ich würde sagen, die häufigste Sache, die man
in dem Jahr, bevor man mit dem Alkohol aufhört, macht,
ist, sich um ein Uhr nachts in jämmerlichem Zustand
über seinen Laptop zu krümmen und
»Bin ich Alkoholikerin?« zu googeln.
CATHERINE GRAY

»Es ist ja nicht so, dass ich nicht mal einen Tag ohne Alkohol auskomme«, sagt Andrea ernst. Sie trägt eine Bluse mit Button-down-Kragen, die sie ordentlich in ihren High-Waist-Rock gesteckt hat. Andrea, selbst ernannte Perfektionistin, und ich arbeiten seit zwei Monaten zusammen. In den letzten Sitzungen haben wir über Andreas Trinkgewohnheiten und deren Auswirkungen auf ihre Ängste und ihre Beziehung zu ihrem Verlobten und über ihr geringes Selbstwertgefühl gesprochen, mit dem sie nach eigener Aussage zu kämpfen hat, seit sie im Alter von neun Jahren von Peru nach Amerika eingewandert ist. »Ich verstehe«, sage ich, und das tue ich mehr, als Andrea ahnt. Vor fast zehn Jahren saß ich auf einer ähnlich aussehenden Couch und versicherte meinem Therapeuten Vergleichbares.

»Manchmal komme ich monatelang ohne Alkohol aus, und es fällt mir nicht mal schwer«, erzählt Andrea betont sachlich. Sie sucht in meinem Gesicht nach Bestätigung. Ich merke, dass sie will, dass ich ihr zustimme und zum nächsten Thema übergehe, aber sie kennt mich gut genug, um zu wissen, dass ich das nicht zulassen werde.

»Ich glaube Ihnen«, erwidere ich. Und das tue ich. Sie lächelt.

Die Sache ist die: Ich bin mir sicher, dass Andrea nicht jeden Tag trinkt, und wahrscheinlich gab es Zeiten, in denen sie nicht getrunken hat. Es ist nur so, dass ihr Problem nicht in der Häufigkeit ihres Alkoholkonsums liegt. Problematisch sind die Auswirkungen, die das Trinken auf ihr Leben hat. Die Wahrheit ist, dass Andrea, wie viele andere Frauen, die meine Praxis aufsuchen, nicht wegen ihrer »Alkoholsucht« oder ihrer Unfähigkeit, mit dem Trinken aufzuhören, zu mir gekommen ist. Die Frauen landen auf meiner Couch, weil sie depressiv oder ängstlich sind, unter Essstörungen leiden, ein geringes Selbstwertgefühl haben, mit ihrer Familie nicht zurechtkommen, sich immer auf die falschen Partner einlassen, sich tiefere Freundschaften wünschen, im Job unzufrieden sind und aus vielen anderen Gründen, die scheinbar nichts mit Alkoholkonsum oder Suchtmustern zu tun haben – nur, dass sie das eben doch tun. Das soll natürlich nicht heißen, dass jedes dieser Probleme durch Alkoholkonsum verursacht wird oder dass alle meine Klienten mit dem Trinken aufhören müssen, um ihre Probleme zu bewältigen. Allerdings ist die Art und Weise, wie wir als Gesellschaft über Alkoholkonsum und Alkoholmissbrauch diskutieren, im besten Fall wenig hilfreich und im schlimmsten schädlich. Daher ist es meiner Meinung nach wichtig, sich mit der Geschichte des Alkoholismus auseinanderzusetzen, damit wir verstehen, wie sich das Stigma entwickelt hat und aufrechterhalten wird und warum unsere derzeitigen Behandlungsmodelle nicht ausreichen, um mit dem aktuellen Trinkverhalten der Menschen adäquat umzugehen.

Obwohl jüngste Studien zeigen, dass Deutschland im internationalen Vergleich »Hochkonsumland« ist und die Gesundheitsrisiken durch Alkohol für Frauen gravierender sind als für Männer, stellt der Verzicht auf Alkohol immer noch ein größeres Stigma dar als der Konsum. Die meisten Frauen haben mehr Angst vor dem Verzehr von Zucker und künstlich aromatisierten Lebensmitteln als vor Alkohol – trotz der Tatsache, dass Alkohol, auch bekannt als Ethanol, die gleiche Substanz ist, die wir zum Betanken von Autos verwenden. (Schlagen Sie es nach, wenn Sie mir nicht glauben.)

Alkohol ist eng mit unserem Leben verwoben. Jeder größere Feiertag in Deutschland ist mit Alkohol verbunden. Wir nutzen ihn, um leichter mit anderen in Kontakt zu kommen, und trinken ihn bei Hochzeiten, Beerdigungen, Verabredungen, gesellschaftlichen Ereignissen, guten und schlechten Nachrichten und auch sonst bei fast jeder Gelegenheit. Wenn jemand ablehnt, Alkohol zu trinken, vermuten wir sogleich religiöse Gründe, Schwangerschaft oder Alkoholsucht. In unserer Gesellschaft sind das die einzigen vernünftigen Argumente für den Verzicht. Ein Lächeln huscht über Andreas Gesicht, als sie ein Eichhörnchen über das Fensterbrett hüpfen sieht. Einen Moment lang scheint sie vergessen zu haben, wo sie ist. Dann wendet sie sich mir rasch wieder zu und runzelt erneut die Stirn.

»Es ist nur – ich bin keine Alkoholikerin. Ich weiß, dass ich keine bin. Ich habe es nachgeschlagen.« Ich atme tief durch, als Andrea ein Stück Papier auffaltet. Andrea sagt, sie habe es von einer Website ausgedruckt. Natürlich hat sie die Kriterien für Alkoholkrankheit ausgedruckt. Die häufig gestellte Frage, auf die Mediziner (oder in diesem Fall besorgte Menschen, die im Internet recherchieren) eine Antwort suchen, lautet: »Ist diese Person alkoholkrank?«

Zur Vorgeschichte: Der Begriff »Alkoholismus« wurde 1849 von einem schwedischen Arzt geprägt und hat sich weltweit weitgehend durchgesetzt. Dieser Begriff bezog sich vor allem auf die körperlichen Schäden von Alkoholkonsum über einen langen Zeitraum, nicht auf die psychischen Auswirkungen der Krankheit. 1918, als die American Medico-Psychological Association (aus der später die American Psychiatric Association hervorging) das erste Handbuch der psychischen Störungen erstellte, legte man etwa Halluzinationen, Zittern, Delirium, Amnesie und Paranoia als die charakteristischen Symptome von Alkoholismus fest. Was man also mit Sicherheit behaupten kann, ist, dass man damals ein ziemlich schwerer Fall sein musste, um mit der Alkoholkrankheit diagnostiziert zu werden. Es ist jedoch unklar, wie ein akzeptables Maß an Alkoholkonsum zu dieser Zeit aussah, da die Veröffentlichung dieses Handbuchs mit der Abstinenzbewegung und der Prohibition zusammenfiel.

Nach dem Ende der Prohibition im Jahr 1933 wurden 1935 die Anonymen Alkoholiker (AA) gegründet. Die Organisation ging davon aus, dass Alkoholiker eine körperliche Allergie gegen Alkohol haben, die sie daran hindert, wie normale Menschen zu trinken. Und obwohl laut den AA der Konsum von Alkohol, und sei es auch in noch so kleinen Mengen, für solche Menschen immer ein Risiko darstellt, können sie sich erholen und zu funktionierenden Mitgliedern der Gesellschaft werden, wenn sie sich ihrer Machtlosigkeit gegenüber dem Alkohol bewusst werden, ihre Fehler eingestehen und ihre Verfehlungen wiedergutmachen.

Dies war ein enormer Durchbruch, denn bis dahin galten Alkoholiker allgemein als höchst unmoralische und schändliche Mitglieder der Gesellschaft ohne jede Hoffnung auf Besserung oder Genesung. Zum ersten Mal gab es für Alkoholiker einen sicheren Ort, an dem sie Unterstützung und Hilfe erhielten, anstatt in einer Anstalt zu verrotten. (Es ist jedoch wichtig, darauf hinzuweisen, dass die AA aus einer puritanischen religiösen Gruppe hervorgingen, wodurch ein Großteil des Programms moralgetränkt ist. Die Starrheit des Programms kann Scham hervorrufen, da es den Menschen vermittelt, dass es richtige und falsche Wege gibt, zu handeln, zu denken und zu genesen. Obwohl die Anonymen Alkoholiker damals eine Revolution darstellten und auch heute noch Millionen von Menschen helfen, ist das Programm, das ursprünglich weder Frauen noch People of Color zuließ, seit seiner Gründung weitgehend unverändert geblieben.[1])

Die Stigmatisierung von Alkoholikern hielt sich fast das ganze 20. Jahrhundert hindurch. Erst mit der Veröffentlichung der dritten Ausgabe des Klassifikationssystems *Diagnostisches und Statistisches Manual Psychischer Störungen (DSM)* im Jahr 1980 wurde Alkoholismus als primäre Störung eingestuft (und nicht mehr als Persönlichkeitsstörung, was zur Stigmatisierung beitrug). Psychiater erweiterten die Definition auf Personen, die weder eine körperliche Abhängigkeit noch körperliche Schäden entwickelt hatten. Dies führte natürlich zu einer anhaltenden Expertendebatte darüber, wie »Problemtrinker« von »Alkoholikern« zu unterscheiden seien. In der aktuellen Ausgabe des DSM-5 aus dem Jahr 2013 wurde eine grundlegende Neuordnung vorgenommen, die die definitorische Trennung zwischen Abhängigkeit und Missbrauch aufhebt. Substanzkonsumstörungen, substanzinduzierte Störungen und nicht substanzbezogene Verhaltenssüchte wurden in der diagnostischen Kategorie »Störungen im Zusammenhang mit psychotropen Substanzen und abhängigen Verhaltensweisen« zusammengefasst und die Diagnose nach den Subtypen leicht, mittel und schwer differenziert.

Im Unterschied zu der bisherigen Einteilung der Problemkategorien in missbräuchlichen beziehungsweise schädlichen Konsum wurde eine einzige Störungsdiagnose etabliert, die zu einer Entstigmatisierung der Störung führte.

Die Abstufungen auf einem Spektrum ermöglicht es dem

medizinischen Personal, sich weniger darauf zu konzentrieren, welche Störung bei einer Person vorliegt, und stattdessen Symptome zu erkennen, die darauf hindeuten, dass der Alkoholkonsum einer Person problematisch ist. Die Einführung des Subtyps »mild« macht es Menschen, die die Kriterien für eine Alkoholkrankheit nicht erfüllen, einfacher, professionelle Hilfe in Anspruch zu nehmen. Leider ist die Stigmatisierung von Menschen mit einer Alkoholkonsumstörung weiterhin sehr verbreitet. Aufgrund der Popularität der Anonymen Alkoholiker glauben die meisten Menschen bis heute, dass sie sich als »Alkoholiker« bezeichnen müssen, wenn sie mit dem Trinken aufhören wollen. Angesichts der negativen Vorbelastung der Bezeichnung ist es nicht verwunderlich, dass sich der Durchschnittsbürger dagegen sträubt.

Ich nehme es Andrea nicht übel, dass sie versucht, mich zu überzeugen. In Anbetracht des fortwährenden Stigmas ist das nachvollziehbar. Auf die Frage, wie ein Alkoholiker aussieht, beschreiben die meisten einen alten Mann, der Familie, Zuhause und Job verloren hat und, auf einer Treppe kauernd, gierig aus seiner Schnapsflasche trinkt. Natürlich sieht sich Andrea, die 24-jährige verlobte und Marathon laufende Medizinstudentin nicht als Alkoholikerin.

»Andrea, erlauben Sie mir die Frage«, sage ich, »was genau macht jemanden zu einem ›Alkoholiker‹?«

Sie denkt einen Moment lang nach. »Nun, ich denke da an jemanden, der jeden Tag trinkt oder nicht damit aufhören kann. Das Bild, das ich im Kopf habe, ist ein älterer Mann mit Alkoholproblemen, wie *mi bisabuelo,* mein Urgroßvater. Er war wahrscheinlich Alkoholiker. Es gab auf die Highschool auch definitiv Mädchen, die wegen Alkoholkonsums Minderjähriger und später wegen Trunkenheit am Steuer jede Menge Ärger bekamen. Es würde mich nicht wundern, wenn unter ihnen auch eine Alkoholikerin war.«

»Dann ist man also entweder Alkoholiker oder nicht. Man kann nicht zu einem werden?«, frage ich und versuche, ihren Standpunkt zu verstehen.

»Ich meine, ich studiere Medizin. Ich habe das Fachwissen über Alkoholismus. Es ist eine Krankheit, und ich weiß, dass die genetische Veranlagung eine große Rolle spielt. Nach dem biopsychosozialen Modell wird man wahrscheinlich damit geboren, wobei die Probleme erst später im Leben auftreten. Niemand in meiner unmittelbaren Familie ist Alkoholiker, warum sollte also ich einer sein?«

Trotz der Versuche der American Psychiatric Association (APA), das mit Alkoholismus verbundene Stigma durch die Umbenennung in »Alkoholkonsumstörung« und die Einführung eines Spektrums aufzulösen, wird der Begriff »Alkoholismus« immer noch häufig verwendet. Das liegt zum Teil daran, dass die Anonymen Alkoholiker als die vorherrschende und einzig wirksame Behandlungsmethode für Alkoholkonsumstörungen gelten. Leider fehlen uns stigmafreie Begrifflichkeiten, mit denen Betroffene ihre Beziehung zu Alkohol untersuchen können, ohne sich sofort als »Alkoholiker« zu fühlen.

Das bedeutet, dass Personen, die glauben, ein Alkoholproblem zu haben, googeln: »Bin ich ein Alkoholiker?« Sie sehen sich ein paar Listen an und stellen in der Regel beruhigt fest, dass sie nicht alle Kriterien erfüllen. Es gibt zahlreiche Tests im Internet; so fand Andrea die elf Diagnosekriterien in der aktuellen Ausgabe des Klassifikationssystems *Diagnostisches und Statistisches Manual Psychischer Störungen DSM-5.* Dabei aber ist zu beachten, dass das DSM nicht für die Selbstdiagnose gedacht ist. Trotzdem werden auf Websites oft die Kriterien mit der Behauptung aufgelistet, dass man genau das könne. Dies führt zu Situationen wie der, in der ich mich gerade mit Andrea befinde.

»Kann ich es Ihnen vorlesen?«, fragt Andrea. Ich kenne die Kriterien auswendig, aber eine innere Stimme sagt mir, dass es für Andrea wichtig ist, ihre Präsentation durchzuziehen, um sich voll und ganz gehört zu fühlen. »Machen Sie nur«, antworte ich. Andrea streicht ihr Papier glatt und räuspert sich.

1. Einnahme der Substanz in größeren Mengen oder länger als geplant.

   Andrea meint dazu, »Ja, letztes Jahr habe ich das gemacht, aber das scheint mir ein recht lächerliches Kriterium zu sein. Aber gut, ich lasse es zählen. Das macht dann eins.

2. Anhaltender Wunsch oder erfolglose Versuche, den Substanzgebrauch zu verringern oder zu kontrollieren.

   »Nein, ich habe nicht versucht aufzuhören oder bin dabei gescheitert«, antwortet Andrea.

3. Hoher Zeitaufwand für Beschaffung und Konsum der Substanz oder um sich von ihren Wirkungen zu erholen.

   »Nein.«

4. Craving, das starke Verlangen nach der Substanz.

   »Nein, ich glaube ich mag Alkohol ganz normal«, kommentiert Andrea ausdruckslos.

5. Wiederholter Substanzgebrauch, der zum Versagen bei wichtigen Verpflichtungen in der Schule, bei der Arbeit oder zu Hause führt.

   »Nein«, lacht sie.

6. Fortgesetzter Substanzgebrauch trotz ständiger oder wiederholter sozialer oder zwischenmenschlicher Probleme.

   Andrea hält einen Moment lang inne. »Nein.«

Das überrascht mich, da es in unserer letzten Sitzung um Andreas Beziehung zu ihrem Verlobten ging und darum, dass sie sich streiten, wenn sie getrunken haben. Ihr Verlobter hatte in einer besonders bissigen Bemerkung behauptet, dass Andrea betrunken ein anderer Mensch sei. Aber es ist schwierig, angesichts seiner eigenen Trinkgewohnheiten offen und ehrlich zu sein, wenn man Angst hat, mit einer Krankheit diagnostiziert und gezwungen zu werden aufzuhören. Andrea und ich gehen die Liste weiter durch, und sie bezeichnet auch die restlichen Kriterien als nicht zutreffend.

7. Aufgabe oder Einschränkung wichtiger Aktivitäten aufgrund des Substanzkonsums.

8. Wiederholter Substanzgebrauch in Situationen, in denen es aufgrund des Konsums zu einer körperlichen Gefährdung kommen kann.

9. Fortgesetzter Konsum trotz körperlicher oder psychischer Probleme.

10. Toleranzentwicklung, charakterisiert durch ausgeprägte Dosissteigerung oder verminderte Wirkung unter derselben Dosis.

11. Entzugssymptome oder deren Linderung beziehungsweise Vermeidung durch Substanzkonsum.

»Da haben Sie es«, meint Andrea stolz, »nur eins von elf trifft auf mich zu. Keine Alkoholikerin.«

»Was, wenn die Frage ›Bin ich Alkoholikerin?‹ die falsche Frage ist?«, schlage ich vor. »Meine Frage an Sie lautet stattdessen: Wäre Ihr Leben ohne Alkohol besser?« Andrea zögert und beißt sich auf die Unterlippe. Damit hat sie anscheinend nicht gerechnet. »Ich weiß nicht. Ich meine, einerseits ja. Ich denke, man kann mit Sicherheit sagen, dass das Leben von jedem besser wäre ohne Alkohol.«

»Und Sie?« frage ich. »Inwiefern wäre Ihr Leben ohne Alkohol besser?« Sie rollt spielerisch mit den Augen, da wir zuvor darüber sprachen, dass sie zu Verallgemeinerungen neigt, wenn sie sich in ihrer Haut nicht wohlfühlt.

»Jack und ich würden uns wahrscheinlich besser verstehen, und ich würde mich definitiv besser fühlen und mehr Zeit haben, aber in gewisser Hinsicht würde es mein Leben auch verschlechtern. Für mich ist es wichtig, dass ich am Ende der Woche abschalten kann. Das Medizinstudium macht mich wahnsinnig. Zusammen in einer Bar etwas trinken zu gehen ist eine der wenigen Möglichkeiten, mich mit meinen Kommilitonen zu treffen. Ich glaube, es würde mich mehr stressen, nicht zu trinken, als weiter zu trinken. Die Vorstellung, es den Leuten erklären zu müssen ...« Sie schüttelt den Kopf. »Ich werde Ärztin!«

Ich seufze. So sieht Stigmatisierung aus. Und so wirkt sie sich auf die Menschen aus. Vielleicht geht es Ihnen genauso.

Neue Wege

Unsere Gesellschaft hat mit Blick auf die Behandlung und das Verständnis von psychischen Störungen im letzten Jahrhundert große Fortschritte gemacht. Psychische Probleme werden weniger stark tabuisiert, mehr Menschen als je zuvor holen sich professionelle Hilfe, und bei der Erstellung von Diagnosespektren für psychische Störungen haben wir große Fortschritte gemacht. Allein bei der Alkoholkonsumstörung herrscht immer noch ein Schwarz-Weiß-Denken: Entweder sind Sie ein normaler Konsument, der hemmungslos trinken kann (und sollte!), oder Sie sind Alkoholiker, der komplett abstinent bleiben muss.

Die Menschen gehen davon aus, dass jeder, der nicht trinkt, ein Problem haben muss, was perverserweise zu einer Stigmatisierung von Abstinenz führt, wie Annie Grace, Autorin von *This Naked Mind* scharfsinnig feststellt: »Alkohol ist die einzige Droge auf der Welt, bei der man sich rechtfertigen muss, wenn man sie nicht nimmt.«[2] Wenn wir uns nur darauf konzentrieren, herauszufinden, ob eine Person die Diagnosekriterien für eine Störung erfüllt, schränken wir leider ein breiter angelegtes Gespräch drastisch ein – ein Gespräch, das mit der Frage beginnt: *Wäre mein Leben ohne Alkohol besser?*

Nach Angaben des Epidemiologischen Suchtsurvey 2021 (ESA) konsumieren 21,9 Prozent der 18- bis 64-Jährigen in Deutschland Alkohol in gesundheitlich riskanter Form. Schätzungsweise sind insgesamt 3,1 Prozent der deutschen Bevölkerung in dieser Altersklasse alkoholabhängig. 33,3 Prozent der Befragten berichteten von mindestens einer Episode des Rauschtrinkens in den vergangenen dreißig Tagen. In Anbetracht dieser Zahlen wird klar, dass viele Menschen von der Diskussion ausgeschlossen sind. Ich glaube, wir müssen Alkoholkonsum auf einem breiteren Spektrum betrachten. Viele

Menschen sind nicht in der Lage, ehrlich zu beurteilen, wie sich Alkohol auf ihr Wohlbefinden auswirkt. Ich glaube, dass wir daher einen völlig neuen Begriff schaffen sollten: **gestörter Alkoholkonsum.**

Ich habe diesen Begriff auf der Grundlage meiner Erfahrungen in der Arbeit mit Menschen mit Essstörungen entwickelt. Im aktuellen DSM gibt es eine Auflistung von Diagnosekriterien für Essstörungen, und wie bei der Alkoholkonsumstörung müssen die Betroffenen bestimmte Kriterien für die Diagnose erfüllen. Es gibt jedoch auch das Konzept des »essgestörten Verhaltens«, bei dem eine Person einige Merkmale und Symptome einer Essstörung aufweist, aber nicht alle Kriterien erfüllt. Studien haben gezeigt, dass bei Personen, die ein essgestörtes Verhalten aufweisen, die Wahrscheinlichkeit, eine ausgewachsene Essstörung zu entwickeln, sehr viel größer ist. Wer sich jedoch frühzeitig in Behandlung begibt, hat deutlich bessere Chancen, gesund zu werden. Ich stelle immer wieder fest, dass es einfacher ist, mit meinen Klienten über Essen zu sprechen und sie dazu zu bringen, sich ehrlich mit den negativen Auswirkungen von Diäten und Fressattacken auf ihr Leben auseinanderzusetzen, als über Alkohol. Frauen sind sich bewusst, dass ungesundes Essverhalten ein weitverbreitetes Problem darstellt. Wir können darüber reden, ohne dass meine Klientin annimmt, ich würde eine Essstörung bei ihr diagnostizieren. Für Gespräche über Alkoholkonsum kann ich das nicht behaupten – und das hält leider zu viele Frauen davon ab, ihr Verhalten ehrlich einzuschätzen und es zum Besseren zu verändern.

Anstatt also große Reden zu schwingen und alle Gründe aufzuzählen, warum Sie Alkoholikerin sein könnten, möchte ich Sie ermutigen, ehrlich zu prüfen, ob Ihr Leben ohne Alkohol besser wäre. Das ist alles, worum ich Sie bitte. Ich kann mir vorstellen, dass Sie das bereits denken, da Sie dieses Buch lesen! Sie müssen nicht erst den Tiefpunkt erreichen oder bestimmte Kriterien erfüllen, um mit dem Trinken aufzuhören. Wenn Sie vermuten, dass Ihr Leben ohne Alkohol besser wäre, ist das der einzige Grund, den Sie brauchen. Weiter unten finden Sie ein paar Punkte, die Sie bei der Beurteilung Ihrer Beziehung zu Alkohol und seiner Auswirkungen auf Ihr Leben berücksichtigen sollten. Beantworten Sie die Fragen ehrlich und wertungsfrei. Die Antworten sind nur für Sie bestimmt, und Sie riskieren nichts, wenn Sie ehrlich sind. Es gibt keine richtigen Antworten. Über diese Fragen nachzudenken, versetzt Sie in die Lage, sich ein umfassendes Bild darüber zu machen, ob Ihr Leben ohne Alkohol besser wäre.

Sollte eine der Fragen nicht auf Sie zutreffen oder Sie nicht ansprechen, lassen Sie sie einfach weg.

Übung: Holen Sie sich Zettel und Stift und beantworten Sie folgende Fragen.

- Welche Rolle spielt der Alkohol in meinem Leben? Inwiefern löst er Probleme für mich? Macht er mich beispielsweise bei gesellschaftlichen Ereignissen weniger unsicher? Hilft er mir, mich am Ende eines langen Tages zu entspannen? Macht er Verabredungen und Sex einfacher? Hilft er mir, meine Einsamkeit zu lindern?
- Welche speziellen Situationen, Ereignisse oder Aktivitäten fallen mir mit einem Drink in der Hand leichter? Zum Beispiel Hochzeiten, Restaurantbesuche, Blind Dates, Flugreisen?
- Wirkt sich Alkohol negativ auf meine Beziehung zu Familienmitgliedern, Freunden oder Bekannten aus? Inwiefern?
- Inwiefern wirkt sich Alkoholkonsum negativ auf meine psychische Gesundheit aus? Nehmen meine Ängste nach einer durchzechten Nacht zu? Verschlimmert Alkohol meine De-

pressionen? Reaktiviert es Traumata oder habe ich Flashbacks, wenn ich trinke?

- Wie ist es, nach einer durchzechten Nacht aufzuwachen? Was empfinde ich?
- Wie oft mache ich unter Alkoholeinfluss Dinge, die ich am nächsten Tag bereue?
- Gebe ich mir des Öfteren das Versprechen, dass ich »nie wieder ein Glas anrühre« oder weniger trinke? Wie lange halte ich diese Versprechen? Wie fühlt es sich an, diese Versprechen an mich selbst zu brechen?
- Trinke ich allein? Warum? Gibt es einen Zusammenhang zwischen meiner Einsamkeit und meinem Alkoholkonsum?
- Benutze ich Alkohol, um mit meinen Gefühlen klarzukommen? Wenn ja, wie?
- Wie wirkt sich Alkohol auf meinen Schlaf aus?
- Gibt es in meiner Vorgeschichte Episoden essgestörten Verhaltens? Ist mir der Zusammenhang zwischen meinem Alkoholkonsum, Essverhalten oder Selbstwertgefühl bewusst? Lasse ich manchmal Mahlzeiten ausfallen, um die Kalorien, die ich durch den Genuss von Alkohol zu mir nehme, auszugleichen? Inwiefern würden sich mein Essverhalten und mein Körperbild verbessern, wenn ich nicht mehr trinken würde?
- Wie wirkt sich mein Alkoholkonsum auf meine Leistung im Job aus? Habe ich meine Ziele und Werte verändert, um sie an meinem Alkoholkonsum anzupassen? Wenn ja, welche?
- Inwiefern ist mein Alkoholkonsum mit meinen zwischenmenschlichen Beziehungen verknüpft? Welche Rolle spielt Alkohol in meinen Freundschaften? Welche Freundschaften würden ohne Alkohol bestehen bleiben?
- Wie wirkt sich Alkoholkonsum auf die Fähigkeit aus, meine Kinder zu erziehen und für sie da zu sein?

- Inwiefern beeinträchtigt mein Alkoholkonsum meine Fähigkeit, für mich selbst zu sorgen?
- Wäre mein Leben ohne Alkohol besser? Warum oder warum nicht?

Wichtige Anmerkung

Obwohl ich niemanden ermutigen möchte, weiter zu trinken, wenn er motiviert ist aufzuhören, verstehe ich als Therapeutin, der Sicherheit und Schadensminimierung am Herzen liegen, dass das Aufhören nicht für jeden gleich aussieht. Wenn Sie in einem unsicheren Umfeld leben (wenn Sie z. B. mit einem Missbrauchstäter zusammenleben oder vom ständigen Gefühl der Unsicherheit begleitet werden, weil Sie psychisch so labil sind, dass Sie ständig Flashbacks haben) oder wenn Sie keine Möglichkeit haben, Ihre Grundbedürfnisse (Nahrung, Wasser, Unterkunft, Sicherheit, Kleidung, Schlaf) zu befriedigen, empfehle ich nicht, von heute auf morgen mit dem Trinken aufzuhören. Wenn Trinken das Einzige ist, was Sie über Wasser hält, Sie keine anderen Bewältigungsstrategien haben und nicht selbst für Ihre Sicherheit sorgen können, empfehle ich Ihnen, Ihren Alkoholkonsum langsam einzuschränken, während Sie die Fertigkeiten und Werkzeuge aus diesem Buch integrieren. Für mich steht Schadensbegrenzung an erster Stelle. Es gibt so viele Menschen, die es nicht geschafft haben, abstinent zu werden, und sich dafür zutiefst schämten. In diesem Fall empfehle ich Ihnen, sich einen zugelassenen Therapeuten zu suchen (Adressen finden Sie in den Quellen am Ende dieses Buches) und sich zunächst um Ihre Sicherheit und alles, was grundlegend zu Ihrem Wohlbefinden beiträgt, zu kümmern, bevor Sie Ihre Trinkgewohnheiten ändern.

Kapitel 2

Evolutionspsychologie: Es ist in Ihrem Gehirn

Man kann den Menschen aus der Steinzeit nehmen, aber nicht die Steinzeit aus dem Menschen.
NIGEL NICHOLSON

»Was, wenn mit Ihnen alles in Ordnung ist?«

»Ich verstehe nicht«, stöhnt Tara, eine *weiße* 21-Jährige, und rollt mit den Augen. Sie sind eisblau, stark mit Eyeliner geschminkt und heben sich deutlich von ihren frisch gefärbten rosa Haaren ab. »Vielleicht verhält sich Ihr Gehirn so, wie es verdrahtet wurde.«

»Amanda, haben Sie vergessen, mit wem Sie es hier zu tun haben? Ich bin völlig fertig. Ich war schon dreimal auf Entzug, und zweimal wurde mir der Magen ausgepumpt. Ich bin Alkoholikerin. Mit mir stimmt irgendetwas ganz und gar nicht.«

»Ich verstehe, warum Sie so denken«, sage ich vorsichtig. Tara ist in ihrem Leben schon bei so vielen Therapeuten gewesen, dass sie, gelinde gesagt, abgestumpft ist. Ich versuche zu verhindern, dass sie zumacht, wenn ich ihr selbstkritisches Denken infrage stelle. »Aber wissen Sie über Ihr Gehirn Bescheid? Aus einer evolutionären Perspektive?«

»Egal, was ich tue oder versuche, irgendwie bin ich nie glücklich. Meine Eltern sagen, dass ich schon als Kind so war. Deswegen habe ich das Gefühl, dass ich einfach nie glücklich sein werde, egal, was ich tue. Also kann ich genauso gut trinken.«

»Weil Sie das glücklich macht?«, frage ich.

»Nein«, erwidert Tara augenrollend. »Weil Trinken zumindest den Schmerz erträglicher macht.«

»Also, wenn man das bedenkt, ist Ihr Gehirn wirklich schlau.«

»Was meinen Sie?«

»Na ja, Sie wissen, dass es schmerzhaft ist, am Leben zu sein. Eine Möglichkeit, sich daran anzupassen, bestand für Sie darin, sich zu betäuben, in Ihrem Fall mit Alkohol. Ihr Gehirn macht also nichts anderes, als sich anzupassen und Sie am Leben zu halten. Die Wahrheit ist, Tara, dass es Ihrem Gehirn aus evolutionärer Sicht egal ist, ob Sie glücklich sind oder nicht. Ihr Gehirn kümmert sich darum, dass Sie am Leben bleiben. Selbst wenn das bedeutet, dass Sie unglücklich sind.«

»Hm«, meint Tara, während sie sich etwas tiefer in die Samtcouch in meinem Büro sinken lässt. So habe ich das noch nie gesehen.«

Es ist in der Tat so: In unserer Gesellschaft herrscht der Glaube, dass es »normal« ist, immer glücklich zu sein, dass das unser Grundzustand sein sollte. Wir leben in einer Kultur, die von Glück besessen ist. Fast jede Klientin, die auf meiner blauen Samtcouch Platz nimmt, sagt irgendwann: »Warum kann ich nicht einfach glücklich sein?« … als ob Glück das Gegenteil von Leiden wäre. Wenn moderne spirituelle Führer und Selbsthilfeberater ihre Lehre verbreiten und andere inspirieren wollen, sprechen sie gerne davon, »seinen Naturzustand« zurückzufordern, wobei sie oft kichernde Kinder als Beweis dafür heranziehen, dass »Glück Ihr Naturzustand ist!« Wenn Sie sich nur oft genug Ihre positiven Affirmationen vorsagen und genug Selleriesaft trinken, können Sie allen negativen Gefühlen aus dem Weg gehen. Diese Annahme ist ein wichtiger Grund, warum wir Alkohol trinken, Diät halten, exzessiv shoppen, um Geld spielen oder zu Perfektionisten werden … weil

Werbung und Medien uns vorgaukeln, dass wir endlich glücklich sind, wenn wir ein bestimmtes Getränk trinken, wie ein Star aussehen oder leben wie einer! Die Evolution erzählt uns jedoch eine andere Geschichte.

Unser Gehirn und unser Körper haben sich entwickelt, um ein paar Dinge zu tun: essen, atmen, Wasser trinken, schlafen, auf die Toilette gehen und sich fortpflanzen. Alle anderen Dinge, die wir tun, wie Laufen, Springen, Verstecken, Jagen, Bauen von Unterschlüpfen und das Knüpfen sozialer Bindungen, haben sich herausgebildet, um diese Grundbedürfnisse besser erfüllen zu können. Die wichtigste Aufgabe unseres Gehirns bestand jedoch darin, uns am Leben zu erhalten. Wie Russ Harris sagt: »Der primitive Verstand war im Grunde ein ›Lass dich nicht umbringen‹-Gerät.«[1] In vielerlei Hinsicht ist unser »Naturzustand« nicht Glück, sondern Überleben. Und obwohl sich seelisches Leid negativ auf unsere Gesundheit auswirkt und Elend nicht wertvoll für uns ist, ist es aus evolutionärer Sicht auch nicht immer vorteilhaft, fröhlich oder glücklich zu sein. Glücklich zu sein vergrößert nicht die Wahrscheinlichkeit, Kinder zu haben. Es erhöht noch nicht einmal Ihre Wahrscheinlichkeit, erfolgreich, mächtig oder reich zu sein. Manchmal sind es sogar unsere Ängste und Befürchtungen, die uns anspornen, etwas zu erreichen. Wollen Sie wissen, was evolutionär vorteilhaft war? Vorsichtig zu sein.

Im Laufe der Jahrmillionen dauernden Evolution hatten die Menschen, die vorsichtig waren und zögerten, wenn sie etwas im Gebüsch sahen, eine größere Überlebenswahrscheinlichkeit. Je vorsichtiger und ambitionierter unsere Vorfahren waren (mehr Nahrung, bessere Unterkunft, mehr Kinder), desto erfolgreicher waren sie und ihre Gene. Wir stammen also von Vorfahren ab, die vorsichtig waren und kalkulierte Risiken eingingen. Wie alle wild lebenden Arten überprüften unsere Vorfahren ständig ihre Umgebung auf Sicherheit, während sie sich zugleich bemühten, so viele Ressourcen wie möglich zu beschaffen. Wie das Sprichwort sagt: Fressen oder gefressen werden.

Unsere Vorfahren, Jäger und Sammler, waren wie alle Primaten hochsoziale Tiere, die in Kleingruppen zusammenlebten. Ohne kräftige Kiefer, scharfe Zähne und blitzschnelle Beine hing ihr Überleben von Kooperation und dem Zusammenleben mit anderen ab. Aus diesem Grund war es äußerst wichtig, dass jeder in deinem Clan dir vertraute und dich im Allgemeinen mochte, sonst bestand die Gefahr, dass man dich rausschmiss. Und ein Rausschmiss bedeutete in diesem Fall quasi den sicheren Tod. Die natürliche Selektion führte daher auch dazu, dass es uns sehr wichtig ist, was andere Menschen über uns denken. Allerdings interessieren wir uns gemäß unserer evolutionären Entwicklung nur für die Meinung von Menschen, die uns sehr gut kennen, und das sind maximal 150 Personen.[2] Wir sind nicht dafür geschaffen, mit den Gedanken und Meinungen von Millionen von Menschen auf der Welt in Kontakt zu sein, von denen die meisten uns nicht kennen, aber die Möglichkeit haben, uns hasserfüllte Kommentare zu senden. Es ist kein Wunder, dass die Nutzung sozialer Medien mit der gestiegenen Zahl an Depressionen und Angststörungen in Verbindung gebracht wird.

Allerdings sind die »Bedrohungen«, denen wir in der heutigen Zeit ausgesetzt sind, in der Regel nicht lebensbedrohlich. Wir laufen nicht mehr Gefahr, von einem Löwen angefallen zu werden, sondern im Job kritisiert zu werden, in der Schule durch eine Prüfung zu fallen oder uns für den Trotzanfall unseres Kindes auf dem Spielplatz zu schämen. Doch heute kann es sich eher negativ auswirken, wenn wir zu vorsichtig sind und uns zu viele Gedanken darüber machen, was andere über uns denken. Unsere moderne »Überlebensstrategie« besteht häufig darin, uns an unsere Freunde anzupassen, im Job trotz der Unzufriedenheit mit der Unternehmenspolitik lieber nicht den Mund aufzumachen und über die schlechten Witze des Schwiegervaters zu lachen. Die meisten von uns verbringen ihr Leben damit, einen Tag nach dem anderen zu überstehen, ohne zu viele Leute gegen sich aufzubringen und gleichzeitig erfolgreich und beliebt zu sein.

Mehr Menschen als jemals zuvor erlebten im Lauf der vergangenen fünfzig Jahre mit zunehmendem Konsumdenken, Individualismus und dem Trend zur Kernfamilie, verbunden mit hohen Scheidungsraten und einem Rückgang der Geburtenrate, große Einsamkeit. Wir leben in einem völligen Paradoxon, in dem wir gleichzeitig mehr denn je durch das Internet und die sozialen Medien miteinander verbunden sind (mit Menschen, die uns nicht kennen, lieben oder sich um uns kümmern), während wir gleichzeitig isolierter als jemals zuvor sind. Wir können täglich mit Tausenden von Menschen hinter einem Bildschirm interagieren, ohne jemals von einem geliebten Menschen umarmt zu werden oder ein persönliches Gespräch zu führen.

Forschungsergebnisse deuten darauf hin, dass Menschen, die mit Einsamkeit zu kämpfen haben, eher zu Alkohol greifen, um ihre Symptome zu lindern[3]. Studien während der Covid-19-Pandemie lieferten weitere Belege für dieses Phänomen.[4] Wissenschaftler hatten schon zuvor Alarm geschlagen, dass die Vereinigten Staaten eine Einsamkeitsepidemie erleben, und wie es scheint, hat die Pandemie diese verschlimmert.[5] Auch in Deutschland steigt die Zahl der Menschen, die sich einsam fühlen. Im deutschen Bundeskabinett wurde sogar 2023 ein Strategiepapier gegen Einsamkeit beschlossen.

Unser Gehirn hat sich herausgebildet, um in einer Jäger- und Sammlergesellschaft zu leben, nicht in der modernen Gesellschaft von heute. Das ist der Grund, warum unser Leid so groß ist.

Die Innovationsfalle

Man vergisst es gerne, aber selbst nachdem der Mensch entdeckt hatte, wie man Feuer macht, befand er sich genau in der Mitte der Nahrungskette (er aß oft Überreste, lebte wildbeuterisch und jagte Kleinwild). Erst vor etwa 70 000 Jahren kam es zu einer genetischen Mutation, die die Art und Weise, wie wir denken, lernen und miteinander kommunizieren, veränderte.[6] Historiker bezeichnen diese Entwicklung als kognitive Revolution, da die Menschen nun in der Lage waren, umfassend zu kooperieren. Die kognitive Revolution katapultierte uns zwar an die Spitze der Nahrungskette, aber erst im Zuge der landwirtschaftlichen Revolution vor 12 000 Jahren begannen wir uns niederzulassen und Landwirtschaft zu betreiben. Während der Mensch zuvor einen Großteil seiner Zeit damit verbracht hatte, auf Nahrungssuche von Ort zu Ort zu ziehen und dabei eine Vielzahl von Nahrungsmitteln zu sich zu nehmen, ernährte er sich nun von dem, was angebaut werden konnten, wie Weizen, Reis und Mais. Der Wandel vom Jäger und Sammler zum Ackerbauern erstreckte sich über einen langen Zeitraum, und die Menschen erkannten die Folgen ihrer Entscheidung erst, als es zu spät war, sie rückgängig zu machen. Historiker argumentieren, dass die Innovation des Ackerbaus zunächst zwar eine phänomenale Idee zu sein schien, sich der Wandel aber als Falle erwies, da die Lebensqualität frei umherziehender Nomaden deutlich höher war als die der von ihrem Land abhängigen Ackerbauern.

Auch unser modernes Leben ist mit vielen dieser Fallen gespickt. Die bedauerliche Wahrheit ist, dass jede neue Erfindung unbeabsichtigte Folgen hat, die für uns nicht absehbar sind, bis wir sie selbst erleben. Durch Innovation werden wir von neuen Technologien abhängig, können aber nicht zu dem zurückkehren, was vorher war, auch wenn unsere Lebensqualität vor der Veränderung möglicherweise besser war. Vielleicht haben Sie das auch schon erlebt. Wenn man sich erst einmal an das neueste iPhone gewöhnt hat, ist es schwer, zu einer alten Version zurückzukehren. Das ist auch der Grund, warum unser Glück oder unsere Freude, nachdem wir etwas Neues bekommen haben, schnell nachlässt und auf das ursprüngliche Niveau zurückgeht. Dieses Phänomen ist unter der Bezeichnung »hedonistische Tretmühle« bekannt und ein wichtiger Grund dafür, dass Menschen ständig nach mehr streben und chronisch unzufrieden sind. Hinzu kommt, dass Probleme, die wir mit Innovationen lösen, oft zu noch komplexeren Problemen führen. Nehmen wir zum Beispiel die Erfindung des Telefons. Es war eine erstaunliche Innovation, die viel Zeit sparte. Zuvor kommunizierten wir mit anderen hauptsächlich per Brief und Telegramm. Aber dann waren Haustelefone nicht mehr gut genug, also erfanden wir Handys, um jederzeit mit anderen Menschen kommunizieren zu können. Heute sind unsere Mobiltelefone winzige Computer, von denen wir so abhängig sind, dass wir in Autounfälle verwickelt werden, weil wir sie während der Fahrt nicht weglegen können. Und das stellt ein viel komplizierteres Problem dar.

Man könnte also in der Tat argumentieren, dass die meisten Probleme der Menschheit, einschließlich Suchtverhalten und psychische Leiden, »das Ergebnis der Art und Weise sind, wie unser Jäger- und Sammlergeist mit unserer heutigen postindustriellen Umwelt mit ihren Megastädten, Flugzeugen, Telefonen und Computern interagiert. Dieses Umfeld bietet uns mehr materielle Ressourcen und ein längeres Leben als in jeder früheren Generation, doch gleichzeitig fühlen wir uns vermehrt entfremdet, depressiv und gestresst.«[7] Unser Gehirn hat sich an das Leben, das wir derzeit führen, nicht angepasst. Auch wenn diese Erkenntnis allein unser Gehirn nicht verändert, kann sie doch das Ausmaß von Scham und Selbstkritik enorm mindern. Auf unserem Weg zur Heilung macht das einen großen Unterschied. Fast jedes Mal, wenn ich einen neuen Klienten treffe, besteht die erste Barriere, die es zu überwinden gilt, nicht in seinem aktuellen emotionalen Zustand oder darin, was tatsächlich in seinem Leben vor sich geht, sondern in seiner Selbstverurteilung, seinen Schamgefühlen und seiner emotionalen Reaktion auf das, was vor sich geht. Wenn Sie dieses Buch lesen, vermute ich, dass Sie genau wissen, wovon ich spreche. Sie verurteilen sich selbst für Ihre Trinkgewohnheiten, sind sich aber nicht sicher, ob Sie aufhören sollen oder können. Bleiben Sie dran, wir werden uns das in Kapitel 4 genauer anschauen.

Die Erfindung von Stress

In der Steinzeit ging es den Menschen in erster Linie darum, genug zu essen zu bekommen, die Menschen, mit denen sie zusammenlebten, nicht vor den Kopf zu stoßen und am Leben zu bleiben. Deshalb gab es auch nach der kognitiven Revolution, als die Menschen die Fähigkeit entwickelten, sich zum Beispiel über Dinge Sorgen zu machen, die noch nicht eingetreten waren, keinen großen Grund zur Sorge. Sich vor einem Berglöwen zu verstecken war stressig, aber es dauerte nicht länger als ein paar Stunden. Entweder der Löwe fand und tötete einen, oder man entkam, und der Berglöwe fand etwas anderes zum Abendessen. Gelang die Flucht, schloss man sich wieder seiner Gemeinschaft an und ruhte sich aus, während der Körper heilte und in den Normalzustand zurückkehrte.

Unsere Körper und Gehirne haben sich entwickelt, um kurzzeitige Leben-oder-Tod-Szenarien zu überstehen, auch bekannt als Kampf-oder-Flucht-Reaktion. Im Zuge dieser Reaktion durchläuft Ihr Körper eine Reihe physiologischer

Veränderungsprozesse, da Ihr Blutkreislauf mit Hormonen überflutet wird, die Ihre Überlebenschancen erhöhen. Um nur einige zu nennen: Ihr Herzschlag und Ihre Atemfrequenz erhöhen sich, um mehr Sauerstoff in Ihre Muskeln zu pumpen; Ihre Sehkraft und Ihr Gehör verbessern sich; Ihre Schmerztoleranz steigt; Ihr Körper stellt alles ein, was nicht überlebenswichtig ist, wie z. B. Verdauungsprozesse, um Energie zu sparen. Er muss sicherstellen, dass Sie lange genug leben, um die Nahrung, die Sie gerade gegessen haben, zu verwerten. Der Freeze-Zustand ist der letzte Ausweg, wenn der Körper erkennt, dass das bestmögliche Szenario für das Überleben darin besteht, sich »tot zu stellen«, bis die Bedrohung vorüber ist. Wie Emily Nagoski sagt: »Während deine Stressreaktion schon auf vollen Touren läuft, tritt dein Gehirn auf die Bremse – das parasympathische Nervensystem überschwemmt das sympathische –, und du schaltest ab.«[8] In der Natur reagiert ein Säugetier, das nach dem Freeze-Zustand erfolgreich überlebt hat, indem es sich schüttelt und sich bewegt, um die Energie und die Hormone, die sein System geflutet haben, wieder abzubauen. Auf diese Weise stellt sich der Körper neu ein und lernt, dass er jetzt wieder sicher ist, sodass alle Prozesse wieder normal ablaufen können. Andere häufige Symptome der »Entladung der Stressaktivierung«[9], wie Elizabeth Stanley es nennt, sind Weinen, Gähnen, Schwitzen, Hautjucken, Husten oder Magengrummeln.

In unserer heutigen Gesellschaft befinden sich die meisten von uns zwar selten in Situationen, in denen es um Leben und Tod geht, aber unser Körper reagiert immer noch so, als befänden wir uns in physischer Gefahr. Wenn wir im Stau stehen, schießt Adrenalin in unseren Blutstrom, aber wir können nirgendwo hinrennen und diese Energie loswerden. Wenn wir uns um unser krankes Kind sorgen, rast unser Herz, und wir wollen kämpfen, aber wir können nichts tun, und es gibt auch keinen Zeitpunkt, an dem der Stress klar beendet ist. Das hat zur Folge, dass unser Körper nie die Notiz erhält, dass wir in Sicherheit sind, die Gefahr vorüber ist und wir uns neu sortieren können. Wir schließen den Stresskreislauf[10] nicht ab, und viele von uns leben in einem chronischen Stresszustand, der uns viele körperliche und psychische Probleme bereitet. Chronischer Bluthochdruck führt zum Verschleiß Ihrer Herzkranzgefäße und Blutgefäße. Dies ist ein klassisches Beispiel dafür, wie die phänomenalen evolutionären Anpassungen unseres Körpers, um unser Überleben zu sichern, nun eine Vielzahl von Krankheiten hervorrufen, da unsere Stressreaktion uns mehr Schaden zufügt als der Stressor selbst. Darüber hinaus sind wir geistig in der Lage, stressige Ereignisse nochmals durchzuspielen und neue potenziell stressige Situationen vorherzusagen, wobei unsere körperliche Reaktion gleich intensiv ausfällt, egal, ob das Szenario real ist oder nur in unserer Vorstellung existiert.

Die Kampf-oder-Flucht-Reaktion

Herzfrequenz	Steigt, um mehr Blut und Sauerstoff in die Muskeln zu pumpen
Lungen	Atemfrequenz beschleunigt sich, um Sauerstoffgehalt zu erhöhen
Blut	Verdickt sich, da der Körper sich auf mögliche Verletzungen vorbereitet
Haut	Sondert vermehrt Schweiß aus, rötet sich
Augen	Pupillen erweitern sich, was das periphere Sehvermögen steigert, um besser sehen zu können
Ohren	Hörvermögen ist gesteigert

Wie Robert Sapolsky sagt: »Im Gegensatz zu kognitiv weniger hoch entwickelten Arten können wir die Stressreaktion einschalten, indem wir über mögliche Stressoren nachdenken, die uns in der Zukunft aus dem homöostatischen Gleichgewicht bringen könnten.«[11] Die meisten von uns kennen weder dieses Prinzip noch lernen wir, wie man angemessen mit Stress umgeht. Alkohol ist in der heutigen Zeit eine der verbreitetsten Arten, nach einem langen Tag mit Stress umzugehen. Aber ein Glas Wein am Ende des Abends bringt den Körper nicht in die Homöostase zurück, ganz im Gegenteil zwingt es den Körper, mehr Chemikalien freizusetzen, um die fremde Substanz zu verstoffwechseln und loszuwerden, sodass wir noch erschöpfter und unausgeglichener sind als vor dem Alkoholkonsum.

»Nun, Tara, was denken Sie?«, frage ich.

»Ich denke, das ist gut zu wissen. Das macht Sinn. Ich denke trotzdem, dass ich verkorkst bin.«

»Ich weiß«, antworte ich spielerisch, »ich dachte nicht, dass es so einfach sein würde, Sie zu überzeugen.«

»Das ändert nichts an der Tatsache, dass ich schon dreimal auf Entzug war und wahrscheinlich wieder hinmuss, dass ich keinen Job habe und im Grunde als Erwachsene nicht wirklich funktioniere.«

»Daran ändert es in der Tat nichts«, sage ich. »Das Wissen darüber, warum wir so sind, wie wir sind, ändert nichts an der Vergangenheit. Aber es schafft ein Bewusstsein, und das ist oft der erste Schritt zur Veränderung. Wenn wir uns unseres Verhaltens nicht bewusst sind oder nicht wissen, warum wir etwas tun, ist es schwieriger, es zu ändern.«

»Na gut, was ist diese Woche meine Hausaufgabe?«, fragt Tara, während sie in ihrer Handtasche nach ihrer Sonnenbrille kramt. Als ob sie es keine Minute länger ertragen könnte, hier zu sitzen, hat Tara die Uhr immer fest im Blick und stellt sicher, dass wir pünktlich aufhören.

Ich weiß, dass das weniger etwas mit mir als vielmehr mit ihrer Aversion gegen Therapiesitzungen zu tun hat.

»Ich möchte, dass Sie sich bewusst machen, wie oft Sie sich selbst niedermachen, und dass Sie versuchen, sich daran zu erinnern, worüber wir gesprochen haben. Versuchen Sie, sich daran zu erinnern, wie sich Ihr Gehirn im Lauf der Evolution entwickelt hat und dass mit Ihnen alles in Ordnung ist.«

»Okay, bis nächste Woche«, sagt Tara und zieht die Tür hinter sich zu.

Kapitel 3

Die Auswirkungen von Traumata

Trauma ist nicht das, was dir jetzt passiert,
sondern es ist das, was als Resultat dessen,
was dir passiert ist, in deinem Inneren stattfindet.
GABOR MATÉ

»Ich verstehe einfach nicht, warum es nicht klappt«, sagt Brianna, eine 34-jährige Schwarze Frau, während sie mit ihrem Armband herumfuchtelt. »Ich meine, ich kann monatelang mit dem Trinken aufhören. Aber ich sitze immer noch auf Ihrer Couch und rede immer noch über denselben Scheiß.«

»Nun, Ihr Problem besteht nicht darin, mit dem Trinken aufzuhören, Brianna«, erwidere ich, »sondern damit, dass Sie beim Aufhören bleiben.«

»Ich weiß nicht einmal, ob ich überhaupt mit dem Trinken aufhören muss. Vielleicht will ich das auch gar nicht. Ich weiß es nicht ...« Briannas Blick schweift ab. Ich kann sehen, dass sie sich das Gehirn zermartert. »Ich habe einfach das Gefühl, wenn ich *wirklich* ein Problem hätte, könnte ich nicht so leicht aufhören. Vielleicht trinke ich einfach gern. Vielleicht mache ich die Sache komplizierter, als sie ist ...«

Dieser Gedankengang ist gar nicht so ungewöhnlich. Da es in unserer Kultur eine feste Vorstellung davon gibt, was ein »Alkoholiker« ist (jemand, der nicht in der Lage ist, mit dem Trinken aufzuhören), kann die Fähigkeit, leicht aufzuhören, dazu führen, dass man denkt, kein Problem mit dem Trinken zu haben.

»Was, wenn mein Problem im Versuch aufzuhören besteht? Was, wenn mich das dazu bringt, noch mehr trinken zu wollen? Wenn ich nicht mehr versuchen würde, mit dem Trinken aufzuhören, hätte ich nicht mehr damit zu kämpfen.«

Ich lächle. Ich könnte ihr jetzt erklären, dass sie sich in der Verleugnungsphase befinde und Verleugnung ein wesentliches Merkmal einer Alkoholkonsumstörung sei, was beweise, dass sie Alkoholikerin sei. Aber das sage ich nicht. »Das mag ja stimmen, aber ...«

»Sie halten mich für verrückt, oder?«, unterbricht mich Brianna.

»Ich halte Sie nicht für verrückt.«

»Sie halten mich für eine Alkoholikerin, was?«

»Sie wissen, was ich von diesem Wort halte«, antworte ich. »Ich verstehe, was Sie meinen, wirklich. Und Sie haben recht; wenn Sie nie mehr versuchen würden, keinen Alkohol zu trinken, hätten Sie auch nicht mehr damit zu kämpfen, nüchtern zu bleiben. Aber ich denke, wir sollten uns daran erinnern, warum Sie ursprünglich mit dem Trinken aufhören wollten.«

Brianna kam zu mir, nachdem sie einem Monat lang keinen Alkohol mehr getrunken hatte. Bereits zuvor hatte sie über längere Zeiträume erfolgreich mit dem Trinken aufgehört. Zuletzt war sie zweieinhalb Jahre abstinent geblieben: während der Schwangerschaft mit ihrem ersten Kind Mia, in Mias erstem Lebensjahr sowie anschließend in der Schwangerschaft mit ihrem jüngeren Sohn, Eric. Eric ist jetzt vier Jahre alt. Brianna hatte immer wieder abstinente Phasen, in denen sie ein paar Monate lang nicht trank, bevor sie wieder anfing.

»Ich habe immer einen echt schrecklichen Kater. Ich habe das Gefühl, dass ich nicht in der Lage bin, voll und ganz für meine Kinder da zu sein, weil ich mich auf das Glas Wein am

Ende des Tages freue. Das verschlimmert meine Ängste. Ich mag mich einfach mehr, wenn ich nicht trinke.« Briannas Gesicht hat einen hoffnungsvollen Ausdruck, als sie das sagt.

»Das sind in meinen Augen triftige Gründe.«

»Aber warum fällt es mir dann so schwer aufzuhören? Ich trinke nicht mal so viel, wenn ich trinke. Ich trinke nur zwei, drei Gläser Wein an einem Abend. Viele meiner Freunde trinken mehr als ich. Keiner denkt, dass ich ein Problem habe.«

»Die einzige Person, die sagen kann, ob es ein Problem ist, sind Sie, Brianna, und Sie haben recht, ich glaube nicht, dass es unweigerlich ein Problem ist.« Ihr Leben geht nicht in die Brüche, Ihr Job ist nicht in Gefahr. Viele Dinge, die Menschen dazu bringen, mit dem Trinken aufzuhören, sind für Sie kein Problem. Aber es ist Ihr Leben, und nur Sie können entscheiden, was für Sie gut ist und was nicht. Und es ist klar, dass Ihr Leben viel besser ist, wenn Sie nicht trinken.«

»Ja, aber so wie es aussieht, bekomme ich es nicht hin. Es sollte einfach nicht so schwer sein. Ich versteh's nicht.« Brianna sackt in sich zusammen und seufzt.

Wir sind in der Therapie an einem Punkt angelangt, den ich gerne den »Knackpunkt« nenne. Es ist der Punkt, an dem es nicht mehr reicht, nur an der Oberfläche zu kratzen. Möglicherweise ist das Problem komplexer als gedacht und muss neu bewertet werden. Vielleicht ist es an der Zeit, die tiefgründigeren Themen anzusprechen, die eine Klientin schon seit Monaten vor sich herschiebt. Das ist immer eine heikle Angelegenheit. Typischerweise gibt es drei Varianten, wie das weitere Gespräch verläuft. Erstens: Die Klientin lehnt meine Einladung ab, in irgendeiner Weise tiefer zu gehen, und es wird klar, dass wir die Therapie abbrechen. Zweitens: Die Klientin spricht ehrlich darüber, was los ist, verlässt dann aber entsetzt über ihre Offenheit die Sitzung und sagt alle weiteren Sitzungen ab. Drittens: Die Klientin nimmt meine Einladung an, und wir sind in der Lage, eine tiefere und authentischere Beziehung aufzubauen, die den Therapieprozess verändert. Natürlich gibt es immer auch Kombinationen aus den drei Varianten. Es macht mir wirklich Spaß, mit Brianna zu arbeiten, und ich hoffe, sie bleibt dabei.

»Ich denke, es könnte hilfreich sein, sich einige der tieferliegenden Gründe anzusehen, weswegen Sie trinken«, schlage ich vor. »Ich weiß, wir haben über den sozialen Druck in Ihrem Freundeskreis gesprochen, aber ich frage mich, ob Sie jemals darüber nachgedacht haben, wie Ihre Erziehung und Ereignisse in Ihrem früheren Leben Sie beeinflusst haben.«

»Sie meinen meine Kindheit?«, fragt Brianna, und ich nicke. Ich merke, dass sich Brianna ein wenig unwohl fühlt. Sie hat es bisher vermieden, über ihre Kindheit oder ihre Vergangenheit im Allgemeinen zu sprechen – wahrscheinlich aus gutem Grund. Meine Arbeit als Therapeutin besteht aus kalkulierten Risiken. Kommt es zu einem Durchbruch oder Zusammenbruch, wenn ich meine Klientin auf dieses Thema anspreche? Wird es unsere Beziehung stärken, wenn ich sie herausfordere, oder bringe ich sie dadurch zum Scheitern? Am erfolgreichsten ist meist eine sanfte »Push-and-Pull-Dynamik«.

»In meiner Kindheit gab es definitiv schwere Zeiten. Mein Vater starb an Lungenkrebs, als ich zwölf war, und meine Mutter musste zwei Jobs annehmen, um uns über Wasser zu halten. Es fühlte sich an, als hätte ich in jenem Jahr beide Eltern verloren, und ich danke Gott für meine Großeltern. Sie haben uns praktisch aufgezogen.« Briannas Blick schweift in die Ferne. Sie scheint tief versunken in ihren Erinnerungen.

»Das klingt unglaublich schwierig«, sage ich.

»Ja, aber was soll man machen? Man lebt und macht weiter, weil man es muss.« Ich bemerke, dass Brianna sich mit dem, was sie sagt, nicht mehr persönlich identifiziert, sondern das

Wort »man« verwendet. Es ist oft ein Weg, sich vom eigenen Schmerz zu distanzieren.

»Nun, ich denke, es ist wichtig, sich das genauer anzusehen. Ich vermute, dass einige Ihrer Kindheitserfahrungen mit Ihrem Alkoholkonsum zusammenhängen könnten. Selbst wenn Sie beim Trinken nicht an den Tod Ihres Vaters denken, ist es hilfreich zu verstehen, wie Ihr Gehirn gelernt hat, mit dem Verlust umzugehen, als Sie noch jünger waren, denn das hat Auswirkungen darauf, wie Sie heute damit umgehen.«

»Okay ..., das macht Sinn«, erwidert Brianna. »Aber ich glaube nicht, dass ich ein Trauma oder so was habe. Ich bin nie vergewaltigt worden. Meine Eltern haben mich nie angefasst. Ich wurde nicht missbraucht. Bei Schwarzen wird immer gleich vermutet, dass es Missbrauch gab. Als ich aufwuchs, nahmen nach dem Tod meines Vaters Lehrer und andere Leute immer an, er sei im Gefängnis oder erschossen worden. Sie vermuteten, dass er ein Drogendealer war. Mein Vater war ein sehr sittenstrenger Mensch.«

»Das muss sehr schwer gewesen sein, vor allem, wenn man in so jungem Alter zusätzlich zur Trauer über den Verlust des Vaters auch noch damit zu kämpfen hat«, sage ich.

Brianna kämpft mit den Tränen. »Ja, das war echt scheiße.«

»Wir müssen das Wort ›Trauma‹ definitiv nicht verwenden, wenn Sie es nicht mögen, aber ich möchte, dass Sie wissen, dass Trauma nicht nur sexueller, körperlicher oder emotionaler Missbrauch ist. Trauma ist vieles. Trauma ist alles, was eine zutiefst erschütternde Erfahrung darstellt, die uns überwältigt, uns ohnmächtig fühlen lässt und unser Selbstverständnis erschüttert. Es wird oft als Erfahrung beschrieben, die zu viel ist, zu früh passiert oder zu schnell passiert, als dass unser Körper sie verarbeiten könnte.«

»Der Verlust meines Vaters könnte also als Trauma betrachtet werden?«, fragt Brianna.

»Ja. Auch all die unsäglichen Kommentare der Leute könnten traumatisch gewesen sein. Die meisten Menschen, die ein Trauma erleben, entwickeln keine Posttraumatische Belastungsstörung (PTBS). Ein Trauma ist nicht unbedingt ein einzelnes Ereignis. Es kann sich auch um die Kombination mehrerer Ereignisse handeln, die immer wieder auftreten.«

»Rassismus kann also traumatisch sein …«, murmelt Brianna kopfschüttelnd. Ich nicke.

Wie aus Stress ein Trauma wird

Kehren wir also für einen Moment zu unserer Diskussion über die Kampf-oder-Flucht-Reaktion bzw. den Freeze-Zustand zurück: Sie versuchen, einem Berglöwen zu entkommen, der Sie zum Abendessen verspeisen möchte. Wenn Ihnen die Flucht gelingt, hören Sie auf zu rennen, Ihr Atem verlangsamt sich, wodurch sich Ihr Herzschlag verlangsamt. Ihr Nervensystem stellt sich neu ein und kommt wieder ins Gleichgewicht, weil es erkannt hat, dass Sie sicher sind. Die andere Möglichkeit: Sie entkommen dem Löwen, indem Sie sich tot stellen und in den Freeze-Zustand gehen. Wenn der Löwe weg ist, kehren Sie zitternd zu Ihrem Clan zurück, und Ihr Körper kann sich erholen. Ein Trauma entsteht, wenn das Gehirn in dem stressigen Ereignis »feststeckt« und nicht in einen Zustand der Homöostase zurückkehren kann. Daher ist es logisch, dass es für das Gehirn umso schwieriger ist, den Stress zu verarbeiten, je länger er andauert. Dies ist einer der Gründe, warum ich die gängige Vorstellung von »großen« und »kleinen« Traumata ablehne und es stattdessen vorziehe, ein Trauma auf einem Kontinuum zu betrachten, das von einer Vielzahl von Faktoren beeinflusst wird. Denken Sie einen Moment an den Eisberg zurück: Je mehr Probleme Sie aufgrund von systemimmanenter Ungleichheit haben, desto schwieriger wird es, Sicherheit zu schaffen, und desto wahrscheinlicher ist es, dass eines dieser Ereignisse oder Erlebnisse für Sie traumatisch wird.

Nicht alle belastenden Ereignisse führen zu einem Trauma, und ein noch geringerer Anteil führt zu einer PTBS-Diagnose. Es ist jedoch wichtig zu wissen, dass Stress und Trauma zwar verschiedene Dinge sind, sich aber auf demselben Kontinuum befinden und mit demselben Stressor beginnen können.[1] Unmittelbar nach dem Ereignis, so der auf Kindheitstraumata spezialisierte Psychiater Bruce Perry, versucht unser Gehirn, das Gleichgewicht wiederherzustellen, indem es uns dazu treibt, sensibilisierte, traumabezogene Erinnerungen »›in kleinen Dosen‹ abzurufen. Es strebt danach, ein sensibilisiertes System dazu zu bringen, Toleranz zu entwickeln«.

Um dies zu bewerkstelligen, wiederholt Ihr Gehirn möglicherweise das Geschehene, Sie können aber auch davon träumen oder sich dabei ertappen, wie Sie dieselbe Geschichte immer wieder erzählen. Kinder spielen das Ereignis häufig nach.[2] Der Stress wird zum Trauma, wenn das Gehirn nicht in der Lage ist, das Geschehene zu verarbeiten. Bei einem Trauma geht es also nicht so sehr darum, was Ihnen widerfährt, sondern vielmehr darum, wie Sie das Geschehene interpretieren, verstehen und verarbeiten (oder eben nicht).

Ein Trauma entsteht, wenn man das Gefühl hat, hilflos zu sein, nicht für sich selbst sorgen zu können oder keine Kontrolle zu haben. In den berühmten Experimenten von Martin Seligman wurden zwei Ratten in getrennten Käfigen untergebracht. Im ersten Käfig erhielt die Ratte jedes Mal, wenn sie einen Hebel drückte, um Futter zu bekommen, einen Stromschlag. Die Ratte im zweiten Käfig erhielt einen Stromschlag, wenn die erste Ratte den Hebel drückte, sodass das Eintreten eines Stromschlags für sie völlig unvorhersehbar war. Die Experimente führten bei beiden Tieren zu Stress und Leid, doch auf die zweite Ratte hatten sie einen demoralisierenden Effekt. Selbst als die zweite Ratte (wie die erste Ratte) Kontrolle über die Stromschläge bekam, indem sie dann einen Schlag bekam, wenn sie den Hebel drückte, gab sie den Versuch auf, die Schläge zu verhindern. Dies wird als erlernte Hilflosigkeit bezeichnet.[3] Dasselbe geschieht beim Menschen. Bruce Perry stellt fest: »Mäßiger, vorhersehbarer, musterartig ablaufender Stress macht ein System tatsächlich stärker und seiner Funktion gemäß leistungsfähiger.[4] [...] Unser Gehirn versucht naturgemäß, ein Trauma auf eine Weise zu verstehen, die uns erlaubt, es zu ertragen. Es ermöglicht uns, eine traumatische Erfahrung, in der wir vollkommen hilflos sind, mental in eine zu verwandeln, die wir ein Stück weit beherrschen können.«[5] In anderen Worten: Wenn Ihr Gehirn nicht in der Lage ist, das Geschehene zu integrieren, verändern sich Ihr Selbstverständnis und Ihre Wahrnehmung der Welt grundlegend.

Auch Ihr Nervensystem verändert sich und wird in Zukunft noch empfindlicher auf Traumata und Stress reagieren. Um Sie vor künftigen Gefahren zu schützen, reagiert Ihr Körper mit Hypervigilanz (erhöhter Wachsamkeit) und wendet zusätzliche Energie (zu höheren Kosten) auf, um Ihr Überleben zu sichern. Diese Veränderung kann unabhängig davon eintreten, ob Sie sich darüber bewusst sind oder nicht. Wie Bessel van der Kolk sagt: »Nach einem traumatischen Ereignis erleben Menschen die Welt mit einem veränderten Nervensystem. Die Energie der Überlebenden konzentriert sich darauf, das Chaos in ihrem Inneren zu bezwingen, was natürlich die Spontanität beeinträchtigt. Solche Bemühungen, unerträgliche physiologische Reaktionen zu unterdrücken, können zur Entstehung der unterschiedlichsten körperlichen Symptome führen [...].«[6]

Wenn jemand unterdrückt und eingeengt wird oder nicht in der Lage ist, so zu handeln, wie er oder sie es möchte, sei es nun Teil des Traumas (z. B. bei einer Vergewaltigung gewaltsam auf den Boden gedrückt zu werden), oder etwas, das man machen musste, um zu überleben (sich während eines Einbruchs zu Hause zu verstecken), oder etwas, das man aufgrund kultureller Normen tun musste (seinem Chef nicht zu widersprechen, obwohl er etwas Gemeines zu einem sagt), wenn wir handlungsunfähig sind, steigt die Wahrscheinlichkeit, dass eine Situation traumatisch ist. Während es eher selten vorkam, dass wir in unseren Zeiten als Jäger und Sammler nicht zur Tat schreiten könnten, wird dies in unserer modernen Welt immer mehr zur Regel.

Trauma und Ihr Gehirn

Es gibt eine wissenschaftliche Theorie, die das Gehirn je nach Funktion in drei separate Gehirne unterteilt, das dreieinige Gehirn*:

- das protoreptilische oder auch Reptiliengehirn (bestehend aus dem Hirnstamm und dem Kleinhirn)
  ▹ zuständig für die lebenswichtigen Funktionen (Herzschlag, Atmung, Körpertemperatur, Verdauung, Schlaf usw.)
- das paläomammalische oder auch Säugetiergehirn (bestehend aus dem limbischen System, d. h. Thalamus, Hypothalamus, Hippocampus und Amygdala)
  ▹ verantwortlich für Kampf-oder-Flucht-Reaktion, Lernen, Gedächtnis, Emotionen, Gefahrenwahrnehmung

* Das Konzept stammt vom Wissenschaftler Paul D. MacLean.

- das neomammalische Gehirn (bestehend aus Frontal-, Temporal-, Okzipital- und Temporallappen des Neokortex) ▹ verantwortlich für Denken, Kognition, Sinneswahrnehmungen usw.

Wie der Name »Reptiliengehirn« schon sagt, ist dieser Teil unseres Gehirns evolutionär gesehen der älteste und kommt bei allen Reptilien vor. Das limbische System ist das zweitälteste und kommt bei allen Säugetieren vor. Der Neokortex schließlich existiert nur bei Primaten und macht etwa nur 30 Prozent unseres Gehirns aus. Bei unserer Geburt ist ausschließlich unser Reptiliengehirn aktiv. Das menschliche Gehirn ist erst im Alter von 25 Jahren voll entwickelt. Das Säugetiergehirn ist extrem wichtig, wenn wir über Traumata sprechen. In einer gefährlichen Situation verarbeitet unser Thalamus die von unseren Sinnen empfangenen Informationen, die dann direkt an die Amygdala weitergeleitet werden, um ihre Bedeutsamkeit zu interpretieren. Die Amygdala wird oft als »Rauchmelder«[7] des Körpers bezeichnet, da sie entscheidet, ob die sensorischen Informationen, die der Körper empfängt, gefährlich sind. Ist dies der Fall, triggert sie den Hypothalamus, eine Kampf-oder-Flucht-Reaktion zu starten.

Entscheidet die Amygdala, dass die Information keine Bedrohung für Ihr Überleben darstellt, geht die Information an den medialen präfrontalen Kortex (er wird auch als MPFC bezeichnet und ist Teil des Neokortex), und Sie können bewusst entscheiden, wie Sie reagieren wollen. Wenn die Amygdala sofort den Hypothalamus aktiviert, sind Sie sich Ihrer Reaktion nicht bewusst. Deshalb wird der MPFC von van der Kolk als »Wachturm« bezeichnet.

Es ermöglicht uns, die Situation aus einer erweiterten Perspektive zu betrachten und zu entscheiden, wie wir reagieren. »Versagt dieses System seinen Dienst, werden wir konditionierten Tieren ähnlich: Sobald wir eine potenzielle Gefahr entdecken, wechseln wir automatisch in den Kampf-oder-Flucht-Modus.«[8] Wenn wir ein Trauma erleiden, wird unsere Amygdala oft überempfindlich gegenüber jeder Art von Gefahr und verliert die Fähigkeit, unsere Körperreaktion zu regulieren. Im schlimmsten Fall suchen wir ständig den Raum ab, schrecken bei kleinsten Geräuschen auf und weichen vor Berührungen zurück.

Da ein Trauma die tieferen und älteren Bereiche des Gehirns betrifft, die Bereiche, in denen keine bewussten Entscheidungen getroffen werden, ist es äußerst wichtig, dass die Traumatherapie auch die Heilung des Reptilien- und Säugetiergehirns umfasst. Dabei ist es von entscheidender Bedeutung, dem Körper beizubringen, wie er sich wieder sicher fühlen kann. Dies kann auf verschiedene Weise geschehen: mit Yoga, Achtsamkeitsübungen, Bewegung, Atemübungen und neueren Therapien wie EMDR (Eye Movement Desensitization and Reprocessing) und Brainspotting. Bei diesen Therapien wird bilaterale Stimulation eingesetzt (d. h., beide Gehirnhälften werden Reizen ausgesetzt), um Ihnen zu helfen, das in der Amygdala gespeicherte Trauma, auf das Sie durch Reden allein keinen Zugriff haben, zu aktivieren und zu verarbeiten. Weitere Informationen finden Sie in den Quellen am Ende dieses Buches. Sollten Sie beim Lesen dieser Seiten erkennen, dass Sie ein Trauma haben, kann ich nicht genug betonen, wie wichtig es ist, sich therapeutische Hilfe zu suchen.

Manche greifen zu Alkohol, um mit einem Trauma fertigzuwerden. Wir benutzen ihn, um uns selbst zu regulieren und eine Medizin gegen den Schmerz zu finden. Es macht Sinn, dass wir nach einer Substanz mit beruhigender Wirkung wie Alkohol greifen, um die Intensität unserer Gefühle zu dämpfen und uns sicher zu fühlen. Am Wunsch, dies zu tun, ist nichts falsch. Allerdings muss man wissen, dass die vorübergehende Linderung langfristig zu mehr Dysregulation führt. Je mehr Sie trinken, desto dysregulierter werden Sie und desto stärker gewöhnen Sie sich an, sich bei Stress oder bei Konfrontation mit einem Trigger von Ihrem Körper abzuspalten.

»Jetzt, wo ich darüber nachdenke, habe ich mich nach dem Tod meines Vaters wirklich verändert. Das, was Sie gesagt haben ... zu viel, zu früh, zu schnell ... es hallt in mir nach, sagt Brianna langsam und lässt alles auf sich wirken. »Es war alles zu viel, der Tod meines Vaters – wir hatten nicht mal Zeit zu trauern.« Tränen kullern langsam über ihr Gesicht. Sie berührt verlegen ihre Wangen und greift nach einem Taschentuch. »Es tut mir leid«, murmelt sie, während sie sich das Gesicht abtupft.

»Es gibt absolut nichts, was Ihnen leidtun müsste«, erwidere ich. »Das ist gut. Fahren Sie fort.«

Sie atmet scharf ein. »Danach hat sich alles verändert. Meine Mutter musste sich einen anderen Job suchen, um uns durchzubringen, wir zogen zu meinen Großeltern, und mein Bruder und ich mussten die Schule wechseln. Ich hasste meine neue Schule. Meine Großeltern waren alt, und ein Großteil der Verantwortung für meinen Bruder fiel auf mich.«

»Wie haben Sie sich dabei gefühlt?«, will ich wissen.

»Wütend. Aber das habe ich nie gezeigt. Alle waren am Boden zerstört, ich fühlte mich so machtlos, dabei zuzusehen, wie alle Erwachsenen in meinem Leben zusammenbrachen. Ich dachte, *Ich darf nicht wütend sein, ich muss mich um alle kümmern.* Aber ich war es trotzdem. Ich war stinksauer. Es fühlte sich alles so ungerecht an. Ich musste so schnell erwachsen werden. Ich habe erst jetzt gemerkt, wie sehr mich das belastet. Ist das normal? Warum wird mir das erst jetzt klar?«

»Das ist ganz normal, Brianna«, sage ich. »In unserer Kultur sprechen wir nicht gerne darüber, wie verbreitet Traumata sind. Wir glauben oft, dass nur Missbrauchsopfer oder Veteranen Traumata erleiden. Wir lassen den Gedanken, selbst vielleicht traumatisiert zu sein, nicht zu, weil wir Angst haben, dass es keine Heilungsmöglichkeiten gibt. Brianna nickt und bricht erneut in Tränen aus. Unsere Sitzung ist zu Ende.

»Das ist wirklich gut«, sage ich. »Ich glaube, das wird uns helfen, besser zu verstehen, warum Sie trinken. Ich möchte, dass Sie für den Rest der Woche bewusst wahrnehmen, wie Sie über Ihren Vater und das, was passiert ist, denken. Versuchen Sie sich zu erinnern, wie Sie vor dem Tod Ihres Vaters waren und wie Sie sich danach verändert haben. Schauen Sie, ob Sie vielleicht immer noch wütend sind.«

»Okay, kann ich machen.« Brianna steht auf und schließt die Tür hinter sich.

Übung: Holen Sie sich Zettel und Stift und beantworten Sie folgende Fragen.

Bevor Sie loslegen: Wenn Sie wissen, dass Sie ein Trauma erlebt haben oder bei Ihnen eine posttraumatische Belastungsstörung oder eine komplexe posttraumatische Belastungsstörung diagnostiziert wurde, ist es möglicherweise nicht hilfreich, diese Liste allein oder überhaupt durchzugehen. Bitte beachten Sie, dass diese Liste weder vollständig noch dazu gedacht ist, eine wie auch immer geartete Diagnose zu stellen. Die einzige Person, die weiß, ob sie ein Trauma erlitten hat, sind Sie selbst, und Sie sind die einzige Person, die entscheiden kann, ob Sie dieses Wort verwenden wollen.

- Haben Sie schon einmal einen Elternteil, eine Bezugsperson oder eine Ihnen nahestehende Person verloren? Wenn ja, wie war das für Sie? Wie haben Sie darauf reagiert? Hatten Sie das Gefühl, danach ein anderer Mensch zu sein? (so wie bei Brianna?)

- Haben Sie als Heranwachsende erlebt, dass Ihre Bezugspersonen sich trennten, scheiden ließen oder Sie verlassen haben? Wie war diese Erfahrung für Sie?
- Haben Sie körperlichen, sexuellen oder emotionalen Missbrauch erlitten?
- Wurden Sie als Kind Opfer von Mobbing? Wie gingen Sie damit um?
- Sind Sie in einem Elternhaus aufgewachsen, in dem es häusliche Gewalt gab? Haben Sie miterlebt, wie ein geliebter Mensch oder ein Elternteil sexuell, körperlich oder emotional missbraucht wurde?
- Haben Sie Rassismus, Sexismus, Schikane, Homophobie oder Diskriminierung erlebt?
- Leiden Sie an einer Behinderung oder einer chronischen Krankheit oder wurden Sie im Zuge einer medizinischen Behandlung traumatisiert?
- Hatten Sie jemals eine Fehlgeburt oder eine Abtreibung oder sind Sie unfruchtbar?
- Sind Sie in Armut aufgewachsen? Sind Sie abends manchmal hungrig ins Bett gegangen, weil es nicht genug zu essen gab?
- Wurden Sie jemals von einem Arzt oder medizinischem Personal wegen Ihrer Körpergröße oder Ihres Aussehens diskriminiert?

Kapitel 4

Die Schamkultur

Was wir mitten im Kampf nicht brauchen,
ist die Scham dafür, ein Mensch zu sein.
BRENÉ BROWN

»Okay, ich bin ein Wrack und habe meine Aufgabe von letzter Woche total verkackt.« Tara zieht ihre Sandalen aus, lässt sich dramatisch auf meine Couch plumpsen und setzt sich im Schneidersitz hin.

»Haben Sie sie vergessen?«, frage ich.

»Nein, ich habe dran gedacht. Ich bin einfach ein Riesenarschloch zu mir selbst.«

Ich lächle. »Na, das klingt so, als hätte Sie Ihre Aufgabe erledigt. Sie haben es wahrgenommen, und wie es scheint, haben Sie das vorher nicht getan.«

»Oh, ich dachte, ich sollte damit aufhören, und ehrlich gesagt habe ich es einfach aufgegeben, weil ich ein Wrack bin und ich nicht glaube, dass sich das ändern wird.«

»Sie scheinen sich mit dieser Aufgabe wirklich Mühe gegeben zu haben, Tara. Das ist ...« Ich suche nach den richtigen Worten, »erfrischend.«

Tara rollt mit den Augen und schaut mich dann scharf an. »Gewöhnen Sie sich nicht daran.«

»Was war diese Woche anders?«

»Ich weiß nicht, einfach das, worüber wir letzte Woche gesprochen haben. Ich habe gar nicht gemerkt, wie sehr ich mich selbst fertigmache. Das ist scheiße. Und ich schätze, ich habe zum ersten Mal seit einer ganzen Weile darüber nachgedacht, wie es wäre, sich davon frei zu machen.«

»Ah, das klingt, als hätten Sie, wenn ich so sagen darf, Hoffnung empfunden?« erwidere ich neckisch. Tara neigt dazu, abzuschalten, wenn wir zu tiefgründig werden, daher versuche ich, einen Mittelweg zu finden, damit sie sich nicht zu verletzlich fühlt.

»Ja, ja, so ähnlich.«

»Also, die Stimme Ihres inneren Kritikers ... wessen Stimme ist das?«, will ich wissen.

»Ich gebe nicht zu, Stimmen zu hören, Amanda«, meint Tara sarkastisch.

»Ich weiß«, antworte ich. »Ich meine, klingt die Stimme Ihres inneren Kritikers wie jemand, den Sie kennen?«

»Mom.«

Ich gehe vorsichtig vor, da dies ein heikles Thema ist, das wir uns in unseren bisherigen Sitzungen noch nicht genauer angeschaut haben. Ich weiß, dass Tara seit der Scheidung ihrer Eltern vor einem Jahr nicht mehr mit ihrer Mutter gesprochen hat. Allerdings begann sich ihre Beziehung bereits ein Jahr zuvor massiv zu verschlechtern, als Tara sich mit 20 Jahren als homosexuell outete.

»Was sagen Sie zu sich selbst, das wie Mom klingt?«, frage ich.

»Dass ich mich nie bessern werde. Ich bin eine Versagerin, weil ich die Schule abgebrochen habe. Ich bin eine Schlampe. Ich verschwende mein Leben. Ich verschwende das Geld meines Vaters. Es ist sinnlos. Ich sollte aufhören, es zu versuchen, und einfach aufgeben.«

»Wie ist es, ständig diese Gedanken im Kopf zu haben?«

»Es ist wirklich scheiße ... aber ich mache mir keine großen Hoffnungen, dass ich das jemals ändern kann. So denke ich jetzt halt ...« Tara schweift ab. »Ich habe einfach so viel Scheiße gebaut, auf die ich nicht stolz bin, so viele Fehler gemacht. Ich weiß nicht.«

»Das macht Sinn«, erwidere ich und versuche, sie zu beruhigen. »Sich den Fehlern und persönlichen Seiten zu stellen, vor denen man bisher davongelaufen ist, ist eine der größten Hürden, die einer Veränderung im Weg stehen.«

Tara schaltet einen Gang zurück und kehrt zu ihrem sarkastischen Geplänkel zurück. Offenbar haben wir eine Grenze erreicht, und sie will sich nicht weiter von ihrer verletzlichen Seite zeigen. »Na ja, Sie kennen das, lähmende Schuldgefühle und Selbsthass, ein ganz normaler Tag halt.«

Scham verstehen

Eine der wichtigsten Sachen, die ich meinen Klientinnen in der Therapie mitgebe, ist, dass es einen großen Unterschied zwischen den Gefühlen Schuld, Scham, Verlegenheit und Demütigung gibt. Wenn man die Definitionen dieser vier Begriffe im Wörterbuch nachschlägt, gibt es viele verwirrende Überschneidungen. Ich habe eine Definition gefunden, die Scham als »Gefühl der Schuld und Peinlichkeit, das man hat, wenn man selbst oder jemand anderes sich schlecht verhält«[1] definiert. Kein Wunder, dass wir verwirrt sind! Meistens wird der Begriff »Schuld« überstrapaziert, weil der Unterschied zwischen Schuld und Scham nicht verstanden wird.* Ein Beispiel: Tara behauptet, sich ständig schuldig zu fühlen, aber in Wirklichkeit befindet sie sich in einer Schamspirale. Der

* Psychotherapeuten, Ärzte und Forscher haben unterschiedliche Vorstellungen, wie diese Begriffe voneinander abzugrenzen sind. Ich stimme am meisten mit dem Modell überein, das auf der Forschungsarbeit von June-Price Tangney und Ronda L. Dearing basiert. Auch Brené Brown übernahm dieses Modell und bestätigte es durch eigene empirische Studien.

Begriff »Scham« ist im Vergleich zu »Schuld« oft mit intensiveren Gefühlen verbunden, weswegen er zurückhaltender verwendet wird. Lassen Sie uns die Begriffe aufschlüsseln, um die Unterschiede herauszuarbeiten.

Schuld ist ein Gefühl des Unbehagens oder der Reue, nachdem man sich falsch verhalten hat, insbesondere gegenüber einer anderen Person. Wir fühlen uns schuldig, wenn unser Verhalten nicht mit unseren Wert- oder Moralvorstellungen übereinstimmt. Dies ist der entscheidende Unterschied zwischen Schuld und Scham. Schuld ist ein Gefühl, das wir aufgrund unseres Verhaltens empfinden, nicht aufgrund unseres selbst empfundenen Wertes als Mensch. Natürlich können uns auch Schuldgefühle schaden. Am häufigsten geschieht dies, wenn wir Schuldgefühle aufgrund imaginärer Szenarien haben. Wir können uns zum Beispiel wegen eines Szenarios schuldig fühlen, das noch nicht stattgefunden hat oder wahrscheinlich nicht stattfinden wird. Selbst bei der Vorstellung, einem Freund Grenzen zu setzen, können wir Schuld empfinden. Tara erlebt das oft, wenn wir darüber diskutieren, dass sie versuchen könnte, ihrer Mutter Grenzen zu setzen. Es kann auch passieren, dass wir zwanghaft über Fehler aus der Vergangenheit nachgrübeln und alles, was wir gesagt und getan haben, sezieren und hinterfragen (vor allem, wenn wir herausfinden wollen, ob die Person uns mag oder sauer auf uns ist). Dies wird als maladaptive Schuld bezeichnet.

Hat man allerdings mit einem geringen Selbstwertgefühl zu kämpfen und denkt schlecht über sich selbst, kann fast jeder Fehler, der einem unterläuft, zu Scham- statt zu Schuldgefühlen führen. Daher ist es wichtig, die Begriffe klar voneinander abzugrenzen. Zwei Menschen können denselben Fehler machen, doch während sich der eine schuldig fühlt, schämt sich der andere. Obwohl Tara sich selbst als »chaotisch« beschreibt, sieht sie Zeitmanagement als eine ihrer

Stärken. Sie kommt nie zu spät zu unseren Terminen. Wenn sie zu einem Arzttermin zu spät kommt, berichtet sie, sich schuldig zu fühlen, weil sie die Zeit des Arztes verschwendet hat. Aber es macht sie in ihren Augen nicht zu einem schlechten Menschen, und sie schämt sich nicht dafür.

Aus evolutionärer Sicht sind Schuldgefühle hilfreich, da sie uns dazu bringen, Verantwortung für unsere Fehler zu übernehmen, uns zu entschuldigen und unser Verhalten in Zukunft zu ändern. Wenn Sie an Kapitel 2 zurückdenken, sind wir evolutionär dazu veranlagt, mit anderen Menschen zusammenzuarbeiten und zu teilen. Dank dieses reziproken Altruismus sind wir am Leben geblieben und haben uns über Jahrtausende in Stämmen lebend weiterentwickelt. Das hat aber auch dazu geführt, dass wir besonders an Fairness und Moral interessiert sind. Wenn wir kooperierten und mit anderen teilten, war es wichtig, nicht übers Ohr gehauen zu werden. Daher war es wahrscheinlich evolutionär vorteilhaft, zu Schummeleien oder Fehlern zu stehen (als Reaktion auf Schuldgefühle), vor allem, um zu vermeiden, in Verlegenheit gebracht, beschämt oder gedemütigt zu werden.

Das Gefühl der Schuld unterscheidet sich von dem der Scham, das Brené Brown als »das äußerst schmerzhafte Gefühl, zu glauben, dass man fehlerhaft ist, und es daher nicht verdient, geliebt zu werden oder zu anderen zu gehören«[2] beschreibt.

Einfach ausgedrückt sagt Schuld: »Ich habe einen Fehler gemacht«, während Scham sagt: »Ich bin ein Fehler.« Durch Scham internalisieren wir unser Verhalten. Scham führt dazu, dass wir unseren Charakter und unseren Wert als Mensch infrage stellen, während Schuld uns dazu bringt, unser Verhalten infrage zu stellen. Scham beraubt uns der Fähigkeit, uns zu ändern, weil wir fest glauben, »so bin ich nun einmal«. Die Bedeutung dieser Aussage mag nicht wichtig erscheinen, aber glauben Sie mir, sie ist es. Jedes Mal, wenn Tara einen Rückfall hat und sich betrinkt und einen draufmacht, fühlt sie keine Schuld, sondern tiefe Scham. Diese Erfahrung zieht sie als Beweis, sich nicht ändern zu können, heran, da sie »eine Schlampe und ein Wrack« sei, anstatt zu erkennen, dass ihre Handlungen nicht mit dem übereinstimmen, was sie sich wünscht, und daran zu arbeiten, ihr Verhalten in Zukunft zu ändern. Darüber hinaus ist Scham äußerst kräftezehrend, weil sie in der »Angst vor der Trennung« wurzelt. Auf physiologischer Ebene zeigt unser Körper eine heftige Reaktion, da in der Zeit der Jäger und Sammler Trennung von anderen fast immer den sicheren Tod bedeutete.

Auch die Begriffe »Demütigung« und »Verlegenheit« werden gerne miteinander oder mit den Begriffen »Scham« und »Schuld« verwechselt. Verlegenheit ist das Gefühl, nervös oder unsicher angesichts der Frage zu sein, was andere von einem denken. Sie beruht oft auf einem Fehler oder einem Umstand, der nicht von Dauer ist, und ist eine sehr verbreitete Erfahrung, weshalb sie in der Gruppe von Scham, Schuld, Verlegenheit und Demütigung die am wenigsten belastende Emotion ist.[3] Vielleicht haben die ersten paar Male, als Tara sich betrunken hat, sie verlegen gemacht, weil das in unserer Kultur eine weitverbreitete Erfahrung ist, über die wir mit unseren Freunden lachen. Aber jetzt, nachdem sie schon ein paar Jahre trinkt, Freunde verloren und das College abgebrochen hat, macht es sie nicht verlegen, sondern löst Scham in ihr aus.

Demütigung ist ein Zustand, in dem wir schmerzhaft den Verlust von Stolz, Selbstachtung oder Würde erfahren. Oft ist sie damit verbunden, öffentlich gerügt zu werden oder aufgrund eines bestimmten Verhaltens ein Etikett verpasst zu bekommen. Das bedeutet aber nicht zwangsläufig, dass man das, was über einen gesagt wird, auch selbst glaubt. Zwar fühlt sich Tara vielleicht gedemütigt, wenn jemand sie als Junkie bezeichnet, während sie gerade auf Entzug ist, aber sie schämt sich nicht, weil sie weiß, dass sie nicht drogenabhängig ist. Dieses Wort hat keine große Wirkung auf sie. Brené Brown kommt zu dem Ergebnis, dass aus diesem Grund Scham für uns ein destruktiveres Gefühl als Demütigung ist.[4] Demütigung wird zu Scham, wenn wir sie als auf uns zutreffend empfinden und verinnerlichen. Oder wie der Psychiater Donald Kleine erklärt: »Die Menschen glauben, dass sie es verdienen, sich zu schämen; sie glauben nicht, dass sie es verdienen, gedemütigt zu werden.«[5] Je öfter wir jedoch gedemütigt werden, desto geringer ist unser Selbstwertgefühl. Je mehr wir die Person, die uns demütigt, respektieren und bewundern, desto wahrscheinlicher wird unsere Demütigung zu Scham. Diese Gefahr besteht besonders bei Kindern.

Gesellschaftliche Scham

Vielleicht denken Sie jetzt ... okay, ich verstehe, dass Scham nicht hilfreich ist, meine Trinkgewohnheiten zu ändern, aber ist Scham nicht wichtig für das Funktionieren unserer Gesellschaft? Bringt die Angst vor Scham Menschen nicht eher dazu, Regeln und Gesetze zu befolgen und sich sozial akzeptabel zu verhalten? Lassen Sie uns kurz innehalten und definieren, was es bedeutet, einen anderen Menschen zu beschämen: Eine andere Person mit Scham zu erfüllen ist verbunden mit Beschimpfungen, Herabsetzungen, Lächerlichmachen oder Herabwürdigen. Sie zielt auf den Charakter und den Wert der Person und nicht auf ihr Verhalten ab. Besonders im Kontext mit der »Call-out-Culture« in den sozialen Medien sollten Sie verstehen, dass man sich schämen kann, *ohne beschämt zu werden*. Vor allem, wenn man, wie oben erwähnt, generell mit einem geringen Selbstwertgefühl ausgestattet ist. Jemandem zu sagen, dass sein Verhalten schlecht oder schädlich ist, bedeutet nicht, demjenigen zu sagen, ein schlechter Mensch zu sein. Ersteres ist eine Aufforderung, Verantwortung zu übernehmen, zweiteres ist Beschämung.

Zurück zur Frage: Spielt Scham nicht eine wichtige Rolle für die Stabilität der Gesellschaft? Brené Brown kommt in ihrer Forschungsarbeit zu dem Ergebnis, dass das Gegenteil der Fall ist. Sie schreibt: »Scham steht in engem Zusammenhang mit Sucht, Gewalt und Aggression. [...] Forscher finden keinerlei Korrelation zwischen Scham und positiven Ergebnissen – es gibt keine Daten, die belegen, dass Scham ein hilfreicher Kompass für gutes Verhalten ist.« Angesichts dieser Forschungsergebnisse fällt es mir schwer zu glauben, dass es in evolutionärer Hinsicht von Vorteil war, sich zu schämen. Und selbst wenn es so wäre, ist unser Gehirn nicht dafür gemacht, produktive Gespräche mit Menschen zu führen, die wir nicht persönlich kennen, geschweige denn mit Millionen von ihnen (über das Internet). Denken Sie daran: Wir sind so verdrahtet, dass wir maximal mit 150 Menschen eine Verbindung haben können. Dies ist einer der Gründe, warum soziale Medien und das Internet zu einer Polarisierung unter den Menschen führen. Unser Gehirn will Energie sparen, und wenn wir jemanden nicht kennen oder keine Beziehung zu ihm haben, bilden wir uns schnell ein Urteil basierend auf den wenigen Informationen, die wir haben. Dies wird als fundamentaler Attributionsfehler bezeichnet. Ohne Kontext neigen wir dazu, andere zu beschämen und ihnen Schuld zuzuweisen, vor allem, wenn ein Computerbildschirm zwischen uns steht. Um mit dieser intensiven Scham und Angst umzugehen, entladen wir unsere Scham, indem wir andere beschuldigen und auf Rache aus sind, um so wieder stark zu erscheinen.

Während ich dieses Buch im Jahr 2021 schrieb, war ich mir dieser Polarisierung sehr bewusst. Mit der Covid-19-Pandemie, die noch offensichtlicher aufdeckte, wie dringend not-

Gefühl	Definition	Beispiel	Beispiel aus Ihrem Leben
Schuld	Unbehagen oder Bedauern, nachdem man falsch gehandelt hat, besonders gegenüber einer anderen Person	Tara fühlt sich schuldig, weil sie zu einem Arzttermin zu spät kommt. Sie weiß, dass ihr das nicht ähnlich sieht, und nimmt sich vor, zukünftig früher aufzubrechen.	
Maladaptive Schuld	Beinhaltet zwanghaftes Grübeln über einen Fehler oder ein Fehlverhalten	Tara empfindet bei der Vorstellung, ihrer Mutter Grenzen zu setzen, maladaptive Schuld.	
Scham	Gefühl oder Überzeugung, dass man fehlerhaft ist, und es daher nicht verdient, geliebt zu werden oder zu anderen zu gehören	Tara schämt sich, weil sie das College abgebrochen hat, mehrmals auf Entzug war und immer wieder Filmrisse hat. Sie bezeichnet sich selbst als Versagerin.	
Verlegenheit	Nervosität oder Unsicherheit angesichts der Frage, was andere von einem denken	Als Tara sich zum ersten Mal stark betrinkt, ist sie verlegen, weil sie sich blamiert hat. Sie und ihre Freunde scherzen darüber und lassen es auf sich beruhen.	
Demütigung	Schmerzhafter Verlust von Stolz, Selbstachtung oder Würde	Tara wird in der Entzugsklinik von einem Mädchen, das sie nicht mag, »Junkie« genannt. Sie fühlt sich gedemütigt, da sie keine Drogen nimmt, und ist wütend, dass dieses Mädchen sie auf diese Weise herabsetzen will.	

wendig ethnische und systemische Gleichheit ist, wie sehr Politik von Schuldzuweisungen geprägt ist und Nachrichten Ängste schüren, hat die Polarisierung einen neuen Höchststand erreicht. In unserer Kultur herrscht das Gefühl der Mangelhaftigkeit vor, und wir haben im Vergleich mit anderen ständig das Gefühl, nicht genug zu haben und nicht gut genug zu sein. Damit will ich nicht sagen, dass jeder, der heute lebt, ein Trauma hat, aber fast jeder hat mit Stress auf einem extrem hohen Niveau zu kämpfen. Marginalisierte Personengruppen, insbesondere nationale Minderheiten, sind anfälliger für Traumata, da sie eine höhere Wahrscheinlichkeit hatten, an Covid zu erkranken, häufiger geliebte Menschen an Covid gestorben sind, sie vielleicht ihren Arbeitsplatz verloren haben und mehr Angst davor haben, ihrer Grundrechte beraubt zu werden. Frauen, insbesondere Mütter, hatten während der Pandemie eine enorme Last zu schultern. Eine Studie zeigt, dass starker Alkoholkonsum bei Frauen in den USA seit Beginn der Pandemie im März 2020 um 41 Prozent zugenommen hat[6]. Nach Aussage von Dr. Jessica Mellinger, Leberspezialistin an der Universität von Michigan, ist die Zahl alkoholbedingter Lebererkrankungen bei Frauen um 30 Prozent gestiegen.[7] Auch in Deutschland hat der Konsum von Alkohol während der Pandemie zugenommen, besonders dramatisch unter alleinerziehenden Müttern.

Der Zusammenhang zwischen Scham und Traumata

Scham und Trauma sind untrennbar miteinander verbunden. Charakteristisches Kennzeichen eines Traumas ist ein Gefühl der Machtlosigkeit, das, was einem gerade widerfährt, nicht stoppen zu können. Damit das Ganze für unser Gehirn irgendwie Sinn ergibt, keimt sofort Scham auf. Schamgefühle machen sich in uns breit und sagen uns: »Ich bin ein schlechter Mensch, und es ist mein Fehler, dass das passiert ist. Wenn ich dies oder jenes gesagt oder getan hätte, hätte ich es verhindern können. Ich hätte dazu in der Lage sein müssen.« Ich habe noch nie erlebt, dass Menschen mit einem Trauma, insbesondere Frauen, keine Schamgefühle entwickelt und sich nicht selbst die Schuld gegeben hätten. Bessel van der Kolk schließt sich dieser Meinung an. »[...] tief innen werden Traumatisierte oft noch stärker von Scham geplagt, die sie empfinden, weil sie selbst in den fraglichen Situationen Dinge getan oder nicht getan haben. Sie verachten sich, weil sie sich so entsetzt, abhängig, begeistert oder wütend gefühlt haben.«[8] Scham ist die Angst vor Trennung. Wenn Menschen Traumatisches erlebt haben, denken die meisten, dass andere, wenn sie davon erfahren, keine Beziehung mit ihnen haben wollen. Was tun sie also, um zu verhindern, dass das passiert? Sie verstecken ihr Trauma. Sie tun so, als wäre es nicht passiert, sprechen nicht darüber und verurteilen sich selbst für das Erlebte. Und das erzeugt Scham.

Wie Brené Brown in ihrer Forschungsarbeit herausgefunden hat, benötigt Scham drei Zutaten, um zu existieren: Geheimhaltung, Schweigen und Verurteilung.[9] Je mehr wir uns verstecken und nicht darüber sprechen, desto schlimmer können Schamgefühle und die Auswirkungen des Traumas werden. Studien mit Überlebenden von Vergewaltigung zeigen, dass das Verheimlichen des Ereignisses dem Opfer mehr Schaden zufügen kann als der Übergriff selbst.[10] Überlebende von Traumata empfinden es so, wobei sie oft andere traumatisierte Personen anführen, deren Trauma sie als berechtigter erachten als das ihre. So behaupten beispielsweise Frauen, die sexuell missbraucht wurden, häufig, dass sie nicht das Gefühl haben, ein Trauma erlitten zu haben, weil sie nicht vergewaltigt wurden. Menschen, die von einem Familienmitglied emotional oder körperlich missbraucht wurden, sagen oft, dass es nicht so schlimm gewesen sei, weil sie die Person, die sie verletzt hat, kannten und liebten. Wenn Sie sich also für etwas schämen, das Ihnen passiert ist, haben Sie wahrscheinlich ein traumatisches Ereignis erlebt.

Ich verwende oft die Metapher des Regenschirms, um die Verbindung zwischen Scham, Sucht und Trauma zu beschreiben. Trauma ist der Hagel, der auf uns niederprasselt. Wir benutzen einen Regenschirm, um uns vor dem Schmerz zu schützen, den das Trauma auslöst. Der Regenschirm umfasst alle maladaptiven Bewältigungsstrategien, die wir entwickeln, um mit dem Trauma umzugehen. Obwohl es in diesem Buch speziell um Alkoholkonsum geht, ist dieser austauschbar durch andere Betäubungs- und Bewältigungsstrategien, wie z. B. Drogenkonsum, Essstörungen, Perfektionismus, exzessives Sporttreiben, Shopping, emotionale Abhängigkeit und Glücksspiel, um ein paar zu nennen. (Wenn Alkoholkonsum Ihr Problem ist, ist es sehr wahrscheinlich, dass Sie auch auf andere maladaptive Bewältigungsstrategien aus dieser Liste zurückgreifen. Zumindest besteht eine höhere Wahrscheinlichkeit, dass Sie in eine dieser Bewältigungsstrategien verfallen, nachdem Sie Ihre Beziehung zu Alkohol geändert haben. Darauf werden wir in Teil 3 näher eingehen).

Diese Verhaltensweisen sind es auch, die sichtbar an der Oberfläche liegen und daher von anderen als das Problem identifiziert werden, obwohl sie in Wirklichkeit nur Symptome tieferliegender Probleme sind. Ich behaupte oft, dass Scham eine bindende, lähmende Emotion ist, die sich körperlich ähnlich wie der Freeze-Zustand bei einem Trauma äußert. Sie macht es schwer, die anderen vorhandenen Emotionen zu fühlen. Wir verharren in dem Gedanken, dass wir selbst für unsere Probleme verantwortlich sind und anders hätten handeln müssen, um das Trauma zu verhindern. Um zur Wurzel unserer Probleme vorzustoßen, müssen wir unsere Scham überwinden und uns dem darunter liegenden Schmerz stellen.

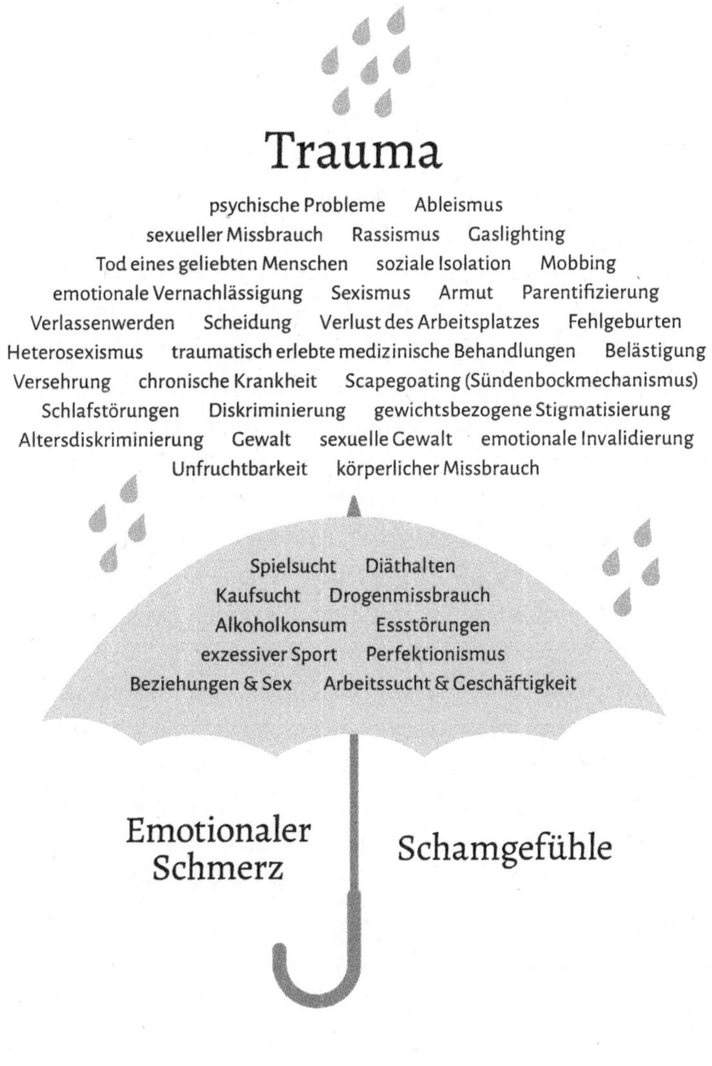

Trauma
psychische Probleme
Ableismus
sexueller Missbrauch
Rassismus
Gaslighting
Tod eines geliebten Menschen
soziale Isolation
Mobbing
emotionale Vernachlässigung
Sexismus
Armut
Parentifizierung
Verlassenwerden
Scheidung
Verlust des Arbeitsplatzes
Fehlgeburten
Heterosexismus
traumatisch erlebte medizinische Behandlungen
Belästigung
Versehrung
chronische Krankheit
Scapegoating (Sündenbockmechanismus)
Schlafstörungen
Diskriminierung
gewichtsbezogene Stigmatisierung
Altersdiskriminierung
Gewalt
sexuelle Gewalt
emotionale Invalidierung
Unfruchtbarkeit
körperlicher Missbrauch
Spielsucht
Diäthalten
Kaufsucht
Drogenmissbrauch
Alkoholkonsum
Essstörungen
exzessiver Sport
Perfektionismus
Beziehungen & Sex
Arbeitssucht & Geschäftigkeit
Emotionaler Schmerz
Schamgefühle

Bei Menschen mit Alkoholkonsumstörung kommt noch hinzu, dass ihr Verhalten zusätzlich zu Schamgefühlen führt, da die Wirkung von Alkohol die Wahrscheinlichkeit erhöht, sich in riskante Situationen zu begeben und/oder Dinge zu tun, die man später bereut. Natürlich hat man in solchen Situationen das Gefühl, selbst daran schuld zu sein, in eine traumatische Situation geraten zu sein. Erschwerend kommt hinzu, dass Alkohol- und Drogenkonsum eng mit Moral verknüpft sind (trotz der positiven Bestrebungen, die Sucht zu entstigmatisieren und sie als Krankheit zu bezeichnen). Deshalb machen nahestehende Personen von Betroffenen diesen oft Vorwürfe und beschämen sie für ihr riskantes Verhalten, weil sie glauben, dass es ihnen beim Aufhören hilft. Das, was ich während meiner Tätigkeit in einer Entzugsklinik Eltern und Lebenspartnern am häufigsten beibringen musste, war, bei geliebten Angehörigen mit einer Substanzgebrauchsstörung nicht länger Schamgefühle auszulösen. Viele Eltern glauben tatsächlich, ihre Kinder dazu bringen zu können, nüchtern zu bleiben, wenn sie sie nur tief genug beschämen. Sie können es kaum glauben, wenn ich ihnen sage, dass ihr geliebtes Kind selbst bereits das Schlimmste von sich denkt. Sie denken, sie würden ihm helfen, aber durch ihre Beschimpfungen gießen sie nur Öl ins Feuer und machen es wahrscheinlicher, dass es wieder Drogen nimmt oder trinkt, um diesem Schmerz zu entkommen.

Selbst wenn es Menschen mit einer Substanzkonsumstörung gelingt aufzuhören, ist es sehr schwer für sie, sich nicht mehr selbst dafür niederzumachen, weil sie anderen und sich selbst großes Leid zugefügt haben. Möglicherweise haben sie das Bedürfnis, sich selbst zu bestrafen, weil sie es nicht besser verdienen. Allerdings halten wir extreme Schamgefühle und Selbstverachtung nur eine gewisse Zeit aus, bis unser Gehirn sich eine Pause verschafft. Oft trinken wir dann mehr oder wenden andere maladaptive Bewältigungsstrategien an, um den Schmerz zu betäuben. Die Ironie besteht darin, dass uns das oft zu eben jenem Verhalten zurückführt, das uns überhaupt erst zum Trinken gebracht hat, wodurch ein Kreislauf der Selbstsabotage entsteht. Damit aufzuhören setzt voraus, uns mit unseren Schamgefühlen auseinanderzusetzen. **Scham ist der Klebstoff, der Selbstsabotage fest in unserem Leben verankert.**

Der Kreislauf der Selbstsabotage

Wie in Kapitel 3 bereits erläutert, ist für die Verarbeitung eines traumatischen Erlebnisses Sicherheit ein entscheidendes Kriterium. Solange wir weder eine sichere Umgebung für uns schaffen noch ein körperliches Gefühl der Sicherheit kultivieren können, ist Heilung nicht möglich. Erreichen wollen wir dies, indem wir versuchen, unsere Umgebung zu kontrollieren. Dies kann auf verschiedene Weise geschehen: durch Hypervigilianz, bei der wir unsere Umgebung ständig nach dem Missbrauchstäter absuchen, indem wir zu bestimmten Tageszeiten das Haus nicht verlassen oder bestimmte Situationen ganz meiden. Eine weitere Möglichkeit ist der Konsum von Alkohol oder anderen Suchtmitteln, um unsere Gefühle zu kontrollieren und uns zu betäuben, um unseren Schmerz nicht fühlen müssen. Eine andere Möglichkeit für unser Gehirn, das Trauma zu verarbeiten und die Erfahrung zu integrieren, ist, sich selbst gegenüber dem Geschehenen zu desensibilisieren. Dies geschieht auf verschiedene Arten: darüber nachdenken, darüber sprechen, davon träumen oder … es zu reinszenieren.* An dieser Stelle kommt Selbstsabotage ins Spiel.

* Vgl. Bessel van der Kolk, *Das Trauma in dir*, S. 56.

Bruce Perry stellte in seinen Studien mit traumatisierten Kindern, insbesondere mit Kindern in Pflegefamilien, fest, dass diese bei ihrer Ankunft in einer neuen Pflegefamilie oft ruhig auftreten, sich aber später selbst sabotieren, indem sie sich aufsässig verhalten. Sie tun dies unbewusst, um für sich selbst Berechenbarkeit zu schaffen. Sie wissen mit Chaos umzugehen, und anstatt zuzulassen, von anderen verlassen zu werden, verhalten sie sich aufsässig, um Kontrolle über das Verlassenwerden zu haben. Erwachsene tun das Gleiche. Haben Sie schon einmal mit jemandem Schluss gemacht, weil Sie befürchteten, die Person könnte später mit Ihnen Schluss machen? Haben Sie sich schon einmal nicht auf ein Vorstellungsgespräch vorbereitet, aus Angst, abgelehnt zu werden? Einen Streit mit jemandem angefangen, um Ihre Gefühle nicht preisgeben zu müssen? Die US-amerikanische Psychotherapeutin Virginia Satir (1916–1988) sagte einmal: »Die meisten Menschen ziehen die Gewissheit des Elends dem Elend der Ungewissheit vor.«

Selbstsabotierendes Verhalten tritt insbesondere nach einem traumatischen Ereignis auf, da es für das Gehirn eine Möglichkeit darstellt, das Geschehene nachzustellen und zu verarbeiten. Weil das charakteristische Merkmal von Traumata darin besteht, keine Macht und Kontrolle über die Situation zu haben, reinszenieren wir die Situation so, dass unser Gehirn das Gefühl hat, sie unter Kontrolle zu haben. Bruce Perry beschreibt, dass Kinder in der Therapie oft buchstäblich nachspielen, was ihnen passiert ist: Wenn sie körperlich misshandelt wurden, spielen sie es nach, und wenn sie beschimpft wurden, wiederholen sie die Worte, um sich (unbewusst) gegenüber ihren Erinnerungen zu desensibilisieren und Toleranz zu schaffen. Ihr Gehirn versuchte durch die Reinszenierung, das Trauma in etwas Vorhersehbares und letztendlich hoffentlich Belangloses zu verwandeln.[11]

Dieses spezifische Phänomen erklärt, warum Menschen, die sexuellen Missbrauch erleben (insbesondere, wenn es sich um Kinder handelt), häufig Hyper- oder Hyposexualität entwickeln, um mit dem Geschehenen fertigzuwerden.[12] Hypersexualität bedeutet, dass das Gehirn das Geschehene noch einmal durchspielt, aber aus einer Position der Macht heraus, während man bei Hyposexualität die Kontrolle wiedererlangt, indem der Auslöser gänzlich vermieden wird. Ich erwähne dies, weil das Phänomen von Promiskuität nach sexuellem Missbrauch bei Frauen mit Substanzkonsumstörungen extrem verbreitet ist. Jede vierte Frau in den Vereinigten Staaten hat mindestens einmal in ihrem Leben Erfahrungen mit sexuellen Übergriffen gemacht. An US-amerikanischen Colleges sind 90 Prozent der Vergewaltigungen und mindestens 50 Prozent der sexuellen Übergriffe auf den Einfluss von Alkohol zurückzuführen.[13]

Trauma führt dazu, dass wir glauben, dass das, was uns passiert ist, unsere Schuld ist, und Scham beraubt uns unserer Fähigkeit, unsere Reaktion auf das Trauma zu ändern. In Anbetracht dieses Zusammenhangs, ist es keine Überraschung, dass viele Menschen, die ein Trauma erleben, nicht glauben, dass sie fähig oder würdig sind, sich zu ändern. Das führt dazu, dass sie sich selbst niedermachen und in einem Teufelskreis der Selbstsabotage gefangen sind, denn wenn das Leben nichts als Rückschläge für einen parat hat, ist es manchmal leichter, selbst für die Rückschläge zu sorgen. Dies mag zwar schmerzhaft sein, aber wenigstens hat man dann Gewissheit, Kontrolle darüber zu haben.

»Moment, Moment. Wollen Sie damit sagen, dass meine Nuttigkeit eine Reaktion auf Scham ist?« Taras Augen drohen ihr gleich aus dem Kopf zu springen, so weit hat sie sie aufgerissen. »Ja!«, bestätige ich. »Genau.«

»Verdammt«, murmelt Tara ungläubig.

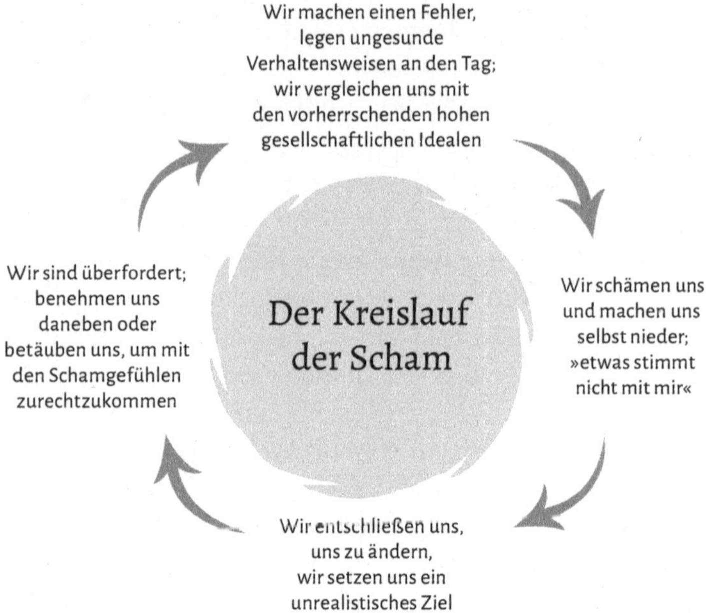
Wir machen einen Fehler, legen ungesunde Verhaltensweisen an den Tag; wir vergleichen uns mit den vorherrschenden hohen gesellschaftlichen Idealen
Wir schämen uns und machen uns selbst nieder; »etwas stimmt nicht mit mir«
Wir entschließen uns, uns zu ändern, wir setzen uns ein unrealistisches Ziel
Wir sind überfordert; benehmen uns daneben oder betäuben uns, um mit den Schamgefühlen zurechtzukommen
Der Kreislauf der Scham

»Und dass Sie sich selbst so niedermachen, ist auch eine Reaktion auf Ihre Schamgefühle«, füge ich hinzu.

»Was meinen Sie damit?«, fragt Tara.

»Nun, wir Menschen können nur ein gewisses Maß an Selbsthass ertragen, bevor wir ausrasten und den Schmerz entweder betäuben oder dagegen rebellieren. Für viele von uns gehört das Trinken oder ein anderes Suchtverhalten zu einem ungesunden Kreislauf aus der Flucht vor unerträglichen Gefühlen und der vermeintlich verdienten Bestrafung.«

Tara schweigt einen Moment, und ich merke, dass sie tief in Gedanken versunken ist. Dann sagt sie: »So habe ich das noch nie gesehen, aber ich bestrafe mich wirklich, indem ich trinke. Es ist, als würde ich Salz in die Wunde streuen. Ich denke, ich verdiene es, einen Kater zu haben.«

»Ja, das macht Sinn. Und je gemeiner Sie zu sich selbst sind, desto tiefer stecken Sie in diesem Kreislauf fest.«

»Ich sollte wohl aufhören, mich selbst fertigzumachen«, stellt Tara fest.

»Das würde ich auch sagen. Aber das ist der Haken an der Geschichte. Sie dürfen sich auch nicht dafür bestrafen, sich selbst zu bestrafen«, sage ich mit einem Augenzwinkern.

»OmG, jetzt hab ich echt genug«, ruft Tara halb im Scherz, aber an ihrem Gesichtsausdruck erkenne ich, dass diese Sitzung ihr wirklich die Augen geöffnet und ihr zu denken gegeben hat.

Als ich erfuhr, dass meine Promiskuität in Wirklichkeit eine Reaktion auf das Trauma meiner Vergewaltigung war, sprengte das diesen Schampanzer, in dem ich gefangen gewesen war. Ich hoffe, dass dies auch bei Ihnen der Fall sein wird. Wir haben in diesem Kapitel viele schwierige Themen behandelt, deshalb lade ich Sie ein, innezuhalten und durchzuatmen. Hören Sie auf Ihren Körper und Ihren Atem. Machen Sie bei Bedarf eine Pause, bevor Sie die nächste Übung machen. Wenn Sie sich nicht sicher sind, ob Sie mit Schamgefühlen zu kämpfen haben, hilft Ihnen vielleicht folgende Liste, einen Zusammenhang zwischen verschiedenen Themen in Ihrem Leben zu erkennen.

Vielleicht haben Sie mit Schuldgefühlen zu kämpfen, weil …

- für Ihre Familie Erfolg wichtig ist und Sie daher glauben, dass Ihre Leistungsfähigkeit Ihren Wert bestimmt.
- Sie in einem Glauben erzogen wurden, in dem Scham eine große Rolle spielt.
- Sie verbal, sexuell, körperlich oder emotional missbraucht wurden.
- Ihre Familie Sie häufig kritisiert, beurteilt oder mit anderen verglichen hat.

- Sie in Ihrer Kindheit vernachlässigt oder gemobbt wurden.
- es in Ihrer Familie Geheimnisse gab oder Ihre Familie Sie dazu angehalten hat, Dinge zu verheimlichen oder zu lügen.
- Sie in einer Umgebung aufgewachsen sind, in der Elternfiguren übermäßig auf Ihr Aussehen oder den Ruf der Familie bedacht waren.

Kapitel 5

Unsere Körper, wir ... und Alkohol

Wir sind in Bezug auf alles, was wir unserem Körper zuführen, alles, was wir mit unserem Körper anstellen, übervorsichtig ... und trinken verdammten Raketentreibstoff.
HOLLY WHITAKER

»Und, wie ist es gelaufen?«, frage ich Andrea. Vor etwa zwei Wochen startete sie das Experiment, dreißig Tage lang keinen Alkohol zu trinken. »Ehrlich gesagt, habe ich es satt«, seufzt sie.

»Okay, was war los?«

»Nun, ich meine, es war nicht wirklich schwer oder so. Es ist ja nicht so, als würde ich nach Alkohol *lechzen*.« Sie malt Anführungszeichen in die Luft, als sie diesen Satz sagt. »Ich habe nur das Gefühl, dass mein Leben langweilig ist. Sie fragten mich ja, ob mein Leben ohne Alkohol besser wäre. Und ehrlich gesagt habe ich das Gefühl, dass das nicht der Fall ist.«

»Verstehe.« Ich halte kurz inne. »Sie sollten bedenken, dass es erst zwei Wochen sind. Es braucht eine gewisse Zeit, bis sich positive Auswirkungen bemerkbar machen. Sie können aber auch jederzeit auf das Experiment verzichten.«

»Sie wissen, dass ich das nicht tun werde; ich gebe nicht einfach auf«, sagt Andrea stolz.

»Ich weiß. Und damit das klar ist, ich würde das nicht als Aufgeben bezeichnen, deshalb habe ›verzichten‹ gesagt«, meine ich lächelnd.

»Verzicht ist nur ein schickes Wort für Aufgeben.«

»Na gut«, sage ich. Erzählen Sie mir, warum Sie das Gefühl haben, dass der Verzicht auf Alkohol Ihr Leben nicht besser gemacht hat.«

»Na ja, ich bin ängstlicher und fühle mich von meinen Kommilitonen abgekoppelt. Ich fühle mich ohnehin schon ein wenig außen vor, weil ich ein bisschen älter und verlobt bin. Und seit meine Mutter Krebs hat, fühle ich mich sowieso manchmal noch viel älter, als ich eigentlich bin. Jetzt, wo ich nicht mehr trinke, fühle ich mich bei unseren Happy Hours so unwohl. Es ist, als hätte ich vergessen, wie man Kontakte knüpft. Ein oder zwei Mal pro Woche auszugehen, war das, was mir geholfen hat, meine ganzen Verpflichtungen auszublenden. Es hat mir geholfen, mich normal zu fühlen. Jetzt gibt es noch einen Grund, warum ich einfach nicht dazugehöre.«

»Verstehe«, sage ich. »Wie ist das, wenn man das Gefühl hat, nicht dazuzugehören?«

»Es ist beschissen. Ich meine, ich bin daran gewöhnt. Ich habe das Gefühl, nicht dazuzugehören, seit ich mit neun Jahren hierhergezogen bin. Ich konnte kaum Englisch. Meine Eltern konnten es natürlich auch nicht. Zum Glück habe ich es schnell gelernt, weil ich diejenige war, die alles für meine Eltern übersetzen und sogar meiner Schwester helfen musste. Ich habe es schneller gelernt, weil ich jünger als meine Schwester bin.«

»Das macht Sinn«, antworte ich.

»Also ja, als Kind war ich die Seltsame mit den Eltern, die kein Englisch sprechen. Ich will nicht die Seltsame sein, die nicht trinkt.«

»Verhielten sich die Leuten Ihnen gegenüber eigenartig, als Sie bei der Happy Hour nicht mit ihnen getrunken haben?«

»Hm, ich fühlte mich unbehaglich, aber nicht wirklich. Aber ich glaube, das lag daran, dass ich mich damit herausreden konnte, am nächsten Morgen früh rauszumüssen, um für den Zehn-Meilen-Lauf zu trainieren, für den ich mich angemeldet hatte. Ich glaube einfach, dass die Menschen schon immer Alkohol trinken. In Maßen ist er gesund, und ich denke, dass der Versuch, mit dem Trinken aufzuhören, mich komischerweise dazu bringt, mehr trinken zu wollen.«

»Das leuchtet mir ein«, sage ich. »Das kann bei einem Experiment wie diesem vorkommen. Aber ich möchte mit einigen Mythen über Alkohol aufräumen ...«

Die Anfänge des Alkoholkonsums

Obwohl Alkohol überall auf der Welt konsumiert wird, ist es hilfreich, seine Ursprünge zu verstehen und zu wissen, wie es dazu kam. Nur weil etwas weitverbreitet ist, bedeutet das nicht immer, dass es gesund oder positiv für die Gesellschaft ist. Wie wir in den letzten beiden Kapiteln gesehen haben, passt vieles, was die moderne Gesellschaft als normal ansieht, nicht zu unserer evolutionären Verdrahtung. Wie sieht es mit Alkohol aus?

Werfen wir einen Blick zurück in die Zeit der Jäger und Sammler. Wann hat der Mensch begonnen, Alkohol zu trinken? Man nimmt an, dass unsere Vorfahren Alkohol zunächst in Form von verrottendem Obst zu sich nahmen. Wenn die Früchte einen ausreichend hohen Zuckergehalt aufweisen und Wildhefe vorhanden ist, finden Gärungsprozesse statt, bei denen Ethanol mit einem Gehalt von bis zu fünf Prozent entsteht (das entspricht dem durchschnittlichen Alkoholgehalt eines heutigen Biers). Die frühesten Spuren eines alkoholischen Getränks (eine Art Wein aus Reis und Honig) lassen sich bis nach China um 7000–5600 v. Chr. zurückverfolgen.[1]

Als die Menschen begannen, Land zu besiedeln und Ackerbau zu betreiben, waren sie in der Lage, Getreide zu ernten, und entdeckten schließlich, wie man Wein und Bier herstellt. Man geht davon aus, dass diese ursprünglich nur bei feierlichen oder religiösen Anlässen getrunken wurden. Im 16. Jahrhundert aber empfahlen die meisten europäischen Ärzte aufgrund des verbreiteten Problems verschmutzten Trinkwassers, Bier und Wein anstelle von Wasser zu trinken.[2] Wenig später änderte sich das Alkoholkonsumverhalten der Menschen mit der Erfindung und Massenherstellung von Spirituosen dramatisch. Bald keimte die Vermutung auf, dass Trunkenheit zu einem Anstieg der Kriminalitätsraten und Unruhen führte, weswegen zahlreiche Länder den Alkoholkonsum ihrer Bürger durch Besteuerung einzudämmen versuchten. Die meisten religiösen Führer sprachen sich ausdrücklich gegen den Konsum von Spirituosen aus, was 1820 zur Abstinenzbewegung führte. Der größte Erfolg der Bewegung war 1919 die Ratifizierung des 18. Zusatzartikels zur Verfassung der Vereinigten Staaten, mit der eine als Prohibition bekannte Periode begann. 1935, zwei Jahre nach dem Ende der Prohibition, wurden die Anonymen Alkoholiker gegründet.

Aufklärung zum Thema Alkohol, die Sie in der Schule nicht bekamen

Ich könnte ein ganzes Kapitel über die Auswirkungen von Alkohol auf Körper und Seele schreiben, und es gibt zahlreiche Bücher zu diesem Thema. Es scheint, dass wir von jeder Studie erfahren, die auf Probleme mit bestimmten Lebensmitteln, die wir essen, hinweisen, aber was Alkohol mit unserem Körper anstellt, erfahren wir nicht. Wie Holly Whitaker betont, hat Alkohol die gleiche chemische Zusammensetzung wie Raketentreibstoff.[3] Viele Menschen halten ihn für ein Naturprodukt, weil er aus Obst oder Weizen (Wein oder Bier) gewonnen wird. Das trifft auf einige Alkoholarten zu. Es gilt aber zu bedenken, dass unser Körper Alkohol als Gift betrachtet. Und dass es viele »natürliche« Stoffe gibt, die für den Menschen giftig sind.

Entgegen der landläufigen Meinung wirkt sich bereits eine geringe Menge Alkohol auf den Körper aus. Im Jahr 2020 bestätigte eine weltweite Studie, dass es bei Alkoholkonsum keine gesundheitlich unbedenkliche Menge gibt.[4] Ich bin mir allerdings nicht sicher, ob diese Information in den Massenmedien angekommen ist. Wir wissen zwar viel über die Auswirkungen von starkem Alkoholkonsum auf unseren Körper, wie Lebererkrankungen und Krebs. Aber über die kurzfristigen Auswirkungen hört man wenig. Lassen Sie uns das aufschlüsseln.

In der Sekunde, in der Alkohol aufgenommen wird, versucht der Körper, ihn so schnell wie möglich wieder loszuwerden. Zu diesem Zweck unterbricht Ihr Verdauungssystem die regulären Verdauungsprozesse, um mit der Verstoffwechselung von Alkohol zu beginnen. Im Wesentlichen wird die Verstoffwechselung des Alkohols beschleunigt, damit er in der Leber abgebaut werden kann. Wie Sie sich vorstellen können, stört dies die Verdauung und die Fähigkeit Ihres Körpers, Nährstoffe aus der Nahrung zu gewinnen. Aus diesem Grund wird Alkoholkonsum mit Blähungen, Verstopfung, Durchfall, dünnem Stuhl, Krämpfen und Kopfschmerzen in Verbindung gebracht.[5] Darüber hinaus kommt es auch zu Verdauungsstörungen, wenn Alkohol die guten Bakterien im Darm zerstört, wodurch es zum Wachstum ungesunder Bakterien kommt und das Verhältnis zwischen guten und schlechten Bakterien durcheinandergebracht wird (ein Zustand, der Dysbiose genannt wird). Das ist wichtig, weil die Darmbakterien Neurochemikalien produzieren, die das Gehirn zur Herstellung von Serotonin und anderen Neurotransmittern verwendet. Wissenschaftler berichten sogar, dass Darmbakterien für die Produktion von über 95 Prozent des Serotonins im Gehirn verantwortlich sind.[6] Alkohol bringt auch unseren Blutzuckerhaushalt durcheinander, da die Leber ihre Aufgabe, Glukose und andere Hormone zu produzieren, die unseren Blutzuckerspiegel regulieren, einstellen muss. Wenn Sie außerdem die Angewohnheit haben, nicht viel zu essen, während Sie trinken, ist die Wahrscheinlichkeit noch größer, dass Sie unter einem niedrigen Blutzuckerspiegel leiden.[7] Mit der Zeit können starke Trinker eine Hypoglykämie entwickeln.

Wenn Sie Alkohol schneller trinken, als Ihr Körper ihn abbauen und verstoffwechseln kann, führt dies zu weiteren Problemen wie kaputten Kapillaren und Krebserkrankungen. Das liegt daran, dass Ihr Körper Ethanol nicht abbauen kann und es daher in Acetaldehyd umwandelt, eine hochgiftige Substanz, die Zellgewebe zerstört, bevor sie abgebaut wird.[8] Die Weltgesundheitsorganisation stuft Acetaldehyd als Humankarzinogen der Kategorie 1 ein.[9] Da Acetaldehyd hochgiftig ist, will Ihr Körper es nicht speichern. Die Alternative ist, es durch Oxidation freizusetzen. Dazu müssen sich die Blutgefäße erweitern, wodurch Kapillaren platzen können. Oxidation ist der Grund, warum sich Alkohol über den Atem und Schweißgeruch bemerkbar machen kann. Manchmal ist der Körper nicht in der Lage, Acetaldehyd schnell genug durch Oxidation loszuwerden, sodass es im Körper verbleibt.

Es wurde ein Zusammenhang zwischen Alkoholkonsum und Krebs (insbesondere im Darm und in der Speiseröhre), Schlaganfällen und Alzheimer hergestellt.[10] Eine besonders starke Korrelation gibt es zwischen Brustkrebs und Alkoholkonsum. Eine Studie, die über einen Zeitraum von vier Jahren lief, ergab, dass das Brustkrebsrisiko von Frauen um 15 Prozent steigt, wenn sie drei alkoholische Getränke pro Woche trinken. Mit jedem weiteren Getränk steigt es um weitere zehn Prozent.[11]

Viele Menschen verwenden Alkohol als Einschlafhilfe, aber

die Wahrheit ist, dass schon eine Portion Alkohol den Schlaf völlig stört. Auch wenn es so aussieht, als würde man dadurch schneller einschlafen, betont Schlafexperte Matthew Walker: »Alkohol betäubt Sie so stark, dass Sie nicht mehr wach sind, ruft jedoch keinen natürlichen Schlaf hervor. Die elektrischen Hirnwellen, die sich bei Alkoholkonsum einstellen, stimmen nicht mit der Hirnaktivität natürlich schlafender Menschen überein, sondern ähneln einer leichten Form der Betäubung.«[12] Man schläft also nicht wirklich schneller ein, sondern ist lediglich sediert. Laut Walker gibt es zwei Gründe, warum alkoholinduzierter Schlaf nicht erholsam ist. Erstens unterbricht oder »fragmentiert« er den Schlaf, was jedoch oft so subtil passiert, dass der Betroffene es nicht bemerkt. Zweitens verhindert Alkohol, dass der Körper in den erholsamsten und wichtigsten Schlaftyp, den REM-Schlaf, eintritt. Der REM-Schlaf ist für das Lernen von entscheidender Bedeutung, da in dieser Phase des Schlafzyklus das Gehirn Erinnerungen aus dem Kurzzeitgedächtnis in das Langzeitgedächtnis überträgt. Und wie Sie wissen, dauert es einige Tage, bis der Körper den Alkohol vollständig abgebaut hat. Daher kann der Schlaf auch noch einen Tag nach dem Alkoholkonsum gestört sein. Wegen der enormen Auswirkungen auf den Schlaf[13] gibt es keine Alkoholmenge, die gesundheitsförderlich ist, obwohl die Auswirkungen auf Körper und Seele natürlich von der Trinkmenge abhängen.

Wie sich Alkohol auf Ihre psychische Gesundheit auswirkt

Lassen Sie uns nun darüber sprechen, wie Alkohol Ihre psychische Gesundheit beeinflusst. Laut einer aktuellen Studie gibt es bei Alkohol keine gesundheitlich unbedenkliche Menge, die dem Hirn nicht schadet. Forscher untersuchten die Gehirne von mehr als 25 000 Teilnehmern und fanden heraus, dass Alkohol im Laufe der Zeit zu einer Verringerung der grauen Substanz um bis zu 0,8 Prozent führen kann.[14] Die graue Substanz ist von entscheidender Bedeutung für Gedächtnis, Muskelkontrolle, Gefühlsregulation und Sinneswahrnehmung. Auch wenn 0,8 Prozent scheinbar ein unbedeutend kleiner Wert sind, so ist es doch das Vierfache dessen, was Rauchen dem Gehirn antut. Die leitende Forscherin der Studie, Anya Topiwala, sagt: »Es gibt keinen Schwellenwert für schädlichen Alkoholkonsum – jeder Tropfen Alkohol mehr macht es schlimmer. So ziemlich das gesamte Gehirn scheint betroffen zu sein – und nicht nur bestimmte Bereiche, wie bisher angenommen.«[15]

Alkohol ist eine biogene pflanzliche Droge, und wie jede Droge stimuliert sie die Lustrezeptoren im Gehirn. Da es sich um einen künstlichen induzierten Rausch handelt und das Gehirn die Homöostase, das Gleichgewicht der physiologischen Körperfunktionen, aufrechterhalten will, produziert es chemische Stoffe wie Dynorphin, um die Intensität der Empfindung allmählich zu verringern.[16] Dies wird als Toleranz (Gewöhnung) bezeichnet und ist der Grund dafür, dass man mit der Zeit mehr Alkohol trinken muss, um die gleiche Wirkung zu erleben. Durch diese chemische Reaktion aber verringert sich auch die Fähigkeit einer Person, Freude an Vergnügungen zu finden, die nichts mit Alkohol- oder Drogenkonsum zu tun haben.[17] Daher wirkt sich der Alkoholkonsum de facto negativ auf die psychische Gesundheit aus, da er das Leben und alltägliche Momente, die als Schlüssel zu einem erfüllten Leben gelten, weniger vergnüglich macht.

Obwohl Alkohol ein Beruhigungsmittel ist, ist es wichtig, im Hinterkopf zu behalten, dass der Körper immer versucht, Homöostase zu erreichen. Wenn Sie also Alkohol zur Beruhigung zu sich nehmen, schüttet Ihr Körper Cortisol und Adrenalin (das oft mit Angst assoziiert wird) aus, um den Auswirkungen des Alkohols entgegenzuwirken und Ihren Körper wieder ins Gleichgewicht zu bringen. Die auf Sucht spezialisierte Neurowissenschaftlerin Judith Grisel erklärt: »Der Zustand des Entzugs und des Verlangens nach einer Droge ist immer genau entgegengesetzt zur Wirkung der Droge. Wenn eine Droge entspannend wirkt, werden Entzug und Verlangen als Angst oder Anspannung empfunden.«[18] Ihr Körper ist auf Entzug, auch wenn Sie körperlich nicht von der Droge anhängig sind. Der Begriff meint lediglich den Entgiftungsprozess, bei dem Ihr Körper das loswird, was ihm zugeführt wurde, um in die Homöostase zurückzukehren. Wenn Sie mit Ängsten zu kämpfen haben oder Alkohol als Mittel zum Stressabbau verwenden, werden Sie am nächsten Tag noch mehr Stress und Ängste haben als zu Beginn. Trinken lindert Ihre Angst nicht, er betäubt Sie, und am nächsten Tag haben Sie die gleichen Sorgen und noch mehr Angst wegen der Hormone, die Ihr Körper produziert, um den konsumierten Alkohol zu entgiften. Ganz zu schweigen von der Tatsache, dass es wirklich schwierig ist, sich um seine psychische Gesundheit zu kümmern und sein Selbstwertgefühl zu stärken, wenn man beim Trinken öfters auf eine Weise handelt, die nicht mit den eigenen Werten übereinstimmt.

Kosten und Nutzen

»Wie kann es sein, dass ich nichts über diese negativen Auswirkungen von Alkohol gelernt habe? Warum wird das nicht im Medizinstudium behandelt?«, fragt Andrea, nachdem ich ihr einige Informationen über Alkohol und dessen Auswirkungen auf ihren Schlaf (sie leidet unter Schlaflosigkeit) und ihre Angstzustände gegeben habe.

»Es wird wirklich nicht genug darüber gesprochen«, antworte ich. »Fühlen Sie sich anders, nachdem Sie davon erfahren haben?«

»Na ja, ich bin immer noch nicht begeistert von der Idee, nicht zu trinken. Und ich verspreche auch nichts, aber ich fühle mich etwas besser, was diese dreißigtägige Auszeit angeht. Zumindest interessiert es mich, wie sie sich auf meinen Schlaf auswirkt.«

»Das ist großartig, Andrea. Ich habe noch eine Aufgabe für Sie. Ich denke, dass sie Ihnen dabei helfen könnte.« Andrea schnappt sich ihr Therapieheft und sieht zu mir auf. »Ich hätte gerne, dass Sie eine Kosten-Nutzen-Analyse der Abstinenz erstellen.«

»Meinen Sie so etwas wie eine Pro-und-Kontra-Liste?«

»So in der Art, aber nicht ganz. Pro und Kontra impliziert Gutes auf der einen und Schlechtes auf der anderen Seite. Stattdessen möchte ich, dass Sie darüber nachdenken, dass alles, was wir tun, einen Nutzen hat, also dass wir etwas bekommen, aber dass es auch etwas kostet. Das sind die Dinge, die wir dadurch verlieren.

Selbst Dinge, die wir gerne tun, kosten uns möglicherweise Geld, aber wir haben Spaß daran, also sind sie es vielleicht wert«, erkläre ich.

»Okay«, sagt Andrea, »wir sehen uns nächste Woche.«

Mit Blick auf die Evolution ist alles, was wir tun, ein Abwägen von Kosten und Nutzen. Das Sammeln von Nahrung kostete uns zwar weniger Energie als die Jagd und war weniger riskant, aber der Nutzen, erfolgreich einen Bären zu jagen, war das Risiko wert. Wenn wir damit kämpfen, alte Gewohnheiten zu ändern, liegt das oft daran, dass wir nicht erkennen, welchen Nutzen wir daraus ziehen, *nichts* zu verändern. Vielleicht sind Sie beispielsweise in Ihrem derzeitigen Job unglücklich und wollen einen neuen, haben sich aber bisher nicht dazu durchringen können, sich zu bewerben. Wahrscheinlich gibt es einen versteckten Nutzen, sich nicht zu bewerben und zu bleiben, wo Sie sind. Vielleicht ist es einfacher und kostet weniger Energie, im derzeitigen Job zu bleiben, selbst wenn Sie unzufrieden damit sind. Unter Umständen schützen Sie sich auch vor der Möglichkeit, abgelehnt zu werden und keine neue Stelle zu finden. Es kann sein, dass es Ihnen einfacher erscheint, sich nicht zu bewerben, statt eventuell zu scheitern.

Nachdem Sie in diesem Kapitel alles über die Auswirkungen von Alkohol auf Ihren Körper gelernt haben, erstellen Sie eine Liste, welche Nutzen und Kosten es für Sie hat, wenn Sie trinken und wenn Sie nicht trinken. Es ist wichtig zu wissen, dass man mehrere Möglichkeiten hat, wenn man vor einer schwierigen Entscheidung steht. Man kann versuchen, sich zu ändern (mit dem Trinken aufhören oder eine Pause einlegen), man kann den Status quo beibehalten (also weiter trinken) oder im Moment keine Entscheidung treffen. Sie haben jedes Recht darauf, sich auch für die dritte Option zu entscheiden. Zwischen den Stühlen zu sitzen ist ein völlig nachvollziehbarer Zustand, und ich denke, es ist wichtig anzuerkennen, dass auch das eine Entscheidung ist. Ich bin kein Fan davon, sich zu einer Entscheidung zu zwingen. Es besteht keine Eile. Wenn Sie sich wirklich nicht sicher sind, ist das kein Problem. Gleichzeitig ist es aber wichtig, sich einzugestehen, dass es ziemlich unangenehm sein kann, zwischen den Stühlen zu sitzen. Die folgende Übung, in der Sie eine Liste anfertigen, hilft Ihnen vielleicht dabei, Ihre Unentschlossenheit zu überwinden und eine Entscheidung zu treffen, bevor wir zu Teil 2 dieses Buchs übergehen.

Mit dem Trinken weitermachen

Kosten	Nutzen
–	–
–	–
–	–
–	–
–	–
–	–
–	–
–	–
–	–
–	–
–	–
–	–
–	–
–	–
–	–
–	–
–	–
–	–
–	–

Mit dem Trinken aufhören

Kosten	Nutzen
–	–
–	–
–	–
–	–
–	–
–	–
–	–
–	–
–	–
–	–
–	–
–	–
–	–
–	–
–	–
–	–
–	–
–	–
–	–

Teil 2

Rüstzeug für eine gesunde Beziehung zu Alkohol

Kapitel 6

Reparenting – sich selbst neubeeltern

Eine Frau wird zu einer verantwortungsvollen Mutter, wenn sie aufhört, eine folgsame Tochter zu sein.
GLENNON DOYLE

»Reparenting«? Andrea schaut mich entgeistert an. »Ich verstehe nicht, was Sie meinen.«

»Wir müssen diesen Begriff nicht verwenden«, sage ich, »aber eines der wichtigsten Dinge, die wir in der Therapie tun können, ist, ehrlich einzuschätzen, welche Fähigkeiten und Ideen unsere Eltern uns zu den Themen Problembewältigung und Erwachsenwerden vermittelt haben, und auch, wo wir vielleicht Lücken haben.« Ich mache eine Pause. »Oft füllen Menschen Lücken mit Bewältigungsmethoden wie Alkoholkonsum oder anderen ungesunden Verhaltensmustern.«

»Verstehe. Aber ich habe einfach nicht das Gefühl, dass das auf mich zutrifft. Meine Eltern waren sehr engagiert – zu engagiert. Sie waren eher Über-Eltern.«

Ich lächle. »Und wie war das?«

»Nun ja, ich denke, intensiv trifft es wohl am besten. Meine Mutter war streng, mein Vater war streng. Es lastete großer Druck auf mir. Ich musste perfekt sein und beweisen, dass ich ein Recht darauf hatte, hier zu sein und das amerikanische Bildungssystem voll und ganz zu nutzen.«

»Können Sie mir ein Beispiel nennen?«

»Sie sagten immer, wie viel Glück ich habe, in Amerika zur

Schule gehen zu können. Dass es eine unglaubliche Chance sei. Selbst im Vergleich zu meiner Schwester habe ich angeblich das große Los gezogen, weil ich bei unserer Einwanderung jünger war, sodass ich mich mit Englisch leichter tat als alle anderen in der Familie. Wenn ich einmal keine Eins bekam, taten meine Eltern so, als würde ich das große Opfer, das sie gebracht hatten, indem sie alles aufgaben, um nach Amerika zu ziehen, einfach wegwerfen. Ich habe das Gefühl, dass ich immer versuche, sie stolz zu machen.«

»Glauben Sie nicht, dass sie stolz auf Sie sind?«

»Ich meine, ich glaube, sie sind es, aber ich habe das Gefühl, es ist nie genug. Ich studiere Medizin, ja, super, aber ich habe noch einen weiten Weg vor mir.«

»Hm«, sage ich, »das klingt, als hätten Sie mit einem gewissen Perfektionismus zu kämpfen.«

»Oh ja. Das lag nicht nur an den Noten. In der Highschool wurde ich auch ziemlich abergläubisch. Ich hatte das Gefühl, wenn ich nur perfekt genug war, würde alles gut werden. Ich erinnere mich, als ich eines Tages in der Mittelstufe den Bus verpasst habe und meine Mutter später an diesem Tag ihren Job verlor. Ich hatte das Gefühl, dass es meine Schuld war. Danach war ich wie besessen davon, perfekt zu sein. Meine Eltern hatten hohe Erwartungen an mich. Sie betonten ständig, wie viel Glück wir hatten, in Amerika aufzuwachsen. Von mir wurde erwartet, dass ich im Haushalt helfe, Klassenbeste und die Star-Leichtathletin bin. Ich glaube, weil ihr Englisch nicht so gut war, haben sie sich sehr auf konkrete Dinge konzentriert – Zeugnisse, Platzierungen bei Leichtathletikwettkämpfen –, so konnten sie sich vergewissern, dass ich mich gut schlug. Aber ich denke, das war richtig so, weil ich eine wirklich gute Arbeitsmoral habe. Ich glaube nicht, dass ich da wäre, wo ich jetzt bin, wenn meine Eltern mir das nicht eingetrichtert hätten.«

»Ich denke, Sie haben so auf jeden Fall gelernt, hart zu

arbeiten. Aber ich frage mich, was Sie außerdem durch die Reaktionen Ihrer Eltern gelernt haben, wenn Sie nicht gut abschnitten oder ihre Erwartungen nicht erfüllten. Wir lernen viel von unseren Eltern, nicht nur durch das, was sie sagen, sondern auch, was sie nicht sagen und wie sie reagieren, wenn wir ihre Erwartungen nicht erfüllen.«

»Nun, meine Eltern waren sehr religiös ... katholisch. Es wurde viel über Sünde gesprochen und darüber, dass Gott immer zusieht. Wenn ich eine schlechte Note kassierte oder mich mit meiner Schwester stritt, war es ein großes Thema, dass Gott enttäuscht war. Meine Eltern waren auch sehr besorgt um meinen Ruf. Ich ging dank einem Stipendium auf eine Privatschule, und meine Mutter machte sich immer Gedanken, dass die Leute denken könnten, ich sei nur aufgenommen worden, weil ich Peruanerin bin. Ich weiß, dass meine Eltern mit fremdenfeindlichen Reaktionen konfrontiert wurden, Ausländer würden den Einheimischen die Arbeitsplätze wegnehmen und so. Meine Eltern waren sich dessen also sehr bewusst und sagten immer, ich müsse doppelt so gut sein, um mich zu beweisen.«

»Wie fühlte sich das an?«, fragte ich.

»Na ja, ich konnte mich beweisen. Ich habe hart gearbeitet und die Highschool als Klassenbeste abgeschlossen. Ich bekam ein Vollstipendium für die UVA. Für eine Weile fühlte es sich gut an. Meine Eltern waren stolz auf mich. Das weiß ich ... Aber als ich auf dem College ins Ausland ging, war es, als ob sich ein Hebel in mir umlegte.« Andrea schüttelt den Kopf.

»Was meinen Sie?«

»Als ich nach Italien ging, fühlte ich mich das erste Mal frei von ihnen. Nicht, dass ich frei sein oder nicht mehr mit ihnen reden wollte ...«, stammelt Andrea, »das klingt mies. Ich meine nur, dass ich mich frei gefühlt habe. Ich konnte sein, wer ich sein wollte, und niemand dort kannte meine Eltern.«

»Wie sah es mit dem Trinken aus, als Sie im Ausland waren?«

»Es war das erste Mal, dass es okay war, zu trinken. Es hat Spaß gemacht, mit meinen Freunden Wein zu trinken, vor allem in Restaurants. Die Schule war ein Witz, und es war das erste Mal, dass meine Eltern überhaupt nicht über meine Noten Bescheid wussten. Das war so befreiend. Am Wochenende gingen wir in Clubs oder Bars und schauten uns andere Städte an. Wir kamen alle aus dem Ausland, sodass uns allen die Kultur fremd war. Alle mussten sich irgendwie durch Italienisch lavieren und sich in Rom zurechtfinden. Ironischerweise hatte ich in der Fremde ein stärkeres Zugehörigkeitsgefühl als jemals zuvor. Manchmal fühlt es sich immer noch wie ein Traum an … als wäre es nicht mein wirkliches Leben gewesen.«

»Es muss schwer gewesen sein, sich nach Ihrer Rückkehr wieder einzufinden.«

»Ja, es war definitiv schwer, sich daran zu gewöhnen, wieder weniger Freiheit zu haben. Ich hatte manchmal das Gefühl, keine Luft zu bekommen. Ich trank nach meiner Rückkehr definitiv mehr. Nicht unbedingt dann, wenn ich ausging. Aber ich war inzwischen einundzwanzig und war es seit Italien gewöhnt, Alkohol für mich selbst kaufen zu können. Immer, wenn ich nach meiner Rückkehr das Gefühl hatte, keine Luft mehr zu bekommen, war es schön, das Ganze mit ein paar Drinks ein bisschen abzumildern.«

»Ständig perfekt sein zu müssen, klingt anstrengend. Da ist es nur verständlich, dass Sie sich ein bisschen Linderung verschaffen wollten.«

»Ja, na ja, komischerweise war es am Anfang leicht, perfekt zu sein. Ich wusste genau, wie ich es anstellen musste, um das Lob meiner Eltern einzuheimsen. Ich erinnere mich noch daran, wie einfach es mir erschien. Sag einfach Ja und tu, was sie sagen, ob du damit einverstanden bist oder nicht. Ich weiß noch, wie erbittert meine Schwester kämpfte und stritt, während ich einfach Ja sagte. Ich hatte das Gefühl, ein Geheimnis entdeckt zu haben. Sag Ja, und jeder mag dich. Aber dann, auf dem College, als das Leben komplizierter wurde, fiel es mir zunehmend schwer, alles unter Kontrolle zu haben.« Andrea reibt sich die Schläfen.

»Warum, denken Sie, war es so wichtig für Sie, Konflikte zu vermeiden?«

»Ich weiß nicht, ich hasse sie einfach, das war schon immer so.«

»Bevor Sie dazu übergingen, so beherrscht zu sein und stets Ja zu sagen, wissen Sie noch, wie Ihre Eltern reagierten, wenn Sie Nein sagten oder nicht ihrer Meinung waren?«

»Ich war noch ziemlich jung, als ich gelernt habe, zu allem Ja zu sagen, etwa in der Middle School. Aber eigentlich war es schon in der ersten Klasse ...«, Andrea verstummt. »Das ist wahrscheinlich bescheuert«, meint sie.

»Vielleicht«, sage ich. »Aber diese kleinen Momente offenbaren oft auch, wie wir gelernt haben, mit Herausforderungen umzugehen. Natürlich schauen die Herausforderungen eines Erstklässlers anders aus als die eines Erwachsenen, aber wahrscheinlich war dieses Problem für Sie damals von Bedeutung, und das heißt, dass es wichtig ist.«

»Okay, verstehe«, sagt Andrea. »Wie auch immer, ich war in der ersten Klasse, und meine Mutter ließ mich nicht das Outfit tragen, das ich mir für den ersten Schultag ausgesucht hatte. Im Rückblick vermute ich, dass sie nicht wollte, dass ich Aufmerksamkeit auf mich lenke. Bescheidenheit war in ihrem Glauben sehr wichtig. Bloß keine Aufmerksamkeit erregen. Ich war so sauer. Ich wollte wenigstens dieses lila Glitzerstirnband tragen, aber sie sagte Nein, ›*porque yo lo digo* ... weil ich es sage.‹ Das sagte sie immer.«

Ich nicke. Andrea fährt fort: »Ich habe das Stirnband heimlich in meinen Rucksack gesteckt und es angezogen, als ich dort ankam. Als ich nach Hause kam, vergaß ich, es wieder abzunehmen, und sie riss es mir vom Kopf. Sie war so wütend auf mich. Ich weiß noch, wie sie sagte, ›Nie mehr wirst du mich in der Öffentlichkeit so respektlos behandeln‹. Respekt vor Älteren wird in der peruanischen Kultur großgeschrieben.«

»Wie hat sich das auf Sie ausgewirkt?«

»Na ja, ich habe nie wieder darauf bestanden, meine Kleidung selbst auszusuchen, wenn Sie das meinen. Aber ich wurde auch zur absoluten Streberin. Und je mehr meine Lehrerin Mrs. Garrison mich lobte, desto mehr lobte mich auch meine Mutter.

»Das klingt, als wäre Ihnen die Anerkennung Ihrer Mutter sehr wichtig gewesen.«

Andrea verstummt einen Moment lang. »Ja. Ich habe das Gefühl, dass ich manchmal immer noch Angst vor ihr habe, ... dass ich Angst habe, sie zu enttäuschen.«

»Erlauben Sie mir eine Frage«, sage ich, »lebten Ihnen Ihre Eltern vor, wie man gut mit Konflikten umgeht?«

»Gott, nein. In meiner Kindheit war zu Hause alles sehr verdruckst. Meine Eltern zeigten ihre Gefühle nicht wirklich. Meine Mutter sagte immer, *›las emociones se sienten, no se ven‹*, was bedeutet, dass Gefühle gefühlt, aber nicht gezeigt werden sollten. Manchmal habe ich sie in ihrem Zimmer weinen hören, aber sie weinte nie offen vor mir. Ich habe meine Eltern nie streiten sehen, aber ich weiß, dass es oft Spannungen zwischen ihnen gab. Ich denke, das ist gut ... Ich weiß, dass es nicht gut für einen ist, wenn in der Kindheit zu Hause gestritten wird.«

»Das ist wahr. Es kann sich negativ auf Kinder auswirken, wenn sich ihre Eltern ständig destruktiv streiten. Allerdings klingt es so, als würden Ihre Eltern vieles unter den Teppich kehren, was sich auch negativ auswirken kann«, sage ich vorsichtig.

»Ja, das ist wahr«, stimmt Andrea mir nachdenklich zu.

»Was denken Sie, haben Sie von Ihren Eltern über Gefühle gelernt?«

Andrea schüttelt den Kopf. »Ich weiß nicht. Ehrlich gesagt waren Gefühle nichts, worüber wirklich gesprochen wurde. Ich weiß noch, wie eine meiner Freundinnen starb, als ich fünfzehn war. Sie wurde von einem betrunkenen Autofahrer getötet. Es war ziemlich schlimm. Ich erinnere mich, dass ich ganz schön aufgelöst war, als ich es erfahren habe. Alles, was ich wollte, war, dass meine Mutter sich neben mich auf die Couch setzt und mir den Rücken streichelt. Aber ... sie konnte nicht. Sie konnte nicht stillsitzen. Immer wieder stand sie auf, putzte irgendetwas und sagte mir, dass ich dankbar sein solle, nicht mit im Auto gesessen zu sein.«

Ich schüttle den Kopf, und mein Blick wird weicher. »Das hört sich an, als wäre es wirklich schwer gewesen.«

»Der Todesfall oder die Reaktion meiner Mutter?«, will Andrea wissen.

»Beides«, entgegne ich.

»Oh, ja. Ehrlich gesagt denke ich, dass mich ihre Reaktion mehr beeinflusst hat. Ich weiß noch, wie ich bei mir dachte, *Ich werde dir nie wieder zeigen, wie ich mich fühle.* Und jetzt, wo ich darüber nachdenke, begann kurz darauf meine Obsession, perfekt sein zu wollen.«

Andreas Geschichte verrät mir drei wichtige Dinge über sie. Erstens – Andrea hat nie gelernt, ihre eigenen Gefühle zu regulieren. Ihre Eltern lebten ihr mit ihrer sehr starren Erwartungshaltung keine gesunde Emotionsregulation vor. Über Gefühle wurde nicht gesprochen, und sie wurden auch nicht offen gezeigt. Es scheint, als habe ihre Mutter versucht, Andrea ein Gefühl der Dankbarkeit aufzudrängen oder, wenn ihre Tochter über ihre Gefühle sprach, diese für sie zu lösen. Verstärkt wird das Problem dadurch, dass Andrea sich kaum an ihr Leben in Peru erinnert und sich daher voll und ganz als Amerikanerin fühlt. Ihre Eltern jedoch identifizieren sich in erster Linie mit ihrer peruanischen Kultur.

Infolgedessen musste Andrea mit den widersprüchlichen Erwartungen ihrer Eltern und ihrer Altersgenossen umgehen. Andrea fügt sich weder in die eine noch in die andere Kultur völlig ein. In ihrem Fall wird dies noch dadurch verschärft, dass ihre Schwester älter ist als sie.

Während sich die Geschwister anderer Drittkulturkinder in der gleichen Situation befinden, war Andreas Schwester sechs Jahre älter als sie, tat sich schwer, Englisch zu lernen, und identifizierte sich mehr mit der Kultur ihrer Eltern.

Dadurch stand Andrea unter noch größerem Druck, erfolgreich zu sein und den »American Dream« zu leben. Daher hat sie nie gelernt, mit ihren Gefühlen umzugehen, sie zu verarbeiten und bei Lebensentscheidungen auf sie zu hören.

Zweitens – Andrea wurde kein Raum zugestanden, nicht der Meinung ihrer Eltern zu sein oder abweichende Meinungen zu vertreten. Daher gewöhnte sie sich an, stets Ja zu sagen, um gelobt zu werden und Bestrafung zu vermeiden. Dies ist wahrscheinlich der Grund, warum sie nie in der Lage war, Nein zu sagen oder über ihre wahren Gefühle zu sprechen, was wiederum dazu führt, dass sie am Arbeitsplatz, in Freundschaften und in der Beziehung mit ihrem Verlobten Schwierigkeiten hat, Grenzen zu setzen. Andrea hat Angst vor Konflikten, weil sie mit produktiven Meinungsverschiedenheiten wenig Erfahrung hat. Ihre Eltern lebten ihr in ihrer Paarbeziehung nie vor, wie man Grenzen setzt oder konstruktiv streitet. Sie straften Andrea mit Ablehnung, wenn sie anderer Meinung war oder versuchte, für sich selbst einzustehen. Die Eltern sind stark von ihrer peruanischen

Kultur geprägt, in der traditionelle Geschlechterrollen und der Respekt vor Älteren eine äußerst große Rolle spielen (was in Andreas Fall bedeutete, dass es tabu war, den Eltern zu widersprechen).

Drittens – Andrea wurde beigebracht, dass ihr Wert als Person davon abhängt, wie gut ihre Leistungen waren und was andere Menschen von ihr dachten. Ihre Eltern waren sehr darauf bedacht, sich anzupassen und wie sie von anderen wahrgenommen wurden. Dies führte dazu, dass Andrea in Perfektionismus eine Möglichkeit sah, mit Herausforderungen in ihrem Leben umzugehen. Sie lernte, alle anderen an erste Stelle zu setzen und ihre eigenen Gedanken, Meinungen und Gefühle zu ignorieren. Diese Strategie schien zunächst zu funktionieren. Aber dann kam Andrea von ihrem Auslandsaufenthalt zurück, wo sie zum ersten Mal erlebt hatte, wie es war, frei und authentisch zu sein. Sie hatte Probleme, mit ihren alten Bewältigungsstrategien zurechtzukommen. Wahrscheinlich begann sie zu trinken, um sich diesen Übergang zu erleichtern.

Was ich als Therapeutin sicher weiß, ist, dass wir wiederholen, was wir nicht reparieren. Leider bieten unsere Schulen Kindern keine emotionale Bildung, um zu lernen, wie man kommuniziert, Grenzen setzt und konstruktiv mit Konflikten umgeht. Deshalb brauchen die meisten von uns Reparenting, um uns selbst einige wichtige Bewältigungsstrategien beizubringen, die uns unsere Eltern nicht vermittelt haben. Darum geht es im nächsten Abschnitt.

Was ist Reparenting?

Reparenting (Neu- oder auch Nachbeelterung) ist zu einer Art Modewort geworden. Zunächst wurde es von Psychologen in Bezug auf Personen mit Kindheitstraumata verwendet, die keine sichere Bindung zu einer Elternfigur hatten. Therapeuten unterstützen ihre Klienten in der Rolle der Elternfigur dabei, an ihrem inneren Kind zu arbeiten, bis die Klienten ihre Probleme bewältigt haben. Ich lade Sie während des Lesens dieses Abschnitts ein, sich selbst zu fragen: »Wie würden liebende Eltern jetzt auf mich eingehen?« Dies ist häufig eine hilfreiche Orientierungshilfe, um herauszufinden, wie Sie einen liebevollen Umgang mit sich selbst pflegen, aber auch, wie Sie sich dabei unterstützen, Schwierigkeiten im Leben zu bewältigen. Liebevolle Eltern unterstützen und ermutigen Sie, zum Zahnarzt zu gehen, auch wenn Sie Angst haben und nicht hingehen wollen.

Reparenting beinhaltet auch, wie man zu einem psychisch gesunden, reifen Erwachsenen wird. Aber welche Rolle spielt es, wenn man seine Beziehung zu Alkohol verändern will? Da Sie sich für dieses Buch entschieden haben, konsumieren Sie vermutlich Alkohol, um in irgendeiner Form mit Ihrem Alltagsstress zurechtzukommen. Wenn Sie mit dem Trinken aufhören oder Ihr Verhältnis zu Alkohol so verändern wollen, dass Sie in Ihrer Entscheidung bestärkt werden, keinen Drink zu »brauchen«, ist es unerlässlich, zu lernen, wie Sie sich neubeeltern. Andernfalls werden Sie sich in der nächsten Stresssituation oder beim Auftauchen bestimmter Gefühle, die Sie zuvor mit Alkohol betäubt haben, nach einem Drink sehnen (unabhängig davon, ob Sie sich darüber bewusst sind, dass dies der Grund für Ihr Verlangen ist).

Es ist bekannt, dass Alkohol (wie auch andere destruktive Bewältigungsstrategien) die emotionale Reife beeinträchtigen. Andrea trinkt Alkohol und neigt zu Perfektionismus, um ein Gefühl der Kontrolle zu haben und bestimmte Emotionen und Stress zu vermeiden. Dies führte dazu, dass sie nie gelernt hat, sich selbst zu beruhigen, ihre Gefühle zu verarbeiten oder mit der Unsicherheit umzugehen, die einfach zum

Menschsein dazugehört. Im Laufe meiner Arbeit mit Frauen mit Alkoholkonsumstörung bin ich zu der Erkenntnis gelangt, dass sie alle eines gemeinsam haben: Sie haben ein Problem, mit der Unvorhersehbarkeit und den Schwierigkeiten des Lebens umzugehen. Nach dem *Gefühl*, ihre Emotionen unter Kontrolle zu haben und unerwünschte Emotionen betäuben zu können, sind sie süchtiger als nach Alkohol. Das Problem besteht darin, dass Sie, sobald Sie mit dem Trinken aufhören (oder weniger beziehungsweise achtsamer trinken), angesichts der Widrigkeiten des Lebens kein emotionales Schmiermittel mehr haben und sich schwierigen Gefühlen direkt stellen müssen. Aus diesem Grund sind Reparenting und das Erlernen von Lebenskompetenzen für mehr Resilienz und eine bessere Selbstfürsorge so entscheidend. Es ist ein wichtiger Schritt hin zu einem erfüllten Leben, ohne stets von einem Fluchthelfer abhängig zu sein.

Beim Reparenting vermittle ich meinen Klientinnen vier Hilfsmittel:

1. Achtsamkeit
2. Emotionsregulation
3. Selbstfürsorge
4. Grenzensetzen

Ich werde jedem dieser Hilfsmittel ein eigenes Kapitel widmen, um Ihnen die Bedeutung eines jeden bewusst zu machen und Ihnen zu zeigen, wie Sie sie in Ihr Leben integrieren können. Zunächst aber gebe ich Ihnen einen kurzen Überblick:

Achtsamkeit wird definiert als »Eigenschaft oder Zustand, sich etwas bewusst zu machen oder gewahr zu sein«.[1] Sie ermöglicht uns, Gedanken wahrzunehmen und uns anschließend von ihnen zu lösen, um unser Innerstes zu erforschen.

Daher ist Achtsamkeit das erste und wichtigste Hilfsmittel. Sie stellt die Grundlage dar, mit deren Hilfe wir unsere Muster, Motivationen und unerfüllten Bedürfnisse verstehen und lernen, bewusster zu handeln. Bevor wir unsere Emotionen akzeptieren und verarbeiten, müssen wir zunächst in der Lage sein, Muster und wiederkehrende Gedanken zu erkennen.

Emotionsregulation bedeutet, zu lernen, wie man seine Gefühle verarbeitet und beeinflusst. Dabei ist das Ziel nicht, »weniger emotional zu werden«, wie der ein oder andere denken mag, sondern zu lernen, seine Gefühle bewusst wahrzunehmen, Körpersignale zu deuten und diese zu verarbeiten, um weniger Gefahr zu laufen, dass Emotionen zu einem unpassenden Zeitpunkt hochkochen.

Selbstfürsorge meint, die eigenen Bedürfnisse zu verstehen und zu erfüllen. Die Art von Selbstfürsorge, die ich Ihnen nahebringe, beinhaltet keine Schaumbäder oder Gesichtsbehandlungen, sondern vielmehr, für eine persönliche Weiterentwicklung ein Gleichgewicht zwischen Verantwortlichkeit und radikalem Selbstmitgefühl anzustreben. Um sich weiterzuentwickeln und Neues auszuprobieren, ohne sich selbst niederzumachen und in eine Schamspirale zu geraten, ist Selbstmitgefühl ein entscheidender Aspekt und wird Ihnen dabei helfen, wie Sie, ganz gleich, was das Leben für Sie bereithält, stets Selbstfürsorge betreiben.

Grenzen zu setzen erlaubt es Ihnen letztlich, mit anderen Menschen nährende Beziehungen einzugehen, in denen Ihre Bedürfnisse respektiert werden. In solchen Beziehungen werden Sie nicht von Ressentiments geplagt. Sie können echte Verbindungen zu anderen aufbauen, die auf Liebe und Respekt beruhen, und zwar aus freien Stücken und nicht, weil Sie sich verpflichtet fühlen.

In Hinblick auf Grenzen positionieren sich die meisten Elternfiguren entweder auf der einen oder anderen Seite des

Spektrums. Sie haben entweder keine Grenzen und sind ins Leben anderer verstrickt oder sie verschließen sich davor, eine Verbindung einzugehen, haben Probleme, anderen zu vertrauen, und ziehen eine Mauer um sich, um andere aus ihrem Leben auszuschließen.

Grenzen erlauben es, flexibel zu bleiben, um sich sein Selbstgefühl zu bewahren, sich zugleich aber auch auf wichtige Menschen, denen man vertraut, zu stützen.

Natürlich ist es von Vorteil, alle diese Fähigkeiten zu erlernen, doch abhängig von unserer Biografie und unseren Mustern sind es meist eine oder zwei, die am hilfreichsten sind. Oft überschneiden sich die Hilfsmittel auch und begünstigen sich gegenseitig. Dennoch ist es wichtig, mit Achtsamkeit zu beginnen, da sie die Basis für die anderen drei Hilfsmittel darstellt. Bevor wir uns näher mit unseren Gefühlen beschäftigen, müssen wir in der Lage sein, Gedankenmuster zu erkennen, die mit diesen Emotionen verwoben sind und sie befördern.

Andrea beispielsweise würde im Leben sehr viel besser zurechtkommen, wenn sie lernen würde, ihre Gefühle zu regulieren, Selbstfürsorge zu betreiben und Grenzen zu setzen. Einen ersten Eindruck, was Sie sich selbst vielleicht aneignen oder wieder ablegen sollten, bekommen Sie, wenn Sie über Ihre eigene Erziehung nachdenken und darüber, was Sie gelernt oder nicht gelernt haben, je nachdem, was Ihnen Ihre Bezugspersonen über Achtsamkeit, Gefühle, Selbstfürsorge oder das Setzen von Grenzen vorgelebt und erzählt haben.

In diesem Abschnitt werden Sie erfahren, wie Ihr Alkoholkonsum die Lücken füllt, die entstehen, weil Sie Ihre Bedürfnisse nicht beachten und sich nicht um sich selbst kümmern. Werfen Sie nochmals einen Blick auf den Fragebogen, den Sie in Kapitel 1 ausgefüllt haben. Erkennen Sie in Hinblick auf Ihre Trinkgewohnheiten Überschneidungen? Nutzen Sie Alkohol hauptsächlich, um Ihre Gefühle zu bewältigen und Stress abzubauen? Dann müssen Sie an Ihrer Gefühlsregulation arbeiten. Ist Alkohol für Sie ein soziales Schmiermittel auf gesellschaftlichen Veranstaltungen, bei Verabredungen oder der Happy Hour mit Arbeitskollegen? Dann werden Sie wahrscheinlich Selbstfürsorge priorisieren müssen. Trinken Sie, um in Ihrer Partnerschaft oder Familie zurechtzukommen? Vermutlich bedeutet das, dass Sie Ihren Fokus auf das Setzen von Grenzen legen müssen. Mit Blick auf den Fragebogen bekommen Sie eine gute Vorstellung davon, in welchen Lebensbereichen Sie auf Alkohol setzen und worauf Sie sich beim Reparenting konzentrieren sollten.

Wenn Sie noch unsicher sind, ob Reparenting etwas für Sie ist, finden Sie hier häufige Anzeichen, die darauf hindeuten, dass Sie davon profitieren könnten. Einige davon können auf den ersten Blick sehr gegensätzlich erscheinen. Das ist beabsichtigt. Das Ziel von Reparenting ist es, Sie von den entgegengesetzten Enden des Funktionsspektrums (zwischen Über- und Unterfunktion) mehr in die gesunde Mitte zu versetzen, wo Sie wirklich die Verantwortung dafür übernehmen, Ihre Bedürfnisse zu erkennen und zu erfüllen.

Im Folgenden finden Sie eine Liste mit potenziellen Gründen, warum Sie von Reparenting profitieren könnten. Diese Liste ist weder vollständig noch ist sie geeignet, die Unterstützung, die Ihnen Ihre Bezugspersonen zukommen ließen, zu bewerten. Achten Sie darauf, beim Durchgehen der Liste wirklich in sich zu gehen. Halten Sie inne und gehen Sie bei Bedarf nochmals auf einen vorherigen Punkt zurück. Antworten Sie aufrichtig und überlegt.

Die Liste soll Ihnen als Ausgangspunkt dienen, um herauszufinden, wie und warum Reparenting für Sie von Vorteil sein könnte.

Wahrscheinlich profitieren Sie von Reparenting, wenn …

- es Ihnen schwerfällt, ohne Ablenkung allein zu sein.
- Sie versucht haben zu meditieren, sich danach aber schlechter fühlen.
- Ihre Bezugspersonen (Eltern) Ihnen nicht vorgelebt haben, wie man konstruktiv mit Konflikten und Meinungsverschiedenheiten umgeht.
- Ihre Bezugspersonen Ihnen nicht vorgelebt haben, wie man Gefühle verarbeitet, und nicht erklärt haben, was Emotionen sind und warum sie wichtig sind.
- ein oder mehrere Elternteile emotional nicht verfügbar waren.
- Ihre Gefühle in Ihrer Kindheit oft als unwichtig erklärt wurden.
- von Ihnen erwartet wurde, dass Sie sich um Ihre Geschwister oder andere kümmern.
- Sie Schwierigkeiten haben, Ihre Gefühle zu benennen.
- Sie in einer Scheidungsfamilie aufwuchsen oder ein Elternteil nicht anwesend war.
- Ihre Eltern Ihnen nicht vorgelebt haben, was Grenzen sind und wie man sie setzt.
- Sie häufig zu spät kommen.
- Sie Angst vor Konflikten haben.
- Sie sich als Jasagerin bezeichnen würden.
- Sie sich ausgebrannt fühlen.
- Sie Telefonate vermeiden.
- Sie es meiden, Rechnungen zu bezahlen.
- Sie sich Dinge kaufen, die Sie sich eigentlich nicht leisten können, um sich selbst etwas Gutes zu tun.
- Sie sich für Dinge entschuldigen, von denen Sie wissen, dass sie nicht Ihre Schuld sind.
- Sie Über- oder Helikoptereltern hatten.

- es Ihnen schwerfällt, Nein zu sagen.
- es Ihnen schwerfällt, sich zu entschuldigen, und man Ihnen nachsagt, Sie seien defensiv.
- Sie in Ihrer Familie oder Ihrem Freundeskreis als die »Starke« gelten.
- Sie sich für das Befinden anderer verantwortlich fühlen oder sich deswegen schuldig fühlen.
- Sie in einer Familie aufwuchsen, in der es wichtig war, dass die Dinge »in der Familie« bleiben.
- Sie dazu neigen, passiv-aggressiv zu werden, wenn Sie frustriert sind.
- Sie sich im Straßenverkehr aggressiv verhalten.
- Sie Schuldgefühle haben, wenn Sie sich Zeit für sich selbst nehmen.
- Sie mit Schamgefühlen kämpfen.
- Sie zu Prokrastination neigen.
- Sie in irgendeiner Form ein Trauma erlebt haben.
- Sie dazu neigen, sich selbst zu sabotieren.
- Sie am Hochstaplersyndrom leiden.
- Sie das Gefühl haben, dass die Menschen Sie nicht wirklich kennen oder verstehen.
- Sie das Gefühl haben, dass es nie genug ist, egal, was Sie tun oder erreichen.
- Sie nicht gerne Verpflichtungen eingehen.

Kapitel 7

Die Stimme in Ihrem Kopf

Die Stimme in meinem Kopf ist ein Arschloch!
DAN HARRIS

»Ich habe letzte Woche getrunken, und ich bin völlig fertig deswegen.« Brianna lässt sich auf meine Couch fallen.

»Okay, schildern Sie mir, was passiert ist«, schlage ich vor.

»Ich weiß nicht, die Woche war stressig ... es war viel los, wie immer, und ehe ich michs versah, hatte ich Mittwoch, Donnerstag und Freitag drei Gläser Wein.

»Wollten Sie trinken, bevor Sie den ersten Schluck genommen haben?« Brianna hatte vor der letzten Woche sechzig Tage lang auf Alkohol verzichtet. Dieser Rückschlag kommt ein wenig überraschend für mich, da es ihr dem Anschein nach wirklich gut ging.

»Ich weiß es nicht ... Ich nehme es an, da ich ja getrunken habe!«, antwortet Brianna nonchalant.

»Okay, also können Sie sich nicht wirklich daran erinnern, ein Verlangen danach verspürt zu haben?«

»Nicht wirklich.«

»Wissen Sie noch, ob Sie darüber nachdachten, wie Sie sich selbst vom Trinken abhalten können?«

»Nein.« Brianna starrt mich ausdruckslos an.

»Okay, können Sie sich erinnern, was Sie sich selbst sagten, nachdem Sie getrunken hatten?«

»Zu mir selbst sagte ... was meinen Sie damit?« Ich merke, dass Brianna verwirrt ist.

»Sie wissen schon ... können Sie sich an spezielle Gedanken

erinnern, die Ihnen durch den Kopf gingen, bevor oder nachdem Sie letzte Woche getrunken haben?«, frage ich und hoffe, dass Sie mich jetzt besser versteht. Immer noch schaut sie mich ausdruckslos an. Daher füge ich hinzu, »Okay, was denken Sie jetzt gerade, in diesem Moment? Oder was sagt die Stimme in Ihrem Kopf?«

»Was meinen Sie mit ›Stimme in meinem Kopf‹, Amanda, denken Sie etwa, dass ich verrückt bin, oder so?«, will Brianna halb im Scherz wissen.

»Ich denke nicht, dass Sie verrückt sind, Brianna. Ich denke wirklich nicht, dass Sie Stimmen hören. Was ich meine, ist Ihre innere Stimme, den Teil von Ihnen, der immer am Denken ist.« Ich suche in Briannas Gesicht nach Anzeichen, dass sie mich versteht. Da sie es anscheinend immer noch nicht versteht, sage ich, »Sch, lassen Sie uns einen Moment lang still sein. Es ist leichter, sie zu hören, wenn wir nicht sprechen.«

Wir halten eine Minute lang inne. Brianna starrt mich immer noch verständnislos an.

Ich fahre fort: »Vielleicht sagt die Stimme: ... von welcher Stimme spricht sie?« Ich schweige kurz. »Oder: ... das kommt mir länger als eine Minute vor.« Wieder pausiere ich. »Oder: ... das kommt mir wie Zeitverschwendung vor.«

Zögernd erhellt ein Lächeln Briannas Gesicht. »Okay, jetzt versteh ich.«

»Großartig. Wir alle haben eine Stimme in unserem Kopf, die so klingt wie wir. Manche nennen sie ›inneren Mitbewohner‹ oder ›Monkey Mind‹. Sie ist der Teil von Ihnen, der immer denkt.«

»Okay ... alles klar. Darüber habe ich zuvor einfach noch nie nachgedacht.«

»Das haben viele von uns noch nicht. Aber eine der wichtigsten Sachen, um unsere Beziehung zu Alkohol zu heilen und uns selbst neu zu beeltern, ist, Achtsamkeit zu praktizieren.«

»Meinen Sie, im Schneidersitz dazusitzen und so?«

Ich lache auf. »Ich bin froh, dass Sie das sagen, da es sich hierbei um ein großes Missverständnis handelt. Achtsamkeit ist nicht gleich Meditation. Achtsamkeit ist ein Zustand des Gewahrseins und der Wahrnehmung des gegenwärtigen Moments. Dazu gehört auch, dass Sie Ihren Gedanken und Gefühlen Aufmerksamkeit schenken. So wie es eine Stimme in Ihrem Kopf gibt, die immer denkt, gibt es auch einen Teil von Ihnen, der diesen Gedanken lauscht.«

»Okay, das ergibt Sinn.«

»Wenn wir also unser denkendes Selbst besser von unserem beobachtenden Selbst trennen können, können wir wirklich besser wahrnehmen, worüber wir im Moment nachdenken. Und genau darin liegt der Knackpunkt, weil wir dann mehr Kontrolle darüber haben, welchen Gedanken wir Beachtung schenken und welche wir ernst nehmen.«

»Aber bei allem Respekt, Amanda, warum soll das wichtig sein? Ich will mit dem Trinken aufhören und nicht Yogalehrerin werden.«

Ich lächle. »Das müssen Sie auch nicht! Aber Achtsamkeit ist eines der wichtigsten Hilfsmittel, um mit dem Trinken aufzuhören. Momentan haben Sie Probleme, die Gedanken zu benennen, die Sie dazu brachten, zu trinken. Wenn Sie aber beginnen, achtsamer zu sein und wahrzunehmen, welche Gedanken Ihnen durch den Kopf gehen, wenn Sie die Weinflasche öffnen, sich ein Glas einschenken, Sie sich selbst einreden, nur eines zu trinken ... gibt Ihnen das die Macht, innezuhalten, den Gedankengang zu unterbrechen und stattdessen etwas anderes zu machen.«

»In Ordnung, das leuchtet mir ein. Wie fange ich damit an?«

Achtsamkeit

Sofern Sie nicht Yoga, Meditation oder Achtsamkeit praktizieren, sind Sie wahrscheinlich nicht mit der Tatsache vertraut, dass sich unser »Denken« eigentlich in zwei Bereiche unterteilt: den Bereich, der die Welt um uns herum kommentiert und der aktiv denkt (die Stimme in Ihrem Kopf), und den Bereich, der dieser Stimme zuhört. In uns allen existieren beide Anteile, obwohl wir uns oft übermäßig mit dem identifizieren, der aktiv denkt. Verschwimmen diese beiden unterschiedlichen Anteile unseres Denkens zu sehr ineinander, ist es schwierig, zwischen unseren Gedanken, Gefühlen und Reaktionen zu unterscheiden. Stattdessen haben wir den Eindruck, dass alles auf einmal passiert und wir kaum Kontrolle über unsere Reizreaktionen haben. Der erste Schritt, aus dieser Situation auszubrechen und Kontrolle zurückzugewinnen, ist Achtsamkeit, da sie die Wahrnehmung körperlicher Reaktionen, Gedanken und Gefühle ermöglicht. Dies ist deswegen so wichtig, weil wir nicht zu Selbsterkenntnis fähig sind, wenn wir den beobachtenden Teil in unserem Inneren nicht identifizieren können. Achtsamkeit ist ein äußerst effektives Hilfsmittel, das uns hilft, Verhaltensmuster zu erkennen, um diese abzulegen, und uns bewusst für Verhaltensweisen zu entscheiden, die in Einklang mit unseren Werten stehen.

Wenn wir uns unserer Gedanken oder unseres inneren Dialogs nicht bewusst sind, glauben wir möglicherweise, dass wir unsere Gedanken *sind*. Wir *haben* Gedanken, aber wir sind nicht unsere Gedanken. Begreift man aber diese essenzielle Unterscheidung nicht, kann man in seinen Gedanken »stecken bleiben«. Dies wird auch als kognitive Fusion bezeichnet. Haben Sie sich bei einem Film schon einmal so sehr mit den Konflikten der Hauptfigur identifiziert, dass Sie ganz vergaßen, dass der

Film nicht real war? Vielleicht zeigten Sie sogar eine körperliche Reaktion wie ein mulmiges Gefühl oder Herzrasen, weil Sie so sehr in die Handlung vertieft waren. Ähnliches passiert, wenn wir in unseren Gedanken feststecken. Wenn wir uns im Zustand der kognitiven Fusion befinden, sind wir eher geneigt zu glauben, dass unsere Gedanken der Wahrheit entsprechen, was sehr viel Schmerz und Leid nach sich ziehen kann.

Wenn wir glauben, dass alle unsere Gedanken wahr sind, denken wir, beim Gedanken *Halte doch endlich die Klappe!* eine schlechte Freundin zu sein, wenn wir vom Gerede einer Freundin genervt sind. Wir denken, eine schlechte Mutter zu sein, wenn uns der Gedanke kommt, *Ich will nur ein bisschen von meinen Kindern weg!* Oder wir gehen davon aus, dass wir unseren Partner nicht lieben oder etwas in unserer Beziehung nicht stimmt, wenn wir über einen anderen denken, *Der Typ ist so attraktiv!* Wir schämen uns dafür, so zu denken, weil wir glauben, dass wir unsere Gedanken sind. Die Wahrheit ist jedoch, dass sich allen Menschen willkürliche Gedanken aufdrängen, diese jedoch nicht wirklich etwas über unseren Charakter oder unsere Werte aussagen. Menschen mit psychischen Problemen wie Depressionen, Zwangs- oder Angststörungen sind anfälliger für kognitive Fusion, daher ist es besonders wichtig, dies zu wissen.

Kognitive Fusion kann dazu führen, dass wir viel Zeit und Energie darauf verwenden, unsere Gedanken zu bekämpfen und zu vertreiben. In diesem Zustand kommen uns unsere Gedanken sehr dringlich vor, wie eine blinkende Warnleuchte im Auto, die uns anzeigt, dass wir kein Scheibenwasser mehr haben. Während die Warnleuchte während der Fahrt keinen großen Unterschied macht (vor allem im Vergleich zur Tankanzeige), fühlt sich das Aufblinken, ähnlich wie unsere Gedanken, dringend an und vermittelt den Eindruck, JETZT erledigt werden zu müssen. Kognitive Verschmelzung kann sogar dazu führen, dass sich Gedanken über Vergangenes oder Zukünftiges so anfühlen, als passierten sie im gegenwärtigen Moment.* Daher ergibt es Sinn, dass wir Gedanken, in denen wir feststecken, bekämpfen und vertreiben wollen. Vielleicht kommt Ihnen dieses Beispiel bekannt vor … .

Der Wecker Ihres Handys reißt Sie aus dem Schlaf. Es ist 6 Uhr an einem Montagmorgen. Ihr erster Gedanke ist: *Ich bin so müde!* Sie haben nicht gut geschlafen. Unbeholfen greifen Sie nach Ihrem Handy und versuchen, den schrillen Alarmton abzustellen und den Wecker 15 Minuten nach hinten zu stellen. Dann erinnern Sie sich daran, dass Sie sich vorgenommen haben, früher aufzustehen. Sie sagen sich: »Denk an dein Ziel! Du wolltest früher aufstehen und eine Dankbarkeitsübung machen!«

Die (gleiche) Stimme antwortet sich selbst und sagt: »Heute nicht, ich fange morgen an.«

»Nein, das hast du schon einmal gesagt, steh auf! Du wirst es auch morgen nicht tun!«

»Doch! Werde ich! Lass mich jetzt einfach schlafen!«

»Du bist so erbärmlich!«

Oft wird dies als Teufelchen und Engelchen, die auf unserer Schulter sitzen, bezeichnet, aber eigentlich handelt es sich um ein und dieselbe Stimme. Beide stellen Teilbereiche Ihres Denkens dar. Sie selbst sind weder Teufelchen noch Engelchen; Sie sind diejenige, die beiden zuhört. Aber was in Trickfilmen gerne falsch dargestellt wird, ist, dass Sie weder Engelchen noch Teufelchen zuhören müssen, um Ihre Optionen abzuwägen, und das Recht haben, auf einen Kampf mit ihnen zu verzichten. Wenn Sie gegen Ihre negativen Gedanken ankämpfen, werden diese nur stärker. Es ist ähnlich wie bei einer

* Der Zustand der kognitiven Fusion ist klar von Flashbacks abzugrenzen, die mit Traumata oder einer posttraumatischen Belastungsstörung einhergehen.

chinesischen Fingerfalle: Je verzweifelter wir versuchen, unsere Ängste zu vertreiben, desto massiver werden diese, sodass wir am Ende noch stärker in ihnen gefangen sind.

Wie können wir aus diesem Teufelskreis ausbrechen? Wir praktizieren Achtsamkeit. Wir schenken den Gedanken, die uns kommen, Aufmerksamkeit und denken daran, dass wir *nicht diese Gedanken sind*. Wir akzeptieren, dass wir diese unangenehmen Gedanken und Gefühle haben, und erlauben ihnen, da zu sein, anstatt sie zu bekämpfen. Wir schaffen Raum für sie, so wie wir unsere Finger in der chinesischen Fingerfallen entspannen müssen, um genügend Platz zu haben, sie wieder herauszuziehen. Versuchen Sie das nächste Mal, wenn Sie mit Angst, Niedergeschlagenheit oder destruktiven Gedanken zu kämpfen haben, diese weniger ernst zu nehmen. Sagen Sie, »Danke für die Mitteilung«, und handeln Sie weiter in Einklang mit Ihren Werten. Entgegen der landläufigen Annahme müssen Sie Ihren Gedanken beziehungsweise dem Teufelchen oder Engelchen auf Ihrer Schulter nicht zustimmen, um Maßnahmen zu ergreifen. Sie müssen weder den Argumenten des einen noch des anderen Beachtung schenken, sondern können stattdessen Achtsamkeit praktizieren und die Maßnahme ergreifen, mit der Sie, basierend auf Ihren Bedürfnissen, am besten für sich selbst sorgen. Wir können uns in Akzeptanz üben und erkennen, dass wir zwar unsere negativen Gedanken vielleicht nie »loswerden«, aber mit ihnen leben können, was ihre Macht schwächt. Akzeptanz bedeutet nicht, unsere Gedanken zu mögen. Sie bedeutet nicht, sie gut zu heißen oder über ihre Anwesenheit glücklich zu sein. Akzeptanz bedeutet, sie nicht mehr zu bekämpfen und unsere Zeit und Energie gezielt auf unsere Selbstfürsorge zu richten.

Sollten Sie sich schwer dabei tun, nachzuvollziehen, warum diese kleine Veränderung einen Unterschied macht, denken Sie einmal darüber nach, wie wichtig Akzeptanz bei

Einschlafproblemen ist. Stellen Sie sich vor, wie Sie sich beim Versuch einzuschlafen im Bett wälzen. Sie müssen einschlafen, weil Sie morgen eine wichtige Präsentation halten. Aber je öfter Sie auf die Uhr starren und ausrechnen, wie viele Stunden Schlaf Ihnen noch bleiben, desto unruhiger und frustrierter werden Sie. Dadurch werden Sie natürlich immer wacher. Nur wenn Sie aufhören, sich über sich selbst zu ärgern, und sich in Akzeptanz üben, können Sie etwas zu Ihrer Beruhigung unternehmen, etwa ein Bad nehmen oder ein Buch lesen, und es irgendwann wieder mit dem Einschlafen versuchen. Dasselbe trifft auch auf Ihre Gedanken zu. In Kapitel 2 haben wir besprochen, dass Ihr Gehirn im Wesentlichen ein »Lass dich nicht umbringen-Gerät«[1] ist. Ziel seiner evolutionären Entwicklung war es, Sie um jeden Preis am Leben zu erhalten. Ihr Gehirn kann nicht unterscheiden zwischen dem Stress durch eine anstehende Präsentation und dem Stress durch einen gefräßigen Löwen. Daher ist es ganz natürlich, dass Ihr Gehirn am Abend vor einer wichtigen Präsentation besonders alarmbereit und wachsam ist. Versuchen Sie, sich dies das nächste Mal in Erinnerung zu rufen, wenn sich Ihnen wenig hilfreiche, quälende Gedanken aufdrängen.

Möglichkeiten, Ihre Gedanken zu entschärfen

Praktizieren Sie eine Grounding-Technik, um im gegenwärtigen Moment zu sein.

- Beispiel: 5–4–3–2–1
- Zählen Sie 5 Dinge auf, die Sie sehen können
  - 4 Dinge, die Sie berühren können
  - 3 Dinge, die Sie hören können
  - 2 Dinge, die Sie riechen können
  - 1 Ding, das Sie schmecken können

- Brechen Sie aus dem Gedankenkarussell aus und werden Sie präsent in Ihrem Körper
  - ▹ Nehmen Sie mit allen Sinnen wahr

    Geruchssinn: Riechen Sie an einem ätherischen Öl, zünden Sie eine Kerze an, backen Sie Kekse.

    Tastsinn: Spielen Sie mit Knetmasse, lassen Sie einen Eiswürfel in Ihren Händen schmelzen, besprenkeln Sie Ihr Gesicht mit kaltem Wasser, fühlen Sie, wie unterschiedlich sich verschiedene Stoffe anfühlen.

    Geschmackssinn: Lutschen Sie ein Minzbonbon, trinken Sie Tee, putzen Sie sich die Zähne.

    Hörsinn: Hören Sie Musik, lauschen Sie einem Kaminfeuer oder versuchen Sie es mit autonomer sensorischer Meridianreaktion (Autonomous Sensory Meridian Response, kurz ASMR); Anleitungen sind online verfügbar.

    Sehsinn: Betrachten Sie ein Gemälde oder eine brennende Kerze.
  - ▹ Tun Sie etwas, das körperliche Empfindungen auslöst: Lassen Sie sich eine Massage geben oder massieren Sie sich selbst, praktizieren Sie Gua Sha, nehmen Sie ein heißes Bad oder eine heiße Dusche, machen Sie Dehnübungen, treiben Sie Sport, peelen Sie Ihre Haut, praktizieren Sie myofasziale Entspannung, masturbieren Sie.
- Üben Sie, »Ich denke oder fühle _____« zu sagen, anstatt »Ich habe den Gedanken, dass _____.« So können wir uns auf subtile Weise daran erinnern, dass wir uns von unseren Gedanken unterscheiden und dass einen Gedanken zu haben nicht bedeutet, auf ihn hören zu müssen.
- Stellen Sie sich Ihre belastenden Gedanken als Worte auf einer Kinoleinwand vor. Malen Sie sich aus, wie Sie im Kino sitzen und vor sich Ihre Gedanken sehen. Beachten Sie den Abstand zwischen Ihnen und Ihren Gedanken und denken

Sie daran, dass Sie Ihre Gedanken beobachten können, ohne auf sie zu hören.

- Stellen Sie sich vor, Ihre Gedanken kämen von einer Person, die neben Ihnen sitzt. Würde Ihnen diese Person sagen, irgendetwas tun zu müssen, würden Sie deren Worte nicht automatisch ernst nehmen. Üben Sie, Ihre eigenen Gedanken zu begutachten, als wären es nicht Ihre.
- Manchmal verzetteln wir uns mit der Frage, ob unsere Gedanken zutreffend sind oder nicht. Üben Sie stattdessen, sich zu fragen: »Ist dieser Gedanke hilfreich?« Wenn er Sie nicht dabei unterstützt, in Einklang mit Ihren Werten zu leben und Ihre Ziele zu erreichen, ist er nicht hilfreich. Dann müssen Sie auch nicht auf ihn hören.

Achtsamkeit in den Alltag integrieren

»Ich glaube nicht, dass dieses Achtsamkeits-Zeug, über das wir letzte Woche gesprochen haben, funktioniert«, teilt mir Brianna bei unserer nächsten Sitzung mit.

»Okay, erzählen Sie mir, was passiert ist«, antworte ich.

»Na ja, ich habe versucht, mehr auf meine Gedanken und Gefühle zu achten, so wie wir es besprochen hatten. Ich merke, dass Stress definitiv ein Trigger für mich ist, zu trinken. Nicht so sehr mittendrin, sondern eher danach, wenn ich die Kinder ins Bett gebracht habe und auf der Couch sitze. Besonders momentan, da mein Mann nicht zu Hause ist; er hat viele Nachtschichten im Krankenhaus übernommen ... oh, ich habe noch gar nicht bemerkt, dass das auch ein Trigger ist.«

»Gut«, sage ich.

»Ja, irgendwie fallen mir mehr Dinge auf, über die wir gesprochen haben. Aber es hat nicht geholfen! Ich habe trotzdem getrunken. Am Dienstag habe ich die Küche geputzt, und mein Blick fiel auf eine Weinflasche. Ich bemerkte, wie ich sie ansah, und ich versuchte, innezuhalten, so wie wir es besprochen hatten, und ein paarmal tief durchzuatmen. Ich zählte bis dreißig und versuchte, die Küche weiterzuputzen, aber das Gefühl ging nicht weg. Also habe ich getrunken.«

»Dennoch ist das gut zu hören, Brianna. Damit Sie mich richtig verstehen: Achtsamkeit ist nicht die Lösung, um mit dem Trinken aufzuhören. Das Verlangen nach Alkohol verschwindet nicht, nur weil man es sich bewusst macht oder sich seine Gelüste danach eingesteht. Auch durch Innehalten oder Achtsamkeitsübungen löst es sich nicht einfach in Luft auf. Aber zunächst hilft es uns, besser zu verstehen, was Sie triggert, und *das* wird Ihnen in Zukunft helfen.«

»Okay«, seufzt Brianna enttäuscht.

»Darf ich fragen, warum Sie, als Sie gemerkt haben, dass Sie trinken wollen, nicht die Küche verlassen und in ein anderes Zimmer gegangen sind, damit Sie die Weinflaschen nicht mehr sehen?«, frage ich. Ich habe bereits versucht, Brianna zu überreden, keinen Alkohol zu Hause aufzubewahren, aber sie und ihr Mann haben eine große Weinsammlung, und Brianna besteht darauf, den Wein für ihren Mann und für den Fall, dass Gäste kommen, dort zu lagern.

»Weil, nachdem ich bis dreißig gezählt hatte, wollte ich immer noch trinken. Ich war so wütend auf mich selbst. Warum tue ich mir das nur immer wieder an? Ich fing einfach an zu trinken.«

»Verstehe. Okay, also das ist wirklich wichtig, Brianna. Es ist wichtig, es zu einer Normalität werden zu lassen, dass Sie an Alkohol denken und Gelüste danach haben. Trinken ist für Sie immer noch eine Gewohnheit. Natürlich werden Sie trinken wollen, besonders wenn Sie gestresst sind und Ihr Mann nicht zu Hause ist. Je mehr Akzeptanz und je weniger Wut Sie angesichts dieser aufdringlichen Gedanken verspüren, desto leichter wird es Ihnen fallen, nicht auf sie zu hören. Je wütender Sie über Ihre Gedanken sind und je mehr Sie sie unterdrücken wollen, desto stärker werden sie. Sie denken diese Gedanken über Alkohol ja nicht vorsätzlich. Versuchen Sie, mehr Mitgefühl mit sich selbst zu haben. Das Ganze ist einfach echt schwer.«

»Okay, also was soll ich tun, wenn ich den Drang zu trinken verspüre, außer, ich weiß, den Raum zu verlassen?«

»Eine wirklich wirkungsvolle Achtsamkeitsübung, die Sie im gegenwärtigen Moment ausprobieren können, heißt RAIN.«

Ich stehe auf und zeichne R-A-I-N auf meine Kreidetafel. Unter die einzelnen Buchstaben schreibe ich: Recognize (Erkennen), Allow (Zulassen), Investigate (Erkunden) und Nonattachment (Nicht identifizieren).

»Wenn ein Gedanke auftaucht, wie *Ein Glas Wein wäre jetzt schön*, üben Sie sich darin, den Gedanken zu erkennen und zuzulassen, dass er auftaucht. Versuchen Sie dann, sich neugierig zu fragen, warum Ihnen dieser Gedanke gekommen ist. Fragen Sie sich zum Beispiel: ›Welches Gefühl fühle ich gerade?‹ und ›Gibt es einen besseren Weg, mit meinem Stress umzugehen?‹. Dann machen Sie sich daran, herauszufinden, was ursprünglich diese Gedanken ausgelöst hat.«

»Okay. Und was hat es mit Nonattachment auf sich? Was ist das?«

»Nonattachment bedeutet im Grunde, dass Sie sich nicht mit Ihren Gedanken identifizieren. Sie erkennen, dass Sie keine Kontrolle über automatische Gedanken haben. Sie denken sie nicht absichtlich. Es ist nachvollziehbar, dass Sie trinken wollen, wenn Sie gerade gestresst sind, weil Ihr Gehirn sich in letzter Zeit daran gewöhnt hat, auf diese Weise mit Stress umzugehen.«

»Okay, ich probiere das bis nächste Woche mal aus.«

»Üben Sie sich weiterhin in Achtsamkeit, Brianna. Mit etwas Übung wird es einfacher. Hier habe ich noch eine Liste mit verschiedenen weiteren Möglichkeiten, wie Sie abgesehen von Zählen und Atmen Achtsamkeit praktizieren können.«

Nicht identifizieren und Achtsamkeit stellen die tragenden Säulen von Reparenting dar, auch, wenn es verlockend sein mag, die folgende Liste nur kurz zu überfliegen oder nichts davon zu praktizieren.

Wenn Sie in Ihren Gedanken feststecken und sich nicht von ihnen absetzen können, wird es extrem schwierig, sich Ihre Gefühle bewusst zu machen, sie zu verarbeiten (siehe nächstes Kapitel), für sich selbst zu sorgen (Kapitel 9) und anderen beizubringen, wie sie Sie behandeln sollen (Kapitel 10).

Möglichkeiten, Achtsamkeit zu praktizieren

- Riechen Sie beim Baden oder Duschen an Ihrer Seife, nehmen Sie die Wassertemperatur wahr, spüren Sie die Beschaffenheit Ihres Luffaschwamms, geben Sie sich beim Shampoonieren eine Kopfhautmassage.
- Lassen Sie sich Zeit beim Essen und achten Sie auf die Beschaffenheit und den Geschmack Ihrer Mahlzeit. Kauen Sie langsam und achten Sie darauf, wie sich die Beschaffenheit des Essens verändert, während es zerkleinert wird.
- Beobachten Sie, wie sich der Füllstand Ihres Magens verändert, während Sie essen.
- Schmecken Sie beim Zähneputzen die Zahnpasta, spüren Sie den Schaum im Mund, nehmen Sie die Beschaffenheit der Borsten auf Ihren Zähnen wahr.
- Achten Sie bei der Erledigung von Hausarbeit oder beim Putzen auf körperliche Empfindungen. Achten Sie bei-

spielsweise beim Geschirrspülen auf den Geruch des Spülmittels, auf die Wassertemperatur und darauf, wie stark Sie schrubben müssen, um einen Teller sauber zu bekommen.

- Machen Sie eine achtsame Atemübung. Zählen Sie beim Einatmen bis vier, halten Sie für vier Takte die Luft an und atmen Sie für vier Takte aus. Eine weitere tolle Übung ist die Schmetterlingsumarmung: Überkreuzen Sie Ihre Arme vor dem Brustkorb und legen jeweils eine Hand auf einer Schulter ab. Klopfen Sie mit jeder Hand abwechselnd auf eine Schulter und atmen Sie tief ein und aus. Das Klopfen auf beide Körperseiten, auch als bilaterale Stimulation bekannt, führt zur Beruhigung Ihres parasympathischen Nervensystems.
- Machen Sie einen Body-Scan (nehmen Sie die Empfindungen in Ihrem Körper wahr).
- Praktizieren Sie Yoga oder eine andere Form der Bewegung, bei der Sie zur Ruhe kommen und Körperempfindungen ohne Ablenkung wahrnehmen können.
- Praktizieren Sie während eines Spaziergangs oder einer Wanderung Achtsamkeit und nehmen Sie die Natur wahr, während Sie gehen.
- Hören Sie Musik.
- Machen Sie ein Puzzle.
- Malen Sie in einem Malbuch.
- Meditieren Sie (verwenden Sie eine App oder eine geführte Meditation, achten Sie auf Ihren Atem und Ihren Herzschlag, machen Sie einen Body-Scan).

Kapitel 8

Emotionen

Mit Gefühlen ist es so wie mit Kindern.
Man will nicht, dass sie das Auto fahren,
aber man will sie auch nicht
in den Kofferraum stecken.
THANKS FOR SHARING –
SÜCHTIG NACH SEX (2012)

»Oh Gott, ich weiß, warum ich trinke!«, seufzt Tara zu Beginn unserer wöchentlichen Sitzung.

»Und warum tun Sie das?«

»Weil ich mich selbst hasse, ich hasse das hier, ich hasse alle!« Tara sagt das betont übertrieben, als würde sie scherzen, aber ich kenne sie gut genug, um zu wissen, dass an dieser Aussage definitiv etwas Wahres dran ist.

»Was ist denn los?!«

»Ach, Sie wissen schon, ich will einfach nur trinken, weil alles so furchtbar ist.«

»Ist etwas passiert?«, frage ich.

»Ich meine, nicht wirklich, aber ich wurde gerade beschuldigt, meiner Kollegin die Handtasche gestohlen zu haben. Und das habe ich nicht ...« Tara schaut in den Boden, während sie nachdenkt. »Wissen Sie was, darauf kann ich verzichten, dass Leute so kleinlich und scheiße sind. Ich denke, ich werde einfach kündigen.«

»Das wäre echt scheiße, Tara«, sage ich ehrlich.

Meine offene Reaktion macht Tara befangen, und sie zieht sich hinter ihre hohen Mauern zurück. »Na ja, ich kann mir einen anderen Job suchen. Es ist nur ein Job als Kellnerin und nicht so, dass ich mir wegen meiner Vita Sorgen machen müsste«, sagt sie.

»Ja, das könnten Sie machen. Aber bevor wir über Ihre Pläne sprechen, frage ich mich, wie Sie sich fühlen?«

»Gut.«

»Also, vor ein paar Minuten sagten Sie noch, dass alles furchtbar ist. Das wirkt auf mich nicht so, als ob alles gut wäre ...«, sage ich vorsichtig.

»Ich weiß nicht. Ich weiß nie, was ich auf diese Frage antworten soll, Amanda. Ich weiß nicht, wie ich mich fühle.«

»Gut.«

»Was meinen Sie mit ›gut‹?«

»Ich treffe Sie jetzt schon seit Monaten, und das ist das erste Mal, dass Sie erkannt haben, dass Sie nicht wissen, wie Sie sich fühlen. Das ist ein Fortschritt. Zuvor habe Sie immer darauf bestanden, dass es Ihnen gut geht oder dass Sie nicht ehrlich über Ihre Gefühle reden können. Die Erkenntnis, dass Sie nicht wissen, wie Sie sich fühlen, ist ein wichtiger erster Schritt.

»Jaja, schon gut, Sie haben mich ertappt.«

»Dass Sie nicht getrunken haben, nachdem das passiert ist, finde ich auch ziemlich erstaunlich.«

»Tja, es ist heute Vormittag passiert. Ich dachte ans Trinken. Und beinahe hätte ich meinen Termin hier sausen lassen.«

Ich lächle. »Ihre Ehrlichkeit weiß ich zu schätzen.« Und das tue ich wirklich. Die Tatsache, dass Tara nach dem Vorfall in der Arbeit zu ihrem Termin erschienen ist, stellt einen richtig großen Fortschritt dar. Wir befanden uns in einem wiederkehrenden Muster, in dem Tara meist etwa einen Monat lang nicht trank, dann aber irgendetwas passierte, was sie verärgerte, woraufhin sie ihren Termin nicht wahrnahm und wieder zur Flasche griff. Wir sprachen darüber, welche Emotionen bei ihr mit Alkoholkonsum verknüpft sind, und vermutlich ist sie sich aus logischer Sicht darüber im Klaren, doch bisher konnte sie nicht erkennen, dass sie eigentlich gar nicht weiß, wie sie sich fühlt.

»Die Tatsache, dass Sie heute zu Ihrem Termin erschienen sind, verschafft Ihnen Zeit, innezuhalten und einige der besprochenen Bewältigungsstrategien in die Praxis umzusetzen, anstatt immer nur zu reagieren und zu trinken, wenn irgendetwas nicht nach Plan verläuft.«

»Okay, ich habe innegehalten, was soll ich jetzt also machen?«, will Tara wissen.

Ich lächle. »Jetzt brauchen wir eine schnelle Lösung, oder? Und mit ›wir‹ meine ich, dass wir als Menschen alle diese Tendenz haben.«

»Okay ... also mache ich einfach nichts?«

»Nun ja, es ist generell eine gute Idee, innezuhalten, anstatt zu reagieren, wenn ein Stressor in unserem Leben auftaucht oder wir frustriert sind. Ich will nicht in Klischees verfallen, aber ich rate Ihnen wirklich, einen tiefen Atemzug zu nehmen, um einen Moment lang gezielt Achtsamkeit zu praktizieren.« Ich atme tief ein, und Tara tut es mir nach.

»Gut. Okay, Tara, ich hätte gerne, dass Sie neugierig in Ihren Körper hineinhorchen. Welche Empfindungen haben Sie in diesem Moment?«

»Was meinen Sie?«

»Nun, unsere Gefühle sind für uns nicht immer offensichtlich, doch typischerweise werden sie alle von bestimmten körperlichen Empfindungen begleitet. Jeder empfindet bestimmte Emotionen auf unterschiedliche Weise. Wenn ich mich beispielsweise schäme, dreht sich mir der Magen um, und oft ist mir dann auch übel. Wenn ich Angst habe, schlägt mein Herz schneller, und ich habe zittrige Hände. Wenn Sie also versuchen herauszufinden, wie Sie sich fühlen, sollten Sie als Erstes einen Body-Scan machen. Sind Sie bereit, es mit mir zusammen auszuprobieren?«

»Ehrlich gesagt schreit alles in mir danach, sich jetzt darüber lustig zu machen.«

»Ich weiß«, sagte ich. »Lassen Sie es uns versuchen. Versuchen Sie, Ihre Skepsis zu überwinden.«

Tara erinnert mich in ihrer skeptischen Haltung ein bisschen an mich selbst, als ich mich wegen meines Alkoholkonsums in Therapie begab. Ich war nicht daran interessiert, meine Gefühle wahrzunehmen. Wie meine Gefühle aussahen und warum ich sie hatte, war mir egal. Ich wollte mich einfach BESSER FÜHLEN! Vielleicht können auch Sie das nachvollziehen. In Wahrheit können weder ich noch irgendjemand anders bewirken, dass es Ihnen besser geht oder sich Ihre Gefühle in Luft auflösen. Aber ich habe ein paar Techniken parat, die Ihnen dabei helfen, Ihre Gefühle wahrzunehmen, zu verstehen und zu verarbeiten, was wiederum Ihre Gefühlsregulation verbessert. (Dies erleichtert es Ihnen, mit Ihren Gefühlen umzugehen und kann im Lauf der Zeit dazu führen, dass Sie sich besser fühlen.)

Laut Marc Brackett, dem Gründer und Direktor des Yale Center for Emotional Intelligence, können drei von vier Personen nicht erkennen, wie sie sich fühlen.[1] Diese Statistik ist wichtig, denn je besser wir in der Lage sind, unsere Gefühle zu erkennen (angefangen bei unseren Körperempfindungen) und zu benennen, desto besser können wir unsere Emotionen regulieren und bewältigen. Da Sie zu diesem Buch begriffen haben, haben wahrscheinlich auch Sie Probleme damit, sich Ihre Gefühle bewusst zu machen. Genau darum geht es in diesem Kapitel. Ich stelle Ihnen praktische Hilfsmittel vor, mit denen Sie lernen, Ihre Gefühle zu erkennen und konstruktiv mit ihnen umzugehen. Nur so sind Sie in der Lage, nicht in alte, automatische Reaktionsmuster zu verfallen, sondern bewusste Entscheidungen zu treffen.

An diesem Thema zu arbeiten ist auch deshalb so wichtig, weil die meisten Menschen, die trinken, Alkohol zur Gefühlsbewältigung und -regulation nutzen. Vielleicht ist Ihnen nicht einmal bewusst, dass Sie das tun. Vielleicht wissen Sie, ähnlich wie Tara, nur, dass es *Bumm* macht und Sie sich ein weiteres Glas Wein einschenken, wenn irgendetwas in Ihrem Leben passiert oder Sie mit einem Stressor konfrontiert werden. Wir bauen auf das vorherige Achtsamkeits-Kapitel auf und nutzen diese Technik, um uns nach innen zu wenden und nicht nur Gedankenmuster, sondern auch Körperempfindungen zu registrieren. Gefühle erkennen und regulieren bedeutet nicht, diese zu unterdrücken oder zu einem Roboter zu werden, der nichts mehr empfindet. Das Ziel von Emotionsregulation ist es, Sie zu befähigen, Ihre Emotionen zu erkennen, damit Sie sie verarbeiten können, Ihre Bedürfnisse erfüllen und freie Entscheidungen treffen – nicht solche, die nur eine Reaktion auf Ihre Emotionen darstellen. Wenn wir es uns zur Gewohnheit gemacht haben, Dinge zu tun, die negative Konsequenzen nach sich ziehen, um mit unseren Gefühlen fertigzuwerden, wird es schwer, ein erfülltes und sinnvolles Leben zu führen.

Die Evolution der Gefühle

Unser Gehirn hat sich im Lauf der Evolution entwickelt, um unseren Körper zu regulieren. Als sich unser Körper weiterentwickelte und immer komplexer wurde, wuchs unser Gehirn, um all unsere verschiedenen Körperfunktionen richtig zu steuern. Die Fähigkeit unseres Gehirns, in unserem Körper stattfindende Veränderungen bewusst wahrzunehmen, wird als Interozeption bezeichnet. Interozeption ist die Wahrnehmung von Körperempfindungen, einschließlich Herzfrequenz, Atmung, Verdauung, Schmerzen und einigen anderen, die wir noch nicht einmal bewusst wahrnehmen.

Diese Empfindungen informieren uns auch darüber, was in unserem Körper vor sich geht, sodass wir Maßnahmen ergreifen können, um unsere Bedürfnisse zu befriedigen. Natürlich sind wir nicht in der Lage, *alles* zu fühlen, was in unserem Körper vor sich geht. Das würde ein Zuviel an Information darstellen, das wir nicht verarbeiten könnten.

Es laufen viele biologische Prozesse in unserem Körper ab, die wir weder wahrnehmen noch kontrollieren können, wie zum Beispiel die Blutzirkulation oder die Abwehr von Krankheitserregern.

Wir sind uns nur der Dinge bewusst, die wir bemerken müssen, um Maßnahmen zu ergreifen. Laut der Emotionsforscherin Lisa Feldman Barrett überwacht Ihr Gehirn ständig sein »Körperbudget«. Es stellt fest, ob Sie ausreichend Nahrung, Wasser, Schlaf, Sicherheit usw. haben, macht Vorhersagen darüber, wie lange Sie auf dem derzeitigen Niveau fortbestehen können, und veranlasst Sie, regulierende Maßnahmen zu ergreifen und Allostase in Gang zu setzen. Wie Sie bereits wissen, ist Allostase[2] der Prozess, der Ihren Körper nach einem Stressor oder Reiz wieder in Homöostase zurückversetzt.

Emotionen sind eine Begleiterscheinung der Abläufe zur Regulierung des Körperbudgets. Sie setzen mit physiologischen Veränderungen in Ihrem Körper ein. Aber ohne Kontext geben diese Empfindungen nicht unbedingt Sinn, man muss die aktuelle Situation mitbedenken. Zum Beispiel lassen sich Bauchschmerzen sehr unterschiedlich interpretieren, je nachdem, ob Sie gerade etwas gegessen oder noch nichts gegessen haben oder mit Ihrer Mahlzeit zufrieden sind. In letzterem Fall gehen Sie wahrscheinlich davon aus, dass Ihre Magenschmerzen weniger mit Ihrem Magen und mehr mit Ihrem mentalen Zustand zu tun haben. Sie fragen sich vielleicht, ob Sie besorgt sind oder Angst verspüren. Dies wird als Kategorisierung bezeichnet. Ohne Kontext ist es schwierig, Gefühle zu bestimmen, denn im Gegensatz zur Populärpsychologie hat die Forschung mit der Vorstellung aufgeräumt, dass es in uns fest verdrahtete, universelle »Kernemotionen« gibt. Stattdessen erörtert Barrett in ihrer bahnbrechenden Forschungsarbeit, wie Emotionen, basierend auf physiologischen Veränderungen und im Kontext der aktuellen Situation, *konstruiert* werden, während das Gehirn (gestützt auf vergangene Erfahrungen) versucht, Vorhersagen darüber zu treffen, was als Nächstes geschieht, wodurch wir wichtige Maßnahmen ergreifen können.[3]

Das bedeutet natürlich nicht, dass Gefühle nicht real sind. Allerdings ist die Fähigkeit, Sprache zu verwenden, eine Voraussetzung für die Existenz von Emotionen, da diese durch Worte erzeugt werden. Deshalb erleben Säuglinge und andere Säugetiere keine Emotionen im herkömmlichen Sinne. Stattdessen empfinden sie ein hohes oder niedriges Maß an Wohlbefinden und Energie, das die Grundlage für die Konstruktion von Emotionen bildet. Allerdings können die Gehirne von Erwachsenen derart schnell kontextuale Hinweise kombinieren, dass einem Barrett zufolge »Emotionen scheinbar ›passieren‹, obwohl Ihr Gehirn stattdessen die Erfahrung tatsächlich aktiv konstruiert und dabei vom Zustand der Welt und des Körpers unter Kontrolle gehalten wird«.[4]

Unser Konzept von Emotionen wird auch durch unsere Umgebung und Kultur beeinflusst. Erwachsene Personen in unserem Leben bringen uns bei, wie Gefühle »aussehen«, und diese Lektion wird durch die Medien untermauert. Wir lernen, dass man die Stirn in Falten legt, wenn man traurig ist, und die Augenbrauen zusammenzieht, wenn man wütend ist. Aber wir lernen nicht, wie sich eine Emotion in unserem Inneren anfühlen kann. In Wahrheit sieht der körperliche Ausdruck von Emotionen je nach Person sehr unterschiedlich aus, wobei Emotionen auch unterschiedlich erlebt und empfunden werden können. Dies zu wissen ist wichtig, um seine Emotionen regulieren zu können, was wiederum entscheidend ist, wenn Sie mit dem Trinken aufhören wollen.

Wie man seine Gefühle verarbeitet

Als Therapeutin habe ich im Laufe der Jahre viel über Emotionen gelernt. Abhängig von den im Studium vermittelten therapeutischen Ansätzen gibt es verschiedene Möglichkeiten, Menschen beizubringen, ihre Gefühle zu regulieren. Therapeuten ermutigen ihre Klienten oft, ihre Emotionen zu »verarbeiten«, aber die meisten Menschen wissen nicht, wie man das macht oder was sie sich eigentlich darunter vorstellen sollen. Ich habe ein Akronym entwickelt, um Ihnen beizubringen, wie Sie sich Schritt für Schritt durch Ihre Emotionen arbeiten und diese verarbeiten.

Wenn wir es uns zur Gewohnheit machen, unsere Emotionen zu verarbeiten und uns um sie zu kümmern, wenn sie auftauchen, verbessern wir unsere Fähigkeit, unsere Emotionen zu regulieren und effektiv für uns selbst zu sorgen. NAILER steht für **Wahrnehmen (Notice), Zulassen (Allow), Untersuchen (Investigate), Benennen (Label), Erforschen (Explore)** und **Loslassen (Release).** Beginnen Sie damit, Ihre körperlichen Empfindungen und wie Sie sich fühlen, **wahrzunehmen. Erlauben** Sie dem Gefühl, aufzukommen, statt sich dagegen zu wehren. **Untersuchen** Sie, was passiert, und entwickeln Sie Neugier, mit welchem Gefühl Sie es zu tun haben könnten. **Benennen** Sie es. **Erforschen** Sie, was Sie machen könnten, um sich durch dieses Gefühl zu arbeiten, ergreifen Sie Maßnahmen und **lassen Sie es los.** Nun lassen Sie uns jeden einzelnen Schritt aufdröseln.

Wahrnehmen

Der erste Teil bei der Verarbeitung von Gefühlen besteht darin, wahrzunehmen, was Sie fühlen. Wie bereits besprochen, setzt eine Emotion in unserem Körper als körperliche Empfindung ein. Dies ist der erste Schritt bei der Entstehung einer Emotion. Wenn Sie jemand sind, dem es schwerfällt, körperliche Empfindungen zu registrieren bzw. festzustellen, wie sich Ihr Körper anfühlt, denken Sie daran, dass es Übung braucht, um Ihre Interozeption zu verbessern. Wenn wir es uns nicht zur Gewohnheit gemacht haben, Achtsamkeit zu üben oder wahrzunehmen, wie wir uns emotional und körperlich fühlen, sind die ersten Anzeichen einer Emotion leicht zu übersehen. Innezuhalten und Achtsamkeit zu üben, wie wir es im letzten Kapitel besprochen haben, ist ein guter Anfang.

Lassen Sie uns gleich mit dem Üben beginnen. Lesen Sie sich zunächst die folgenden Anweisungen durch, um ein Gefühl dafür zu bekommen, worum es in dieser Übung geht. Dann halten Sie inne, sammeln Sie sich in aller Ruhe, um die Empfindungen in Ihrem Körper wahrzunehmen. Schließen Sie die Augen und führen Sie diesen Body-Scan durch.

> Beginnen Sie oben auf Ihrem Kopf. Achten Sie auf Ihre Kopfhaut. Gibt es dort ein Engegefühl oder Juckreiz? Wie sieht es mit Ihrer Stirn aus ... irgendwelche Spannungsgefühle?
>
> Was ist mit Ihren Augen? Jucken oder brennen sie? Sind Ihre Augenlider schwer?

Wie sieht es mit Ihren Wangen aus? Fühlen Sie sich gerötet oder heiß an?

Wie sieht es mit Ihrem Kiefer aus ... ist er verspannt? Bewegen Sie ihn einen Moment lang hin und her, wie fühlt sich das an? Was ist mit Ihrem Hals ... haben Sie dort ein Engegefühl? Wie fühlt er sich an, wenn Sie tief einatmen?

Was ist mit Ihren Schultern ... sind sie verspannt? Fühlen sie sich an, als klebten sie an Ihren Ohren? Haben Sie Nacken- oder Schulterschmerzen? Was ist mit Ihrer Brust? Ändert sich etwas, wenn Sie einatmen? Haben Sie das Gefühl, Ihre Herzfrequenz ist erhöht? Sind Ihre Hände feucht?

Was ist mit Ihrem Magen? Nehmen Sie Hunger-, Völle- oder Sättigungsgefühl wahr? Verspüren Sie Schmerzen oder Übelkeit?

Verspüren Sie Wundsein oder Schmerzen im Körper?

Sind Ihre Beine unruhig?

Manchmal können kleine Bewegungen oder leichtes Wackeln während dieses Prozesses helfen, Empfindungen zu erspüren, die Sie anfangs nicht wahrgenommen haben.

Sie können auch üben, indem Sie ein paar Hampelmänner machen und Ihren Puls in die Höhe treiben. Legen Sie dann eine Pause ein und beobachten Sie, wie er sich normalisiert und sich Ihre Körpertemperatur schrittweise verändert.

Diese Übung zielt nicht darauf ab, Emotion zu empfinden, die Sie zuvor nicht verspürt haben. Wenn wir einen Body-Scan durchführen, sind nicht alle Informationen relevant für Ihren emotionalen Zustand. Vielleicht haben Sie Muskelkater, weil Sie gestern joggen waren, oder Sie fühlen sich satt, weil Sie gerade zu Mittag gegessen haben. Das Ziel dieser Übung ist es, Ihre Interozeption zu verbessern. Sie sollen vertrauter und besser darin werden, Empfindungen in Ihrem Körper wahrzunehmen, um Ihre Gefühle exakter zu erkennen. Je erfahrener Sie darin werden, desto größere Einblicke erhalten Sie in Ihre emotionalen Muster oder in die Art und Weise, wie sich Emotionen für Sie anfühlen. Bei manchen Menschen drückt sich das Gefühl von Nervosität durch ein Engegefühl in der Brust aus, während andere eher zu Magenschmerzen neigen.

Das heißt nicht, dass Ihre Emotionen sich immer *genau* gleich anfühlen werden. Allerdings weisen die meisten von uns beim Erleben von Emotionen typische Muster auf.

Möglichkeiten, die Interozeption zu erhöhen

- Praktizieren Sie Achtsamkeit und alle Übungen, die ich auf den Seiten 127–128 im vorherigen Kapitel aufgelistet habe.
- Meditieren Sie.
- Lassen Sie sich massieren, akupunktieren oder andere Körperbehandlungen durchführen.
- Massieren oder berühren Sie sich selbst.
- Üben Sie sich in einer Bewegungsform, die achtsam durchgeführt wird, wie etwa Yoga.
- Üben Sie, achtsam zu essen, und achten Sie auf Ihr Hunger-, Völlegefühl und Sättigung.
- Dehnen Sie Ihren Körper und nehmen Sie wahr, wie sich die verschiedenen Bewegungen in Ihrem Körper anfühlen.

Zulassen
Eines der größten Hindernisse, die der Verarbeitung von Gefühlen im Weg steht, ist unser Unwille, sie zu fühlen. Unangenehme Empfindungen versuchen wir zu ignorieren oder zu betäuben, indem wir trinken oder uns in irgendeine andere von zahlreichen Aktivitäten stürzen. Womöglich realisieren wir noch nicht einmal, dass wir das tun.

Wenn Sie jemand sind, der sich selbst als nicht besonders »emotional« beschreibt, oder den Eindruck hat, nicht besonders viele Gefühle zu empfinden, haben vielleicht auch Sie es sich so sehr zur Gewohnheit gemacht, sich abzulenken, zu betäuben, oder »abzuschalten«, dass Sie es ganz automatisch tun.

An Ablenkung ist nichts auszusetzen. Sie ist sehr nützlich für uns. Wir können nicht immer mitten in einer Sitzung innehalten und unseren Gefühlen nachspüren, um sie zu verarbeiten. Sich abzulenken, bis man sich intensiv um seine Gefühle kümmern kann, ist eine wichtige Technik. Auch wenn Gefühle eine große Überforderung darstellen, kann es hilfreich sein, sich abzulenken und eine Pause zu machen. Problematisch ist es, wenn wir chronisch abschalten und ständig vermeiden, unsere Gefühle zu fühlen. Wie Marc Brackett sagt: »Wenn wir unsere Gefühle nicht ausdrücken, stapeln sie sich wie Schulden auf, die irgendwann fällig werden.«[5] Nehmen Sie sich Zeit. Es braucht etwas Übung, um das Tempo zu drosseln und Ihre Körperempfindungen wahrzunehmen.

Ein weiteres Hindernis, das der Verarbeitung von Gefühlen im Weg steht, ist Selbstverurteilung. Das könnte in etwa so aussehen: Anhand unserer Körperempfindungen beginnen wir zu registrieren, dass wir uns ein wenig traurig fühlen. Da wir uns nicht so fühlen wollen, beginnen wir sofort damit, uns selbst zu verurteilen. Statt uns zu erlauben, uns so zu fühlen, wie wir es tun, haben wir Gedanken wie, *Was stimmt nicht mit mir? Ich sollte gerade nicht traurig sein. Anderen Menschen geht es viel schlechter als mir. Ich bin so erbärmlich*. Wenn das Wahrnehmen Ihrer Gefühle dazu führt, dass Sie urteilen, erlauben Sie sich nicht wirklich, Ihre Gefühle zu fühlen. Es handelt sich um einem Weg, von seinen momentanen Gefühlen abzuschalten im Bemühen, wieder die Kontrolle zu erlangen.

Für viele fühlt es sich besser an, sich selbst niederzumachen und mit sich selbst hart ins Gericht zu gehen, als sich einer Emotion hinzugeben, über die sie keine direkte Kontrolle haben.

Emotionen

Ein biologischer Zustand, hervorgerufen durch neuropsychologische Veränderungen, der mit Gedanken, Stimmungen und einem gewissen Grad an Vergnügen bzw. Missvergnügen einhergeht.

Beispiel: Traurigkeit

Meta-Emotionen

Eine Emotion, die Sie angesichts Ihrer Emotionen haben, welche Sie daran hindert, herauszufinden, wie Sie sich tatsächlich fühlen, und/oder die Beurteilung Ihrer Emotionen, die eine emotionale Reaktion hervorruft.

Beispiel: Wütend sein, weil man traurig ist

Ironischerweise führt die Beurteilung unserer Emotionen oft dazu, dass wir etwas erleben, das als Meta-Emotion bezeichnet wird. Meta-Emotionen sind Emotionen angesichts Ihrer Emotionen. Anstatt neugierig zu sein, warum wir uns so fühlen, wie wir uns fühlen, bleiben wir in Grübeleien stecken, warum wir nicht so fühlen sollten. Am häufigsten erlebe ich Menschen, die Wut oder Scham empfinden, weil sie traurig sind oder eine Emotion empfinden, die sie in ihren Augen »schwach« macht. Dabei ist jede beliebige Gefühlskombination möglich. Man kann traurig sein, weil man traurig ist, oder wütend, weil man traurig ist, oder wütend, weil man wütend ist. Man kann auch mehr als eine Emotion gleichzeitig empfinden.

Untersuchen

Der Kontext spielt besonders, wenn es darum geht, Emotionen zu verstehen, eine wichtige Rolle. Während Emotionen ihren Ursprung im Körper in Form von physiologischen Veränderungen haben, werden sie spezifischer und komplexer, wenn wir sie vor dem Kontext unserer Lebensumstände und sozialen Normen sehen. Das Wissen, was unmittelbar vor dem Auftauchen einer Emotion passierte, liefert wichtige Hinweise auf die Art der Emotion und welche Maßnahmen nötig sind, um sie zu verarbeiten. Fragen wie »Warum fühle ich mich gerade so?« können uns unsere physiologischen Empfindungen sowie darauffolgende Gedanken zu verstehen helfen. Sich diese Frage beantworten zu können, ist auch wichtig, wenn man seine Beziehung zu Alkohol oder ein anderes Suchtverhalten ausloten will. Den Grund für eine bestimmte Gefühlslage zu erkennen, kann helfen, seine Bedürfnisse auf andere Weise zu befriedigen und nicht automatisch zum Glas zu greifen. Fragen wie »Was stimmt nicht mit mir?« hingegen führen zu Scham- und Schuldgefühlen, die mit Selbstverurteilung einhergehen. Bringen Sie stattdessen mehr Mitgefühl für sich selbst auf. Stellen Sie sich Fragen so, wie Sie sie auch einem Freund oder einem Kind stellen würden. Ich verwende das Wort »untersuchen«, weil ich möchte, dass Sie Ihren Körper und Ihre Gefühle wie eine Wissenschaftlerin überprüfen und erforschen.

Wirklich neugierig und offen zu sein, statt mit sich selbst ins Gericht zu gehen, ist eine der wirksamsten Methoden, die eigenen Gefühle eingehend zu untersuchen und mehr Verständnis für sie zu entwickeln. Das ist nicht immer einfach. Wie Brackett sagt: »Es kann ein komplexes Geflecht von Ereignissen und Erinnerungen vorliegen. Normalerweise führt das Stellen einer Frage zu weiteren Fragen, zu einer ganzen Reihe von Folgefragen, die tief gehen können.«[6] Oft steigt die emotionale Intensität, wenn man sich näher mit seinen Gefühlen auseinandersetzt. Das ist zu erwarten und völlig in Ordnung. Aber es bedeutet nicht, dass das ewig anhält. Wir empfinden Emotionen in Wellen mit Intensitätsspitzen, die bald wieder abflauen, wenn man sich darauf einlässt, statt vor ihnen davonzulaufen.

Fragen, die Sie sich selbst stellen sollten:

- Warum fühle ich mich so?
- Warum jetzt?
- Was ist gerade passiert? Was hat diese Emotion möglicherweise getriggert?
- Was habe ich gerade getan, als das passierte? Oder heute Morgen oder gestern Abend?
- Habe ich Erinnerungen, die mit dieser Erfahrung, Person oder Situation verknüpft sind?
- Habe ich meine Grundbedürfnisse erfüllt? Bin ich hungrig, durstig, einsam, müde? War ich heute draußen?

Fragen, die Sie vermeiden sollten:

- Was stimmt nicht mit mir?
- Warum fühle ich mich immer so?
- Warum kann ich nicht machen, dass dieses Gefühl weggeht?
- Warum kriege ich das nicht hin?
- Warum kann ich nicht einfach glücklich sein?

Benennen

Sie untersuchen Ihre Gefühle mit dem Ziel, sie genau benennen zu können. Wenn Sie einen Body-Scan durchgeführt haben und es Ihnen immer noch schwerfällt, eine Aussage zu treffen, wie Sie sich momentan fühlen, beginnen Sie damit, wahrzunehmen, ob Ihre Energie und Ihr Wohlbefinden sich eher auf einem hohen oder niedrigen Niveau befinden. Diese beiden Spektren sind in Ihrem Gehirn fest verdrahtet, und im Gegensatz zu Emotionen werden sie sogar von Säuglingen wahrgenommen. Babys haben vielleicht keine Vorstellung von Hunger oder Langeweile, aber sie kennen das Niveau Ihrer Energie und ihres Wohlbefindens und kommunizieren diese auch.[7]

Wenn Ihr Energieniveau leicht erhöht und Ihr Wohlbefinden leicht herabgesetzt ist, fühlen Sie sich verärgert. Wenn Ihr Energieniveau und Ihr Wohlbefinden leicht vermindert sind, fühlen Sie sich apathisch. Wenn Ihr Energieniveau leicht vermindert und Ihr Wohlbefinden leicht erhöht ist, fühlen Sie sich entspannt. Sind Ihr Energieniveau und Ihr Wohlbefinden leicht erhöht, empfinden Sie Freude.

Dies wird als Circumplex-Modell der Affekte bezeichnet.[8] Je höher Ihre Energie und Ihr Wohlbefinden sich auf der Intensitätsskala einordnen lassen, desto intensiver fällt die Emotion aus. Mein Lieblingsdiagramm zur Identifizierung von Emotionen, das sogenannte Mood Meter, stammt von Marc Brackett. Ich empfehle, online danach zu suchen. Brackett bietet aber auch eine kostenlose App an, die Sie herunterladen können, um genau zu bestimmen, in welcher Gefühlslage Sie sich gerade befinden. Es mag unwichtig erscheinen, *exakt* das Wort zu finden, das beschreibt, wie Sie sich fühlen, aber Untersuchungen zeigen: Je größer der emotionale Wortschatz einer Person, auch als emotionale Granularität[9] bekannt, desto besser ist sie in der Lage, ihre Gefühle zu regulieren. Das heißt, je genauer man seine Emotionen identifizieren kann und die feinen Unterschiede zwischen verschiedenen Bezeichnungen kennt, desto besser versteht man, wie man sich fühlt, sodass man Maßnahmen ergreifen kann, die einem helfen. Eine hohe emotionale Granularität spart Ihrem Gehirn außerdem Zeit und Energie. Sie können morgens Ihren Wecker hören, Müdigkeit verspüren und sich sofort deprimiert fühlen (wenn Sie zum Beispiel Ihren Job nicht mögen). Die gleiche Person, die an diesem Tag eine neue Stelle antritt, könnte sich sofort nervös und wach fühlen. Je besser Ihr emotionales Vokabular ist, desto weniger Zeit müssen Sie aufwenden, um herauszufinden, wie und warum Sie sich so fühlen, wie Sie sich fühlen.

Kinder haben generell einen viel kleineren emotionalen Wortschatz als Erwachsene und neigen daher dazu, Gefühle intensiver und unberechenbarer zu empfinden. Wenn man nicht hinreichend versteht, warum man auf eine bestimmte Weise fühlt oder welche Faktoren unsere Laune und Gefühle beeinflussen, ist es viel schwieriger, Veränderungen herbeizuführen oder Maßnahmen zu ergreifen, die helfen, dass man sich besser fühlt. Die meisten Kinder haben nur drei Wörter, um zu beschreiben, wie sie sich fühlen: glücklich, traurig und wütend. Sind dies die einzigen drei Wörter, mit denen Sie Ihre Gefühle beschreiben, dann empfinden Sie etwa ein Drittel Ihres Lebens eine dieser Emotionen.

Wenn ein Kind jedoch beginnt, den Unterschied zwischen Gefühlen wie Frustration und Wut zu erkennen, verringert sich die Intensität seiner Emotion, und es ist fähig, seine Emotionen besser zu verarbeiten und zu regulieren.

Ich empfehle dringend, die Definitionen der verschiedenen Emotionswörter nachzuschlagen, um das exakt richtige, treffende Wort zu benutzen. Genauigkeit und Spezifität sind aber wichtig, da uns die Fähigkeit, unsere Körperempfindungen in ihrem jeweiligen Kontext zu verstehen, dabei hilft, unsere Ziele zu erreichen und unser Körperbudget zu regulieren. Die Wörter, die Sie kennen, prägen Ihre Selbsterfahrungen, Ihre Körperempfindungen und die externen Stimuli um Sie herum.

Erforschen und Loslassen
Der letzte Schritt bei der Emotionsverarbeitung ist das Erforschen und Loslassen der damit verbundenen Empfindungen. Erforschen bedeutet, dass Sie sich fragen: Was kann ich tun, um jetzt für mich selbst zu sorgen? Was brauche ich in diesem Moment? Beim Loslassen geht es darum, Maßnahmen zu ergreifen, um Ihr Körperbudget zu regulieren und sich selbst wieder in einen Zustand der Homöostase zu bringen. Wenn Sie sich jemals besser gefühlt haben, nachdem Sie bei einer Freundin Dampf abgelassen haben, joggen gegangen sind oder im Auto zu einem Song gegrölt haben, dann liegt das daran, dass Sie durch diese Aktionen etwas von der mit der Emotion verbundenen Energie freisetzen und damit Ihr Körperbudget in Ordnung bringen konnten. Denken Sie daran, dass Körper und Geist untrennbar miteinander verbunden sind. Ihr Körper reagiert auf Stress, indem er sturzbachartig Hormone in ihren Blutkreislauf freisetzt, um sich auf die Kampf-oder-Flucht-Reaktion vorzubereiten. Aber nur, weil Sie wahrnehmen, dass sich Ihre Herzfrequenz erhöht, Sie alle Empfindungen über sich ergehen lassen, untersuchen, warum Sie so fühlen, und das Gefühl als Angst benennen, bedeutet das nicht, dass all diese physiologischen Veränderungen in Ihrem Körper und die Hormone auf magische Weise verschwinden.

Aus diesem Grund ist Loslassen so wichtig. Um wieder in einen Zustand der Homöostase zu gelangen, muss Ihr Körper wissen, dass er in Sicherheit ist. Der Wunsch, zu verstehen, was und warum etwas geschieht, ist dem Menschen angeboren, um Vorhersagen machen zu können und in der Zukunft für Sicherheit zu sorgen. Manchmal ergeben unsere Emotionen perfekten Sinn, und wir haben das Gefühl, mit etwas abschließen zu können. Manchmal können wir die Emotion, die wir empfinden, identifizieren, aber sie ergibt keinen Sinn für uns, besonders dann, wenn es sich um ein Trauma handelt. Wenn Sie sich erlauben, Ihre Gefühle zu fühlen und aktiv dazu beitragen, sie loszulassen, regulieren Sie Ihre Emotionen, ganz unabhängig davon, ob Sie sie verstehen oder nicht. Wenn Sie Ihre Emotionen regulieren, können Sie sich besser um sich selbst kümmern und erfüllen damit zwei wichtige Voraussetzungen, sich selbst neuzubeeltern.

Möglichkeiten, Ihre Emotionen loszulassen und Ihr Körperbudget zu regulieren

- Bewegen Sie Ihren Körper auf irgendeine Weise (Yoga, Stretching, Gehen, Laufen, Hampelmänner, Tanzen, Schreien, auf ein Kissen einschlagen) ... Jede Art von Bewegung (auch Schreien ist eine Bewegung) trägt zur Regulierung Ihres Körperbudgets bei, da Signale an Ihr Gehirn gesendet werden, dass Sie in Sicherheit sind. Bewegen Sie sich langsam, wenn Sie sich energiegeladen fühlen und Ihre Herzfrequenz senken wollen. Wenden Sie mehr Energie auf/absolvieren Sie ein aerobes Training, wenn Sie sich energielos fühlen. Sie können auch mit Temperaturen experimentieren. Kälte wirkt energetisierend, Wärme eher beruhigend.
- Atmen Sie tief und langsam. Versuchen Sie, vier Takte einzuatmen, vier Takte die Luft anzuhalten und vier Takte auszuatmen.
- Treten Sie in Kontakt zu anderen. Unsere Mitmenschen helfen uns, selbst, wenn wir sie nicht kennen, unser Körperbudget durch Co-Regulation zu regulieren. Schon ein Lächeln oder Small Talk vermittelt Ihrem Gehirn, dass es okay ist, aus seinen Gedanken auszubrechen und im gegenwärtigen Moment zu leben.
- Verbringen Sie Zeit mit engen Freunden oder Familienmit-

gliedern. Zeit mit Menschen, die wir lieben und denen wir vertrauen, zu verbringen, ist eine sehr effektive Methode, sein Körperbudget zu regulieren. Studien konnten zeigen, dass sich die Herzfrequenz und das Atemmuster von Menschen, die sich sehr nahe sind, aufeinander abstimmen, wenn sie zusammen sind. In Gegenwart von geliebten Menschen fällt es uns auch leichter, Zuneigung zu zeigen, uns zu berühren – sei es ein Kuss, ein freundlicher Klaps auf den Rücken oder eine Umarmung – und automatisch mitzulachen. Auch das wirkt Wunder.[10]

- Führen Sie ein Tagebuch oder teilen Sie mit einer anderen Person Ihre Gedanken und Gefühle.
- Gehen Sie einer kreativen Tätigkeit nach, um Ihre Gefühle auszudrücken (Malen, Zeichnen, Tanzen, Musikhören, Singen, ein Instrument spielen etc.).
- Weinen Sie. Wissenschaftler haben erst kürzlich entdeckt, dass wir über unterschiedliche Tränenarten verfügen. Tränen, die wir beim Zwiebelschneiden vergießen (basale Tränen) haben eine andere Zusammensetzung als emotionale Tränen, die unter Stress freigesetzte Neurotransmitter enthalten.[11] Daher trägt Weinen durch das Ausschwemmen von Stressbotenstoffen dazu bei, das Körperbudget zu regulieren.

Kapitel 9

Selbstfürsorge

Selbstfürsorge fühlt sich anders an,
wenn sie ein Liebesbrief und nicht die Rettung ist.
ILYSE KENNEDY

»Ich denke, wir sollten mal über Selbstfürsorge reden«, schlage ich Andrea vor.

»Ich schätze, meine Selbstfürsorge ist ziemlich gut. Ich treibe fast jeden Tag Sport.«

Ich lächle. »Vielleicht sollte ich mit der Frage beginnen, was das Wort ›Selbstfürsorge‹ für Sie bedeutet?«

»Na ja, auf Instagram bekommt man den Eindruck, es hätte etwas mit Badekugeln zu tun, aber ich weiß, dass es eher um Gewohnheiten geht. Täglich Sport zu treiben. Auf eine gesunde Ernährung zu achten und Zucker zu reduzieren. Nicht zu prokrastinieren, weil das nichts mit Selbstfürsorge zu tun hat. Es geht darum, die beste Version seiner selbst zu sein«, erklärt Andrea stolz.

»Ja, vieles davon *kann* Selbstfürsorge sein. Doch eigentlich ist Selbstfürsorge die sehr spezifische, sich ständig im Wandel befindende Praxis, seine eigenen Bedürfnisse zu erfüllen. Daher sieht Selbstfürsorge von Woche zu Woche und von Monat zu Monat anders aus.«

»Ja, meine ändert sich auch, aber eigentlich will ich das nicht. Ich habe das Gefühl, dass ich entweder meine komplette Selbstfürsorgeroutine durchziehe oder es bleiben lasse.«

»Was bedeutet, *keine* Selbstfürsorge zu betreiben, für Sie?«, frage ich.

»Ausschlafen, keinen Sport machen, Schrott essen.«

»Was, wenn das die eigentliche Selbstfürsorge wäre?«

Andrea ist überrascht. »Was meinen Sie? Das ist das Gegenteil von Selbstfürsorge.«

»Vielleicht. Aber wenn Sie Ihre Selbstfürsorgeroutine unterbrechen, brauchen vielleicht Ihr Körper und Ihre Seele eine Pause. Vielleicht stellt es eine Möglichkeit dar, Ihre Bedürfnisse zu erfüllen.«

»Möglich. Aber ich denke, wenn es sich wirklich um Selbst*fürsorge* handeln würde, würde es sich besser anfühlen. Dann würde ich mich danach nicht schlecht fühlen.«

»Tja, ich denke, es ist schwer, sich gut dabei zu fühlen, eine Pause einzulegen, sich auszuruhen oder auszuschlafen, wenn man glaubt, dass man seine Routinen nie durchbrechen darf«, gebe ich zu bedenken.

»Schon, aber es fühlt sich an, als würde ich mich zurücklehnen. Wenn ich mir einfach gesagt hätte, dass es in Ordnung ist, eine Pause zu machen, wäre ich nicht in der Lage gewesen, mich selbst anzuspornen und in der Schule erfolgreich zu sein.«

»Das kann sein. Ich weiß es nicht – wir haben es nicht ausprobiert. Aber abgesehen davon frage ich mich auch, was passieren würde, wenn Sie realistischere Erwartungen an sich selbst hätten. Vielleicht wäre es dann einfacher für Sie, Ihre Gefühle zu regulieren, eine Verbindung zu Ihren Kommilitonen aufzubauen und die Dinge, die Sie tun, zu genießen.«

»Es macht mir einfach Angst. Ich habe mir noch nie im Leben erlaubt, buchstäblich einfach nur zu sein.«

Jetzt kommen wir weiter, denn ich merke, dass Andrea zum ersten Mal darüber nachdenkt. »Ich sage ja nicht, dass Sie sich keine Ziele setzen können. Sie sind Medizinstudentin, Andrea, Sie haben eine Menge Verantwortung. Aber ich denke, die Ironie besteht darin, dass Sie sich trotzdem ausruhen. Sie stellen diese superhohen Ansprüche an sich selbst, können sie dann nicht erfüllen und trinken, um den Schmerz darüber zu betäuben. Wenn Sie sich nicht gleich das geben, was Sie brauchen, finden Sie eine Möglichkeit, Ihre Bedürfnisse zu befriedigen, auch wenn das bedeutet, dass Sie so viel trinken, dass Sie einen Kater haben und den ganzen Tag schlafen.«

Ich merke, dass das, was ich sage, bei Andrea ankommt, ein Blick in ihr Gesicht verrät mir aber, dass sie immer noch nicht ganz verstanden hat, was ich ihr sagen will.

»Andrea, sosehr Sie auch glauben wollen, dass Sie ein Gehirn sind, das Ihren Körper kontrolliert, und dass Sie dank bloßer *Willenskraft* alles, was Sie wollen, tun können, ist es so, dass Körper und Gehirn zusammenarbeiten. Ihr Körper ist keine Maschine, und sie haben Grundbedürfnisse, die Sie nicht bis in alle Ewigkeit ignorieren können. Wenn Sie Ihrem Körper keine Pause gönnen, wird Ihr Körper sie einfordern. So wie Ihr Knöchel.« Andrea hatte mir heute zu Beginn der Sitzung berichtet, dass Sie sich den Knöchel beim Training auf ihren letzten Marathon verstaucht hatte. Doch sie lief trotzdem weiter, bis sie in der Notaufnahme landete, wo ihr die Ärzte sagten, dass sie eine Knochenfraktur riskieren würde, wenn sie sich nicht ausruhen würde.

»Okay, gut, ich hab's verstanden.«

»Es ist unmöglich, perfekt zu sein, Andrea. Was, wenn Sie diese Tatsache akzeptieren und eine vertretbare Routine etablieren würden, statt weiterhin dagegen anzukämpfen? Sie müssen sowieso eine Pause einlegen, also wie wäre es, wenn Sie sie genießen könnten … oder sich zumindest nicht dafür hassen würden?«

»Ich habe einfach Angst. Mir ist es wichtig, Erfolg zu haben«, gibt sie zu.

»Sie können für sich selbst sorgen und erfolgreich sein. Auf Ihre Bedürfnisse einzugehen und sich selbst Pausen zu gönnen bedeutet nicht, dass Sie aufgeben. Das Ziel besteht darin, die goldene Mitte zu finden. Und eine Selbstfürsorge-Routine zu entwickeln, die sich danach ausrichtet, was in Ihrem Leben los ist und wie Sie sich fühlen. Ihre Routine wird also während Ihrer Abschlussprüfungen anders aussehen als während Ruhephasen. Ihre Routine wird sich ändern, wenn Sie weniger im Hörsaal und mehr bei den Patienten sind.

»Verstanden ... in Ordnung.«

»Das wird Ihnen anfangs schwerfallen, weil Perfektionismus und hart zu sich selbst zu sein für Sie Motivationsmethoden waren.«

»Genau, meine Eltern haben es auch so gemacht.«

»Es ist also so, als hätten Sie sich wie einen Esel ausgepeitscht, um sich selbst zu motivieren. Es funktioniert schnell und ist effektiv, aber mit der Zeit verschlechtert sich die Beziehung zu dem Esel, und man muss immer härter zuschlagen, um zu den gleichen Ergebnissen zu kommen. So wie auch Ihre Beziehung zu sich selbst im Lauf der Zeit immer schlechter wird. Wir können dieses Muster aber auch durchbrechen und den Esel mit Karotten locken. Wir können nett zu ihm sein und sein Vertrauen gewinnen. Wahrscheinlich dauert es länger, und der Esel wird niemals perfekt sein, aber mit der Zeit eine positive Beziehung zu ihm (und zu sich selbst) aufzubauen ist nachhaltiger und führt zu besseren Ergebnissen.«

Andrea nickt. »Sind Sie bereit, die Peitsche niederzulegen?«, frage ich sie.

Andrea grinst. »Ja.«

Was bedeutet echte Selbstfürsorge?

Es passiert so oft, dass den Leuten als Erstes Badekugeln in den Sinn kommen, wenn ich über Selbstfürsorge reden. Ich hoffe, nach diesem Kapitel wird Ihre Wahrnehmung eine andere sein.

Die Wahrheit ist, dass Selbstfürsorge zu großen Teilen *wirklich langweilig* ist. Sie kann ein Besuch beim Zahnarzt sein, auf den Sie keine Lust haben, sie kann bedeuten, Nein zu einer Reise zu sagen, die Sie sich nicht leisten können, Ihr Handy abzustellen oder ein Glas Wasser zu trinken. Sie hat nichts Glamouröses. Es geht nicht darum, »sich selbst zu verwöhnen«, und meistens hat Selbstfürsorge nichts mit Dingen zu tun, die man sich kaufen kann. Sie ist nicht egoistisch, und entgegen der landläufigen Meinung muss man sich das Recht auf Selbstfürsorge nicht *verdienen*, genauso wenig wie man sich das Recht verdienen muss, auf die Toilette zu gehen oder sich schlafen zu legen. Ruhe und Selbstfürsorge sind notwendig, und es ist unmöglich, geistig gesund zu bleiben, wenn man sich nicht ausruht. Allerdings ist es wichtig, anzuerkennen, dass die Möglichkeit, Selbstfürsorge zu betreiben, oft davon abhängt, wie privilegiert man ist.

Die wichtigste Selbstfürsorge, nämlich die, die den größten Unterschied für Ihre mentale Gesundheit macht, ist verbunden mit der Befriedigung Ihrer Grundbedürfnisse. Der Grund dafür besteht darin, dass Ihre emotionale Gesundheit, wie im vorherigen Kapitel besprochen, sehr eng mit Ihrer körperlichen Gesundheit verbunden ist. Denken Sie an die maslowsche Bedürfnishierarchie (von unten nach oben: physiologische, Sicherheits-, soziale und Individualbedürfnisse und darüber die Selbstverwirklichung). Es ist wirklich schwierig, ein zufriedenes und erfülltes Leben anzustreben, wenn man kämpft, ein Dach über dem Kopf und Essen auf dem Tisch zu haben. Und wenn Sie keinen Zugang zu angemessener Nahrung, sauberem Trinkwasser, Gesundheitsfürsorge oder einer sicheren Unterkunft haben oder wenn Sie nicht in der Lage sind, einen Tag von der Arbeit freizunehmen, weil Sie die Miete kaum zahlen können, wird es extrem schwierig, Ihre Grundbedürfnisse zu befriedigen und Selbstfürsorge zu betreiben. Deshalb ist es bei den Themen Wohlbefinden, mentale Gesundheit und Sucht so wichtig, anzuerkennen, dass Privilegien aller Art, nicht nur sozioökonomischer, sondern auch der Hautfarbe (White Passing), des Geschlechts, der Cisgeschlechtlichkeit, der Sexualität, des Körperbaus usw., verhindern, dass Menschen ohne solche Privilegien ihre Bedürfnisse erfüllen. In den Quellen am Ende des Buches finden Sie tiefergehende Informationen von Soziologen sowie Erfahrungsberichte, wie sich soziale Ungerechtigkeit auf den Einzelnen und die Allgemeinheit auswirken.

Als Maslows Bedürfnishierarchie in den letzten Jahren durch das Internet und die sozialen Medien weiterverbreitet wurde, kam es zu einer verzerrten Darstellung von Maslows Arbeit. Er hatte seine Theorie nie als Pyramide abgebildet; diese war nach dem Zweiten Weltkrieg eine Erfindung eines Unternehmensberaters.[1] Scott Barry Kaufman, Psychologe und Maslow-Experte, erklärt: »Maslows Bedürfnistheorie wird oft als schrittweise Entwicklung dargestellt, als ob wir, sobald wir eine Reihe von Bedürfnissen befriedigt haben, uns nie mehr mit der Befriedigung des jeweiligen Bedürfnisses beschäftigen müssten. Als wäre das Leben ein Videospiel.«[2]

Zu Recht warf man diesem fehlinterpretierten Konzept mangelnde Kulturkompetenz vor. Die Pyramide stellt Individualismus übermäßig in den Vordergrund, berücksichtigt keine individuellen Unterschiede und suggeriert, dass psychische Bedürfnisse weniger wichtig als körperliche seien.

Sie steht in scharfem Kontrast zu anderen Bedürfnismodellen, wie der *Blackfoot Hierarchy of Needs*, auch bekannt als *die Breath of Life Theory*, wo die Pyramide in umgekehrter Reihenfolge dargestellt und Selbstverwirklichung am unteren Ende der Pyramide verortet ist. Tatsächlich war auch Maslows Theorie sehr stark von der Blackfoot-Kultur geprägt. Maslow verbrachte mehrere Wochen[3] mit ihnen in ihrem Reservat in Kanada und verwendete ihr Verständnis von Selbstverwirklichung für sein eigenes Modell. Kaufman entwarf eine nuanciertere und aktualisierte Version von Maslows Theorie, das er in Form eines Segelboots darstellt. In diesem Modell macht Kaufman deutlich, dass die drei Bedürfnisse im unteren Teil des Bootes keine Hierarchie bilden, sondern zusammenhängen und für die Stabilität des Boots gleichermaßen wichtig sind. Unsere Grund- bzw. Sicherheitsbedürfnisse sind: Sicherheit, Verbundenheit und Selbstwertgefühl. Diese drei Aspekte sind wichtig, damit das Boot stabil und sicher ist. Kaufman unterstreicht die Bedeutung von Sicherheit, ehe man sich um sein persönliches Wachstum kümmern kann, ähnlich wie ein Segelboot über einen stabilen, sicheren Rumpf verfügen muss, ehe seine Segel geöffnet werden können, um auf Entdeckungstour zu gehen. Kaufman schreibt,

> Man »besteigt« ein Segelboot nicht wie einen Berg oder eine Pyramide. Stattdessen öffnet man das Segel, so wie man seine Schutzhüllen fallen lässt, sobald man sich sicher genug fühlt. Es ist eine fortlaufende Dynamik: Gerade noch kann man offen und spontan sein, sich aber im nächsten Moment so sehr bedroht fühlen, dass man sich in Vorbereitung auf den Sturm vor der Welt verschließt. Doch je beständiger Sie sich der Welt öffnen, desto weiter wird Ihr Boot fahren und desto mehr profitieren Sie von den Menschen und Möglichkeiten um Sie herum.[4]

Die Metapher ist auch deswegen so treffend, weil sie uns daran erinnert, dass wir unser Wachstum jederzeit unterbrechen können, wenn wir es langsamer angehen lassen müssen, etwas integrieren und uns auf unsere Grundbedürfnisse kümmern müssen. Im Gegensatz zu traditionellen Interpretationen der maslowschen Hierarchie argumentiert Kaufman, dass alle drei Bedürfnisse entscheidend für Sicherheit sind. Daher sind die Gefühle der Verbundenheit und Zugehörigkeit Grundbedürfnisse und nicht nur etwas, das ganz nett ist, wenn man es hat. Wenn Sie jemals von dem Harlow-Versuchen mit Rhesusaffen gehört haben, wissen Sie, wovon ich spreche. In seiner Untersuchung wies der Psychologe Harry Harlow nach, dass Affen eine »Mutter« in Form einer weichen Stoffattrappe einer solchen aus Draht vorzogen, selbst wenn Letztere Nahrung bot. Harlows Studie bewies, welch große Bedeutung Zuneigung, Berührung und Bindung für die menschliche Entwicklung spielen.[5]

Sicherheitsbedürfnisse

Sicherheitsbedürfnisse (körperliche und psychische): Luft, Wasser, Nahrung, Unterkunft, Schlaf, Kleidung, physische und familiäre Sicherheit, allgemeine Sicherheit

Bindungsbedürfnisse: Bedürfnis nach Zusammengehörigkeit, gemocht und akzeptiert zu werden

Selbstwertbedürfnisse: Selbstwertgefühl, Respekt von anderen und von sich selbst, Erfolgsgefühle

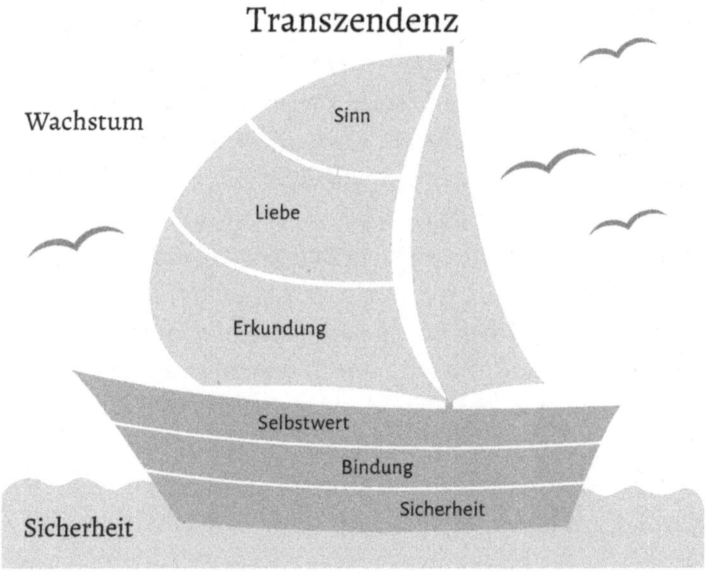

Die Befriedigung unserer Bedürfnisse ist ein Prozess des Wachsens und Schrumpfens und nie abgeschlossen. Sie hängt davon ab, was in unserem Leben vor sich geht und wie es um unsere mentale und körperliche Gesundheit sowie unsere Beziehungen bestellt ist. Das »Segel« des Boots besteht aus Erkundung, Liebe und Sinn, die zusammen Gelegenheit zu Wachstum und Transzendenz bieten. Erkundung ist ein sehr wichtiges menschliches Bedürfnis. Unsere Gehirne sind buchstäblich darauf ausgelegt. Wir bekommen einen Dopaminkick, wenn wir uns auf neue Aktivitäten und Erfahrungen einlassen. Auf diese Weise entwickelten wir durch natürliche Selektion (besonders im Vergleich zu anderen Tieren) eine ausgezeichnete Anpassungsfähigkeit.

Kaufman schreibt: »Durch Erkundung können wir neue oder unerwartete Ereignisse in vorhandenes Wissen und Erfahrungen integrieren, ein Prozess der für Wachstum notwendig ist.«[6]

Fehlt es uns aber an physischer oder psychischer Sicherheit, ist das Erkunden für uns weniger wichtig und verlockend. Überleben steht immer an erster Stelle. Wir wachsen an neuen Situationen und genießen Erkundung, wenn wir vor Herausforderungen gestellt werden und dabei ein gewisses Maß an Stress und Ungewissheit erleben, aber nicht so viel, dass wir unsere Grundbedürfnisse nicht befriedigen könnten. Wie in Kapitel 3 besprochen, ist etwas Stress gesund für uns, aber zu viel oder chronischer Stress haben negative Auswirkungen. Wenn ich nun auf die acht verschiedenen Arten der Selbstfürsorge eingehe, betreffen die meisten davon die Möglichkeit, ein grundlegendes, stabilisierendes Bedürfnis zu erfüllen, aber es wird auch um Ideen für Wachstum und Erkunden gehen. Je nachdem, was in Ihrem Leben gerade los ist und wie Sie sich fühlen, bestimmen Sie selbst, welcher Teil Ihres Segelboots Ihre Aufmerksamkeit braucht.

Typen der Selbstfürsorge

Es gibt acht Arten der Selbstfürsorge: emotionale, mentale, körperliche, spirituelle, soziale, berufliche, finanzielle und umgebungsbezogene. Einige dieser Bereiche überschneiden sich, aber ich finde es hilfreich, Selbstfürsorge in diese acht Kategorien aufzuschlüsseln, damit man eine Vorstellung davon bekommt, wie umfangreich echte Selbstfürsorge jenseits von Badekugeln ist. Das bedeutet nicht, dass Sie zwangsläufig alle acht Formen der Selbstfürsorge betreiben *müssen*. Konzentrieren Sie sich lieber auf das, was Ihnen, basierend auf Ihren Bedürfnissen, am besten hilft. Vielleicht stellen Sie beim Durchgehen der Liste auch fest, dass Sie bereits Dinge zur Selbstfürsorge tun, was toll ist! Bleiben Sie dabei!

Emotionale Selbstfürsorge

Emotionale Selbstfürsorge umfasst Maßnahmen zur Unterstützung der emotionalen Gesundheit. Wie bei all diesen Kategorien sieht Selbstfürsorge von Mensch zu Mensch anders aus. Sich um seine emotionale Gesundheit zu kümmern, kann sich positiv auf die Fähigkeit auswirken, alle oben genannten Bedürfnisse zu erfüllen, da unsere emotionale Gesundheit mit fast allem, was wir tun, eng verknüpft ist. Bei den meisten der folgenden Beispiele handelt es sich um Ideen, die wir uns bereits im letzten Kapitel näher angeschaut haben. Blättern Sie zurück, um Ihre Erinnerung aufzufrischen. Das Setzen von Grenzen werden wir im nächsten Kapitel ausführlich behandeln, und wie man Selbstmitgefühl praktiziert, erfahren Sie in Kapitel 14.

Beispiele:

- Wahrnehmen, wie sich Gefühle im Körper anfühlen (siehe Seite 137)
- Unangenehme Gefühle zulassen und verarbeiten (siehe Seite 140)
- Üben, seine Gefühle zu benennen (siehe Seite 143)
- »Nein« sagen und Grenzen setzen (siehe nächstes Kapitel)
- Selbstmitgefühl praktizieren (siehe Seite 271)

Mentale Selbstfürsorge

Mentale Selbstfürsorge umfasst Maßnahmen zur Unterstützung Ihrer mentalen Gesundheit und Ihres Gemütszustands. Dies meint auch das Erlernen neuer Fähigkeiten oder das Annehmen von gewissen Herausforderungen, um dem Bedürfnis nach einem gesunden Selbstwertgefühl sowie dem nach Erkundung, Liebe und Sinn nachzukommen.

Beispiele:

- Ein Buch zum Thema Selbsterkundung lesen
- Tagebuch führen
- Einen achtsamen Spaziergang machen
- Eine neue Fähigkeit erlernen
- Einen Bastelabend veranstalten
- Dinge entdecken, die Sie gerne tun
- Sich ausruhen oder Zeit für sich selbst nehmen
- Ein Puzzle legen
- Malen, zeichnen, modellieren, sich in irgendeiner Weise künstlerisch betätigen
- In die Bibliothek gehen
- Reisen
- Ein Museum, ein neues Restaurant oder die Gegend, in der Sie leben, erkunden

Körperliche Selbstfürsorge

Körperliche Selbstfürsorge bedeutet, dass man sich um sich selbst kümmert. Es bedeutet, darauf zu achten, was Ihr Körper braucht und was sich gut anfühlt. So erfüllen Sie beispielsweise Ihre Sicherheitsbedürfnisse, wenn Sie essen, trinken, sich bewegen und schlafen. Mit Tanzen, Kochen oder einem Friseurbesuch erfüllen Sie Ihr Bedürfnis nach Selbstwert oder möglicherweise sogar das nach Erkunden (wenn Sie eine neue Frisur ausprobieren!).

Beispiele:

- Tanzen
- Eine vollwertige Mahlzeit einnehmen
- Kochen oder backen

- Über den Tag verteilt Wasser trinken
- Nach draußen gehen
- Ausreichend schlafen
- Stretching
- Duschen oder ein Bad nehmen
- Zum Arzt oder Zahnarzt gehen
- Sich die Nägel oder Haare machen lassen oder eine Gesichtsmaske auflegen

Spirituelle Selbstfürsorge

Spirituelle Selbstfürsorge bedeutet, Maßnahmen zu ergreifen, die die eigene Spiritualität unterstützen. Für manche bedeutet das, ihre Religion auszuüben, für andere sind es ihre individuellen spirituellen Überzeugungen. Selbst wenn Sie nicht religiös oder spirituell sind, streben alle Menschen nach Transzendenz und danach, einen Sinn in ihrem Leben zu erkennen. Vermittelt der eigene Glaube ein Gefühl von Geborgenheit, hilft spirituelle Selbstfürsorge manchen Menschen auch dabei, ihr Sicherheitsbedürfnis zu befriedigen. Anderen wiederum hilft spirituelle Selbstfürsorge, den Sinn im Leben zu erkennen.

Beispiele:

- An einer religiösen Versammlung teilnehmen
- Einer Gruppe in Ihrer Gemeinde beitreten
- Spirituelle Texte lesen oder Ihre Ideen mit anderen austauschen
- Meditieren
- Einen Spaziergang in der Natur machen
- Ehrenamtlich tätig sein
- Tarot praktizieren

Soziale Selbstfürsorge

Soziale Selbstfürsorge ist eine der wichtigsten Arten der Selbstfürsorge, da die Verbindung zu anderen ein elementares Bedürfnis von uns allen ist. Sie kann von Mensch zu Mensch anders aussehen, je nachdem, wie viel Bindungen wir in unserem Leben zu anderen aufgebaut haben (etwa, ob Sie alleine oder mit anderen leben, von zu Hause aus arbeiten oder ins Büro gehen) und wie extrovertiert wir sind. Mit dem Aufkommen der sozialen Medien können wir mit mehr Menschen als je zuvor in Verbindung stehen, entwickeln aber infolgedessen eventuell weniger tiefe Beziehungen zu Freunden. Menschen persönlich zu sehen ist oft wesentlich erfüllender, selbst wenn wir die jeweiligen Menschen gar nicht so gut kennen. Mit sozialem Engagement erfüllen wir unser Bedürfnis nach Bindung, einem gesunden Selbstwertgefühl, Erkundung (wenn wir neue Freundschaften knüpfen) und Liebe.

Beispiele:

- Ein Telefongespräch mit einer Freundin, die weit entfernt wohnt, vereinbaren
- Zeit mit Familie oder Freunden verbringen
- Sich gemeinsam mit dem Partner mit einem anderen Paar verabreden
- Einen Spaziergang mit einer Freundin machen
- Seine Nachbarn kennenlernen
- Einem Buchclub oder einer anderen Gruppe, die Sie interessiert, beitreten
- Mit dem Hund auf eine Hundespielwiese oder mit den Kindern zum Spielplatz gehen
- Einer Online-Gruppe mit gleichen Interessen beitreten
- Menschen auf den sozialen Medien entfolgen, die Sie dazu bringen, sich einsam oder schlecht zu fühlen

Berufliche Selbstfürsorge

Berufliche Selbstfürsorge bedeutet, Maßnahmen zu ergreifen, die Ihrer Karriere, Ihrer Berufung oder Ihrem Berufsleben förderlich sind. Sie ist wichtig für Ihr Sicherheits- und Selbstwertgefühl, kann aber auch dazu beitragen, Ihr Bedürfnis nach Verbundenheit und Sinn zu erfüllen. Darüber hinaus unterstützt berufliche Selbstfürsorge Ihre psychische Gesundheit, indem Sie darauf achten, im Job nicht auszubrennen und Ihre Arbeit weiterhin als erfüllend zu empfinden.

Beispiele:

- Pausen einlegen, um sich zu stretchen
- Grenzen gegenüber Kollegen setzen
- Ein nahrhaftes Mittagessen abseits Ihres Schreibtisches oder Arbeitsplatzes einnehmen
- An beruflicher Weiterbildung teilnehmen
- Pünktlich sein
- Um Hilfe oder Klarstellung bitten
- Ihre Ideen mit dem Team teilen

Finanzielle Selbstfürsorge

Finanzielle Selbstfürsorge beinhaltet Maßnahmen, um Ihre finanziellen Ziele zu erreichen und Ihre Ressourcen zu schützen. Diese Art der Selbstfürsorge ermöglicht es uns, unser Bedürfnis nach Sicherheit zu befriedigen und unser Selbstwertgefühl zu stärken.

Beispiele:

- Rechnungen pünktlich bezahlen
- Einen Budgetplan erstellen und einhalten

- Mahlzeiten zu Hause einnehmen
- Abonnements kündigen
- Öffentliche Verkehrsmittel benutzen
- Sich aus Mailinglisten austragen, durch die Sie mit Gutscheinen und Rabatten zum Shoppen verleitet werden
- Geld für Dinge ausgeben, die Ihnen Freunde machen oder einen Bedarf decken
- Einen Finanzberater zurate ziehen

Umgebungsbezogene Selbstfürsorge
Umgebungsbezogene Selbstfürsorge bedeutet, sich um die Umgebung bzw. den Raum, den Sie bewohnen, zu kümmern. Das Wohlbefinden der meisten Menschen wird auch von dem Raum, in dem sie Zeit verbringen, beeinflusst. Dinge, die uns an etwas erinnern, vor dem wir uns drücken, wie etwa die Wäsche wegzuräumen oder das Geschirr abzuspülen, kann zu einem Gefühl der Überforderung führen.

Beispiele:

- Gemeinschaftsräume ordentlich halten
- Regelmäßig aufräumen
- Einen wöchentlichen Putzplan erstellen
- Das eigene Zimmer behaglich gestalten
- Haushaltsroutinen etablieren
- Die Bettwäsche wechseln
- Ihren Schreibtisch in der Arbeit dekorieren

Wie Sie sehen, ist echte Selbstfürsorge nicht unbedingt immer etwas, das Spaß macht. Besuche beim Arzt oder Zahnarzt sind keine vergnügliche Angelegenheit, gehören aber zu den besten Maßnahmen, um körperliche Selbstfürsorge zu betreiben.

Das Schwierige an Selbstfürsorge ist, dass sie für jeden Menschen unterschiedlich aussieht und sich mit der jeweiligen Situation und Lebensphase ändert. Selbstfürsorge für junge Erwachsene sieht völlig anders aus als Selbstfürsorge für Eltern. Wenn Sie letzte Nacht mit Ihrem schreienden Baby durchwacht haben, wird Ihre Selbstfürsorge anders aussehen, als wenn Sie gerade in eine neue Stadt gezogen sind. Im ersten Fall wird wahrscheinlich Schlaf eine Priorität darstellen; soziale Aktivitäten und das Knüpfen neuer Freundschaften vermutlich im zweiten Fall. Geben Sie die Vorstellung auf, dass Ihre Selbstfürsorgeroutine immer gleich aussieht. Im Zuge Ihrer persönlichen Weiterentwicklung, Veränderung und des Überwechselns in neue Lebensphasen wird sich auch Ihre Selbstfürsorgeroutine ändern.

Wenn Sie Schwierigkeiten haben herauszufinden, ob etwas für Sie Selbstfürsorge bedeutet, empfehle ich Ihnen, sich zu fragen: »Wie werde ich mich fühlen, wenn ich das getan habe?« Nicht währenddessen – denn manche mögen Putzen oder Zahnarztbesuche nicht besonders –, sondern, nachdem Sie die Aufgabe erledigt haben. Wenn Sie sich selbst zum Training zwingen, obwohl Sie erschöpft und müde sind, werden Sie sich ein paar Stunden später schlechter fühlen. Wenn Sie sich dazu drängen, auszugehen und Freunde zu treffen, obwohl Sie eigentlich arbeiten müssten, werden Sie sich nicht besser fühlen. Fürchten Sie sich aber davor, auf ein erstes Date mit jemandem zu gehen, sich aber eine Beziehung wünschen, werden Sie sich *besser* fühlen und stolz auf sich sein, wenn Sie hingehen (auch, wenn aus dem Date nichts wird). Selbstfürsorge bedeutet, sich um sein zukünftiges Ich zu kümmern. Das bedeutet aber nicht, dass Ihnen Ihr zukünftiges Ich immer mehr abverlangt. Ein Nickerchen zu machen, ein Training ausfallen zu lassen oder Grenzen zu setzen sind Dinge, für die Ihr zukünftiges Ich Ihnen dankbar sein wird. Ein gutes

Beispiel dafür ist Andrea, die trotz verstauchten Knöchels weitergelaufen ist.

Nur Sie selbst können es mit Sicherheit sagen. Wenn Sie dazu neigen, sich selbst zu überlasten, kann Selbstfürsorge für Sie bedeuten, einen Gang herunterzuschalten, Pausen einzulegen und nach Hilfe zu fragen. Wenn Sie leicht überfordert sind und in Stressphasen kaum leistungsfähig, besteht die Herausforderung für Sie darin, sich kleine Handlungsschritte zu überlegen, sie durchzuziehen und was Sie sich vorgenommen haben einzuhalten, *auch wenn Sie überhaupt keine Lust dazu haben*. Es kann sein, dass Sie in manchen Lebensbereichen eine Over- in anderen eine Underperformerin sind. Ich ermutige Sie dazu, Verschiedenes auszuprobieren und zu experimentieren, um herauszufinden, was Ihnen wirklich guttut. Rechnen Sie damit, dass Sie dabei auch etwas vergeigen, und begegnen Sie sich mit Freundlichkeit und Mitgefühl, wenn es passiert. Das hier ist kein Wettbewerb, und es gibt keine perfekte Selbstfürsorgeroutine. Denken Sie daran, dass Selbstfürsorge Mittel zum Reparenting ist. Wenn Sie herausfinden wollen, welche Maßnahmen für Sie echte Selbstfürsorge bedeuten, ist es daher eine gute Orientierungshilfe, sich selbst wie eine liebende Mutter oder ein liebender Vater zu behandeln.

Fragen, um herauszufinden, ob es sich um Selbstfürsorge handelt:

- Habe ich im Moment genug Energie, um das zu tun?
- Wie fühle ich mich?
- Wie werde ich mich danach fühlen?
- Werde ich danach mehr oder weniger Energie haben?
- Ist es den Energieaufwand wert?
- Ist es den finanziellen Aufwand wert?

- Was passiert, wenn ich es nicht tue?
- Kann ich bei diesem Vorhaben zunächst einen kleineren Schritt machen?
- Gibt es etwas, das ich vorher tun kann, um mehr Energie zu haben?
- Sind meine Grundbedürfnisse befriedigt?
- Ergreife ich diese Maßnahme aus freien Stücken oder stellt sie eine Reaktion auf etwas dar?
- Würde meine Entscheidung anders ausfallen, wenn ich zwanzig Minuten warten würde?
- Fühlt sich diese Handlung zwanghaft an?

Kapitel 10

Grenzen

Wenn du zu anderen Ja sagst,
achte darauf, dass du nicht Nein
zu dir selbst sagst.
PAULO COELHO

»Okay, ich denke, Sie haben recht. Ich muss Grenzen setzen!«, verkündet Brianna zu Beginn unserer Sitzung.

»Ach, echt?«, erwidere ich und bin wirklich überrascht. Nicht, dass Brianna keine Grenzen bräuchte, natürlich braucht sie die. Ich habe bisher noch keine Mutter kennengelernt, die sie nicht bräuchte. Was mich überrascht, ist, dass sie ihre Meinung dazu so schnell geändert hat. Sie tat es stets ab, wenn ich es in der Vergangenheit thematisierte. »Was ist passiert?«, frage ich.

»Na ja, ich habe bemerkt, dass sich meine Tochter Mia in letzter Zeit anders verhält. Sie war immer so quirlig, aber neuerdings ist sie ruhiger. Sie folgt mir wie ein Schatten durchs Haus. Zuerst dachte ich, dass sie sich vielleicht an ihre neue Schule gewöhnen muss. Ich fragte sie, ob sie eine ihrer neuen Freundinnen nach Hause einladen möchte, aber sie sagte Nein. Gestern klebte sie so an mir, dass ich ausgerastet bin. Ich konnte es nicht mehr ertragen. Ich brauchte einfach einen Moment für mich. Ich brüllte sie an, und sie fing hysterisch an zu weinen und wollte nicht mit mir reden. Ich will nicht, dass so etwas noch einmal passiert.«

»Das ist echt heftig, Brianna«, sage ich sanft. »Mutter zu sein ist wirklich schwierig.«

»Ja, das ist es. Ich habe einfach das Gefühl, dass das ein Weckruf ist. Ich denke, dass Sie recht haben. Ich kann nicht alles schaffen, was ich gerade tue. Ich kann nicht von zu Hause aus arbeiten, während gleichzeitig zwei Kinder Tag und Nacht an mir dranhängen. Ich habe ja schon meinen Kleinen, der noch nicht in den Kindergarten geht. Ich hatte auf etwas Entlastung gehofft, als Mia in den Kindergarten kam. Ich weiß, dass ich Grenzen setzen muss, aber ich fühle mich schrecklich dabei. Ich denke ständig, warum brauche ich Abstand von meiner Kleinen?«

»Brianna, Sie sind eine Mutter, aber Sie sind auch ein Mensch. Zeit für sich selbst oder etwas Abstand von den Kindern zu brauchen, bedeutet nicht, dass Sie sie nicht lieben.«

»Ja, vermutlich. Ich war halt immer stolz darauf, ›alles zu wuppen‹ und keine Hilfe von anderen zu brauchen. Ich habe das Gefühl, selbst wenn ich innerlich sterbe und emotional völlig absent bin, ist es für meine Kinder besser, dass sie mich um sich haben und das Haus sauber ist.«

»Sie sind nicht Superwoman, Brianna. Es ist schlicht unmöglich, in manchen Momenten nicht wütend und überfordert zu sein und das dann nicht an den Kindern auszulassen. Der Sinn von Mutterschaft besteht nicht darin, perfekt zu sein. Man tut sein Bestes, entschuldigt sich, wenn man etwas falsch gemacht hat, und versucht, es beim nächsten Mal besser zu machen. Aber Grenzen können es Ihnen erleichtern, im Umgang mit Ihren Kindern emotional präsent zu sein. Und Grenzen machen es definitiv einfacher, mit dem Trinken aufzuhören.«

»Ich weiß, dass Sie recht haben. Ich habe nur immer das Gefühl, dass ich als Mutter alles für meine Kinder opfern müsste. Ich sollte keine Zeit für mich brauchen.«

»Wenn Sie an Mia und ihr Leben als Erwachsene denken, was wünschen Sie sich für sie?

»Ich will, dass sie jemanden findet, den sie liebt und der sich um sie kümmert. Ich will, dass sie einen erfüllenden Job hat. Aber am meisten wünsche ich mir, dass sie glücklich ist.«

»Sind Sie glücklich?«

»Ich liebe meine Kinder, aber ich habe das Gefühl, innerlich zu sterben.« Brianna lässt sich nach vorne sacken.

»Ich habe eine schwierige Frage an Sie«, sage ich. Brianna schaut auf. »Würden Sie dieses Leben für Mia wollen?«

Tränen kullern über Briannas Gesicht. Sie schüttelt den Kopf.

»Das ist wirklich wichtig«, sage ich. Viele Eltern realisieren das nicht, bis ihre Kinder erwachsen sind und genauso wie sie einen Mangel an Grenzen oder an Selbstfürsorge haben oder dazu neigen, es allen recht machen zu wollen. In unserer Gesellschaft wird maßlos überschätzt, wie Elternschaft nach außen wirkt, während völlig unterschätzt wird, wie sie sich für Eltern und die Kinder innerlich anfühlt. Es geistert diese Vorstellung herum, dass eine gute Mutter zu sein bedeutet, sich selbst aufzuopfern und zur Märtyrerin zu werden. Aber in Wahrheit lernen Kinder durch nichts mehr als durch das, was man ihnen vorlebt. Und wenn wir wollen, dass unsere Kinder zu authentischen, aufrichtigen Erwachsenen heranwachsen und es nicht hinnehmen, schlecht behandelt zu werden, müssen wir selbst authentisch sein und uns selbst gut behandeln. Es ist gut für Kinder, zu sehen, wie ihre Eltern Grenzen ziehen und sich um sich selbst kümmern. So lernen Kinder, wie man das macht.

»Verstanden«, meint Brianna. »Ich weiß nur nicht, wie ich das hinkriegen soll. Ich fühle mich schon beim *Gedanken* daran, Grenzen zu setzen, schuldig.«

»Nun gut, welche Grenze würden Sie gerne ziehen?«, frage ich.

»Ich würde gerne ein Kindermädchen einstellen, das nach

der Schule ein paarmal pro Woche ein paar Stunden auf die Kinder aufpasst. Es fühlt sich seltsam an, jemanden anzustellen, obwohl meine Schwiegereltern sich angeboten haben, aber sie sind nicht gut darin, sich an die Routine der Kinder zu halten. Und ich brauche einfach verlässliche Unterstützung.«

»Ich denke, das klingt nach einer richtig guten Idee. Mutter zu sein ist schon schwer genug. Es ist unmöglich, es ohne Hilfe zu schaffen, besonders, da Sie und Ihr Mann ganztags arbeiten.«

»Ich arbeite von zu Hause.«

»Sie haben einen Vollzeitjob, Brianna. Man darf nicht vergessen, wie schwierig es ist, Vollzeit zu arbeiten und sich um die Kinder zu kümmern, wenn sie von der Schule oder vom Kindergarten nach Hause kommen.«

Brianna stößt einen Seufzer aus. »Okay, Sie haben recht. Ich habe einfach Schuldgefühle.«

»Aber die Sache ist doch die: Sie fühlen sich bereits schuldig, wenn Sie nur darüber nachzudenken. Sie fühlen sich schuldig bei dem Gedanken, es tun zu wollen. Wenn Sie sich also so oder so schuldig fühle, können Sie genauso gut diese Grenze setzen und sich um sich selbst kümmern. Grenzen zu setzen ist eine Fähigkeit. Also üben wir es und fühlen uns weniger schuldig, wenn wir Maßnahmen ergreifen. Wenn wir sie umsetzen, fühlen wir uns mit der Zeit weniger schuldig, da wir sehen, dass sie sich positiv auswirken.«

»Okay, wo sollen wir anfangen?«

Wie setzen Sie Ihre Grenzen?

Lassen Sie uns zunächst definieren, was eine Grenze ist. Eine Grenze ist eine Richtlinie oder eine Obergrenze, die eine Person gedanklich zieht, um zu bestimmen, welche Verhaltensweisen anderer in Ihrer Umgebung angemessen oder sicher sind. Dies beinhaltet beispielsweise, welche Gesprächsthemen Sie diskutieren, ob Sie anderen Geld leihen oder welche Art von körperlicher Berührung für Sie akzeptabel ist. Grenzen unterscheiden sich von Forderungen, weil sie auf der Grundlage dessen entstehen, was gut für Sie ist, und nicht aus der Absicht heraus, jemanden dazu zu bringen, etwas zu tun oder sich auf eine bestimmte Weise zu verhalten. Gesunde Grenzen können auch geformt, verändert und ausgehandelt werden, je nachdem, wie wichtig eine Grenze für Sie ist oder wie eng die Beziehung zu der anderen Person.

Zum Beispiel müssen wir vielleicht einige unserer Grenzen mit unserem Partner oder Ehemann neu aushandeln, um einen Kompromiss zu finden, damit die Bedürfnisse beider Parteien erfüllt werden.

Forderungen	**Grenzen**	**Bitte**
Basieren auf dem Versuch, jemand anderen zu kontrollieren oder zu begrenzen	Richtlinie oder Obergrenze, die eine Person gedanklich zieht, um zu bestimmen, welche Verhaltensweisen anderer in Ihrer Umgebung angemessen oder sicher sind	Bedarf oder Bedürfnis wird respektvoll zur Geltung gebracht
Forsche Aussagen, dass etwas getan werden muss und nicht verhandelbar ist	Außerhalb Ihrer festen Grenzen; es ist Ihnen wahrscheinlich möglich auszuhandeln, wie diese spezifischen Grenzen aussehen oder wie diese eingehalten werden	Ablehnung bzw. Anforderung ist tolerierbar und wird bei Bedarf ausgehandelt
Verweigerung ist nicht akzeptabel	Von Ihnen definiert. Die Beteiligung anderer ist nicht erforderlich.	Vorgang, bei dem man um etwas bittet

Um herauszufinden, wie und wo wir in unserem Leben Grenzen setzen, ist es wichtig zu wissen, dass es verschiedene Arten gibt, eine Grenze zu setzen. Es gibt **starre, gesunde** und **durchlässige** Grenzen. Letztere sind der Grund, warum wir Ja sagen, wenn wir Nein sagen wollen, was dazu führt, dass wir gegen andere einen Groll hegen. Letzten Endes explodieren wir oder verhalten uns passiv-aggressiv. Das Ziel besteht darin, möglichst gesunde Grenzen zu ziehen. Gesunde Grenzen ermöglichen authentische und innige Beziehungen mit anderen, in denen wir die Bedürfnisse, Grenzen und Werte des anderen kennen und respektieren. Vielleicht kennen wir diese zunächst nicht, aber wir lernen sie im Lauf der Zeit kennen, was es uns erlaubt, Vertrauen aufzubauen.

Grenzen sind nicht egoistisch. Sie zeigen anderen, wie sie uns behandeln sollen, und welche unsere Bedürfnisse, Wünsche und Grenzen sind. Brené Brown sagt: »Eindeutig ist freundlich. Uneindeutig ist unfreundlich.«[1] Die Wahrheit ist, wenn wir Konflikte meiden oder andere nicht ehrlich wissen lassen, was wir denken oder erwarten, sorgen wir dafür, dass sie scheitern. Wir können nicht Gedanken lesen. Von anderen zu erwarten, dass sie wissen, was wir wollen oder brauchen, führt zu Unmut, Klatsch, Unehrlichkeit und Schuldzuweisungen, die in der Folge zu größeren Konflikten führen. Entgegen der landläufigen Meinung verbessern Grenzen tatsächlich unsere Beziehungen zu anderen Menschen. Die meisten Menschen, die uns gegenüber Grenzen setzen, tun dies, weil sie uns wertschätzen und sich eine Beziehung mit uns wünschen. Behalten Sie dies im Hinterkopf, während Sie dieses Kapitel durchgehen und selbst anfangen, Grenzen zu setzen. Wenn jemand Ihnen eine Grenze setzt, ist das eigentlich ein Kompliment, und wenn Sie jemandem eine Grenze setzen, zeigt das nur, wie wichtig Ihnen diese Person ist. Allerdings können wir anderen Menschen keine gesunden Grenzen setzen, wenn diese sie nicht respektieren. Manchmal kann es zu Ihrem Selbstschutz gesünder sein, eine starre Grenze zu ziehen.

Stellen Sie sich Grenzen als Türen vor. Beziehungscoach Mark Groves sagt: »Mauern halten jeden draußen. Grenzen zeigen den Menschen, wo die Tür ist.«[2] Um in der Tür-Metapher zu bleiben, vergleiche ich starre Grenzen gerne mit dicken Holztüren. Es kann nichts hinein und nichts hinaus, aber im Gegensatz zu einer Mauer kann man die Tür öffnen und jemanden hereinlassen. Durchlässige Grenzen entsprechen Türen mit großen Löchern. Dinge können hinein- und hinausgelangen, aber nur an bestimmten Stellen, wobei wir oft keine Kontrolle darüber haben, wie viel hinausgelangt und wie schnell dies geschieht. Gesunde Grenzen schließlich sind wie eine Fliegengittertür. Sie können filtern, was herein- und herauskommt, und sind gleichzeitig bei Bedarf flexibel (da das Gitter eine gewisse Durchlässigkeit hat). Wie bei gesunden Grenzen können Sie dank dem Gitter beurteilen, wer, abhängig von Ihren bisherigen Erfahrungen, Ihren Bedürfnissen und Werten, in Ihr Leben darf und wer nicht und was für Sie akzeptabel ist und was nicht.

Natürlich verwenden wir je nach Lebensbereich unterschiedliche Arten von Grenzen. So hat Brianna beispielsweise bei Ihren Kindern durchlässige Grenzen. Sie nimmt sich selten Zeit für sich und hat Probleme, ihnen etwas abzuschlagen. Dies führt dazu, dass sie sich ausgebrannt fühlt und frustriert und gereizt ist. Sie hat so hohe Ansprüche an sich selbst, dass sie diese zwangsläufig nicht erfüllen kann und dann ihre Kinder anschreit. Ihre Tür ist löchrig, wodurch Ihre Frustration austritt und sich über ihre Kinder ergießt. Sobald sie im Umgang mit ihren Kindern mehr gesunde Grenzen setzt, wird sie in ihrer Gegenwart wieder emotional präsenter sein und sie weniger anschnauzen. Allerdings hat Brianna seit dem Tod ihres Vaters das Gefühl, im Stich gelassen worden zu sein, und tut sich daher schwer, darauf zu vertrauen, dass ihre Herkunftsfamilie für sie da ist. Daher setzt sie ihr gegenüber eher starre Grenzen und hält sie auf Distanz. Bei ihrem Mann hingegen setzt Brianna gesunde Grenzen. Sie kommunizieren sehr gut miteinander, können gut mit Meinungsverschiedenheiten umgehen, Kompromisse schließen und Nein zueinander sagen.

Lassen Sie uns nun genauer betrachten, wie diese drei verschiedenen Arten von Grenzen aussehen können. Denken Sie beim Lesen daran, dass Sie bei unterschiedlichen Menschen unterschiedliche Grenzen einsetzen können. Das Ziel ist es herauszufinden, welche Sie bei wem und in welcher Situation einsetzen, wie sich das auf Sie auswirkt und was Sie tun können, um so viele gesunde Grenzen wie möglich zu ziehen.

Anzeichen für starre Grenzen

- Sie werden aggressiv oder strafen andere mit Schweigen, wenn Sie wegen ihnen frustriert sind.
- Sie sind extrem unabhängig.
- Sie sind in einer Familie aufgewachsen, in der es sehr wichtig war, dass die Dinge »in der Familie« bleiben.
- Sie werden von anderen als distanziert, unzugänglich, geheimnisvoll oder verschlossen beschrieben.
- Sie haben als Kind nie erlebt, dass Ihre Eltern oder Bezugspersonen Konflikte auf gesunde Weise ausgetragen haben. Alles geschah hinter verschlossenen Türen.
- Ihre Bezugspersonen gaben oft als Grund an, »Weil ich es sage«, wenn sie Ihnen eine Grenze setzten.
- Sie haben die Angewohnheit, Menschen, die Sie verärgert haben, die kalte Schulter zu zeigen.

Starre Grenzen äußern sich darin ...

- enge Beziehungen zu meiden.
- es zu vermeiden, sich verletzlich zu machen.
- Menschen die kalte Schulter zu zeigen oder sie zu ghosten, sobald sich ein Konflikt anbahnt.
- unfähig zu sein, um Hilfe zu bitten.
- extrem hohe Erwartungen an andere zu haben.
- Schwierigkeiten zu haben, anderen zu vertrauen.
- andere auf Distanz zu halten, um eine mögliche Zurückweisung zu vermeiden.

Anzeichen für durchlässige Grenzen

- Sie fühlen sich häufig für die Gefühle anderer verantwortlich oder haben Schuldgefühle deswegen.
- Sie haben einen Groll auf andere, besonders wenn sie um etwas bitten.
- Manchmal erwarten Sie, dass andere Ihre Gedanken lesen oder wissen, was Sie wollen.
- Sie haben Schwierigkeiten, Ihre Meinung zu äußern.
- Sie haben das Gefühl, dass Ihre Mitmenschen permanent ihre Versprechen Ihnen gegenüber brechen.
- Wenn Sie frustriert sind, werden Sie passiv-aggressiv.
- Sie fühlen sich mit all Ihren Aufgaben überfordert.
- Sie sind gereizt, wenn Sie sehen, wie andere um das bitten, was sie brauchen.
- Sie meiden Menschen, wenn Sie vermuten, dass sie Sie um etwas bitten, weil Sie befürchten, nicht Nein sagen zu können.
- Sie haben oft das Gefühl, dass Sie anderen zu viele Chancen geben.

Durchlässige Grenzen äußern sich darin …

- Schwierigkeiten zu haben, Nein zu sagen, oder in dem Bedürfnis, anderen zu gefallen.
- übermäßig viele private Details preiszugeben.
- Ihre Entscheidung erklären oder rechtfertigen zu wollen, wenn Sie Nein sagen.
- übermäßig in die Probleme anderer verwickelt zu sein.
- nicht in der Lage zu sein, Geheimnisse zu bewahren oder Privates für sich zu behalten.
- es zu akzeptieren, schlecht behandelt oder missbraucht zu werden.
- abhängig von der Zustimmung oder Akzeptanz einer anderen Person zu sein.
- Schwierigkeiten zu haben, Entscheidungen zu treffen, ohne andere zu fragen.
- dass Ihre Eltern oder Bezugspersonen Schwierigkeiten hatten, zu Ihnen oder Ihren Geschwistern Nein zu sagen und Grenzen zu setzen.

Anzeichen für gesunde Grenzen

- Auch wenn Sie nicht gerne Nein sagen, wissen Sie, dass es wichtig ist, um sich um sich selbst kümmern zu können.
- Wenn jemand aufbegehrt, wenn Sie Nein sagen, wissen Sie, dass das nicht heißt, dass Sie hätten Ja sagen sollen.
- Wenn jemand negativ auf etwas reagiert, das Sie gesagt haben, gehen Sie nicht automatisch davon aus, dass Sie etwas falsch gemacht haben.
- Wenn Ihnen jemand etwas Vertrauliches mitteilt, tun Sie dies nicht automatisch auch.
- Sie fühlen sich wohl dabei, wenn nötig, für sich selbst einzustehen.

Gesunde Grenzen äußern sich darin ...

- Nein sagen zu können.
- das Nein anderer zu respektieren.
- sich Ihr Selbstgefühl zu bewahren, während Sie sich die Meinung einer anderen Person anhören.
- aufrichtig und klar mit anderen zu kommunizieren (insbesondere in Hinblick auf Ihre Erwartungen an Ihr Gegenüber und Ihre eigenen Grenzen).
- zugunsten anderer keine Kompromisse bei den eigenen Werten einzugehen.
- je nach Situation und Person in der Lage zu sein, Grenzen zu verschieben und Kompromisse einzugehen.

Das Ziel gesunder Grenzen ist es, einen Mittelweg zu finden, bei dem Ihre Grenzen flexibel und doch fest sind und Ihnen erlauben, sich an die jeweilige Situation anzupassen. Es geht darum, durchlässige Grenzen zu stärken und starre Grenzen zu lockern. Da es in diesem Buch um Ihre Beziehung zu Alkohol geht, lassen Sie uns folgendes Beispiel nehmen: Sie haben sich vorgenommen, dauerhaft auf Alkohol zu verzichten und bekommen nun einen Drink angeboten. Wenn Sie in dieser Situation durchlässige Grenzen haben, wird es Ihnen wahrscheinlich schwerfallen, Nein zu sagen. Vielleicht befürchten Sie, die Person zu enttäuschen, und denken bei sich, *Na gut, ich fange morgen von Neuem an, keine große Sache*. Vielleicht aber sind Sie auch versucht, Ja zu sagen und nur so zu tun, als würden Sie an Ihrem Drink nippen, um Ihre Grenzen nicht deutlich machen zu müssen.

Andererseits kann eine starre Grenze wie eine passiv-aggressive oder aggressive Bemerkung klingen oder zur Folge haben, dass Sie die Person aus Ihrem Leben ausschließen, weil sie nicht daran gedacht hat, dass Sie mit dem Trinken aufhören wollen.

Ein Beispiel für eine gesunde Grenze wäre, der Person in dieser Situation zu sagen: »Nein danke. Ich trinke im Moment nicht. Ich weiß noch nicht genau, wann ich wieder Alkohol trinken werde, daher würde es mir helfen, wenn du mir keinen Drink mehr anbieten würdest.«

Die verschiedenen Typen von Grenzen

Nachdem wir aufgeschlüsselt haben, auf welche Art und Weise man eine Grenze setzen kann, lassen Sie uns über die verschiedenen Typen von Grenzen sprechen. Es gibt sechs Haupttypen: **materielle, körperliche, zeitliche, sexuelle, mentale und emotionale.** Ich werde in jedem Abschnitt Beispiele anführen, wie unsere Grenzen häufig missachtet werden. Wenn eine Person in der Vergangenheit erlebt hat, dass bestimmte Grenzen verletzt wurden oder sie ein Trauma erlitten hat, ist sie wahrscheinlich gegenüber bestimmten Grenzüberschreitungen empfindlicher oder braucht festere Grenzen, um zukünftig auf sich selbst achtzugeben. Grenzüberschreitungen ereignen sich häufig in der Kindheit, was bedeutet, dass es jetzt, da wir erwachsen sind, umso wichtiger ist, dass wir auf uns selbst aufpassen. Dies ist der Grund, warum Grenzen ein so wichtiger Bestandteil von Reparenting sind.

Beim Durchgehen der Beispiele werden Sie sich wahrscheinlich in den verschiedenen Kategorien mit einigen davon identifizieren können. Aber dies bedeutet nicht zwangsläufig, dass in Ihrer Kindheit irgendetwas schiefgelaufen ist. Meist sind die Bezugspersonen in unserer Kindheit selbst ohne Grenzen aufgewachsen. In unserer Gesellschaft spielen die persönlichen Grenzen einer Person keine wichtige Rolle. Wir leben in einer Kultur, in der Gaslighting*, Catcalling und Mikroaggressionen als normal betrachtet werden, in der so getan wird, als sei es in Ordnung, dass Kinder gezwungen werden, Erwachsene zu umarmen. Es ist eher eine Seltenheit, dass in Familien, Systemen und Organisationen Sitzungen pünktlich beginnen und enden, Zustimmung explizit diskutiert wird und Menschen Verantwortung für Fehler übernehmen und Feedback akzeptieren. Dies ist in meinen Augen besonders wichtig zu betonen, da in der Diskussion über Grenzen häufig die Bedeutung der Eigenverantwortung übermäßig betont wird. Tatsächlich ist es schwer, Grenzen in einer Kultur konsequent durchzusetzen, in der viele Grenztypen nicht toleriert und respektiert werden. Wahrscheinlich merken Sie beim Durchgehen der Liste, dass auch Sie manchmal die Grenzen anderer verletzt haben. Das ist in Ordnung. Deswegen lesen Sie ja dieses Buch. Ziehen Sie aus dieser Liste Ihre Lehren, übernehmen Sie Verantwortung, wenn Sie die Grenzen eines Mitmenschen überschreiten, und machen Sie es in Zukunft besser. Es bedeutet nicht, dass Sie ein schlechter Mensch sind.

Materielle Grenzen sind oft am einfachsten zu verstehen. Sie beziehen sich auf Grenzen, die unseren materiellen Besitz betreffen. Das kann so etwas Geringfügiges wie eine Wasserflasche meinen, aber auch etwa die Frage, ob Sie jemanden in Ihr Haus lassen. Materielle Grenzen können sich auch auf Grenzen beziehen, die Sie sich selbst setzen, wenn es um Ihre technologischen Geräte oder andere Besitztümer geht. Diese Grenzen können auch im Umgang mit Kindern hilfreich sein,

* Gaslighting ist, wenn jemand versucht, Sie zu manipulieren, indem er Ihnen sagt, dass Ihre Wahrnehmungen oder Vorstellungen von etwas nicht wahr sind. Der Begriff bezieht sich auf den Film *Gas Light* (1944), in dem ein Mann seine Frau, die zu Recht das Gefühl hat, mit ihrem Haus stimme etwas nicht, an ihrem Verstand zweifeln lässt, indem er ihr vormacht, sie bilde sich alles ein.

da Sie entscheiden können, mit welchem Spielzeug sie zu Hause spielen dürfen oder wie viel Bildschirmzeit sie bekommen.

Wie unsere materiellen Grenzen verletzt werden:

- Jemand leiht etwas von Ihnen ohne Ihre Erlaubnis oder bestiehlt Sie.
- Jemand gibt Ihnen ein Geschenk, obwohl Sie ihn gebeten haben, dies nicht zu tun.
- Jemand reicht Ihnen einen Spendenbeutel, obwohl Sie denjenigen baten, es nicht zu tun.
- Jemand schickt Ihnen Carepakete mit Lebensmitteln, von denen er weiß, dass Sie sie nicht essen können.
- Jemand isst ohne Ihre Erlaubnis von Ihrem Teller.

Beispiele für materielle Grenzen:

- Kein Geld verleihen
- Keine materiellen Geschenke annehmen
- Keinen Fernseher im Schlafzimmer haben
- Keine Kleidung teilen
- Nicht zulassen, dass jemand anderes Ihr Auto fährt
- Nur enge Freunde bei sich zu Hause wohnen lassen
- Niemanden in Ihrem Bett schlafen lassen
- Kein Essen teilen
- Ihren Partner nicht ohne Ihre Erlaubnis an Ihr Handy lassen

Körperliche Grenzen beziehen sich auf Grenzen in Bezug auf körperliche Berührungen und Ihren Raum. Es kann auch darum gehen, mit wem Sie Zeit verbringen und sich sicher fühlen, aber auch, an welchen Orten oder in welchen Bereichen Sie sich aufhalten. Es ist gesund und normal, dass die Grenzen, die Sie den Menschen in Ihrem Leben gesetzt haben, unterschiedlich aussehen, je nachdem, wie nahe Sie sich stehen und wie wohl Sie sich mit der jeweiligen Person fühlen. Eines der besten Dinge, die wir Kindern beibringen können, ist, dass sie ein Recht auf ihren Körper und ihren körperlichen Freiraum haben. Eine Möglichkeit für Eltern und Betreuer, dies umzusetzen, ist es, Kindern die Wahl zu lassen, ob sie jemanden umarmen oder einer Person ihre körperliche Zuneigung zeigen wollen, anzuklopfen, bevor man ihr Zimmer betritt, und besonders älteren Kindern Privatsphäre zu geben. Wenn Sie in der Vergangenheit ein Trauma erlitten haben, auch wenn es sich nicht nach einer eindeutigen »Verletzung der körperlichen Grenzen« anfühlt, werden Sie vielleicht feststellen, dass Sie mehr Abstand zu anderen brauchen oder sich bei körperlicher Berührung unwohl fühlen.

Jeder Mensch hat mit Blick auf Berührungen seine eigene Komfortzone. Wenn Sie jemand sind, der in einem Körper lebt, der oft ignoriert, missachtet oder verletzt wird, sei es explizit (indem man Sie berührt) oder implizit (weil Sie aufgrund Ihrer Körpermaße die Flugzeugtoilette nicht benutzen können), werden Sie wahrscheinlich festere körperliche Grenzen brauchen und bewusster wahrnehmen, wenn sie verletzt werden. Bei dem Maß an körperlicher Nähe, das Sie als angenehm empfinden, gibt es kein Richtig oder Falsch. Ignorieren Sie es, wenn Sie jemand als »empfindlich« bezeichnet. Sie allein entscheiden, was für Sie gut ist. Wenn Sie einer sozialen Randgruppe angehören, fühlen Sie sich vielleicht nicht wohl, an bestimmte Orte zu gehen, weil Sie das Gefühl haben, sich einer physischen Gefährdung auszusetzen. Das ist nicht fair, und unsere Gesellschaft muss mehr tun, ihre verletzlichsten Mitglieder zu schützen. Aber ich möchte, dass Sie wissen, dass Sie ein Recht darauf haben, sich um sich selbst zu kümmern und das zu tun, was für Sie gut ist. Sie »reagieren«

nicht »über«, nur weil andere (vor allem Menschen mit mehr Privilegien) Ihre körperlichen Grenzen nicht verstehen oder nachvollziehen können.

Wie unsere körperlichen Grenzen verletzt werden:

- Als Kind dazu gezwungen zu werden, Familienmitglieder oder andere Menschen zu umarmen, zu küssen oder zu berühren
- Körperlicher Missbrauch
- Berührungsentzug (vor allem in der Kindheit)
- Ohne Einverständnis von Lehrern, Mentoren, Therapeuten, Freunden, Fremden etc. umarmt zu werden
- Angestupst, berührt oder gekitzelt zu werden, nachdem man jemanden gebeten hat, damit aufzuhören
- Wenn Sie eine körperliche Behinderung haben, keine Möglichkeit zu haben, eine öffentliche Toilette zu benutzen, keinen Aufzug oder keine Rampe zur Verfügung zu haben etc.
- Wenn Sie ein Mensch in einem fetten* Körper sind, nicht auf einem öffentlichen Sitz Platz nehmen, im Restaurant essen, im Flugzeug oder im Bus sitzen und keine Untersuchung in einem MRT-Gerät haben zu können, nur weil Ihr Körper nicht der Norm entspricht
- Wenn Kindern von Erwachsenen gesagt wird, dass sie alles auf ihrem Teller aufessen müssen, gezwungen werden weiterzuessen, obwohl sie schon satt sind, oder wenn Erwachsene Kindern nicht erlauben, mehr zu essen oder einen Snack zu haben, obwohl sie hungrig sind

* Ich verwende das Wort »fett« nicht als Beleidigung, sondern als neutrale Beschreibung im Rahmen des Fat Positivity Movement und des Body Neutrality Movement, im Zuge derer dicke Menschen das Wort »fett« als neutrale Bezeichnung für ihren Körpertyp zurückfordern. Weitere Informationen finden Sie in den Quellen am Ende des Buches.

- Wenn eine fremde Person Ihren Körper absichtlich ohne Ihre Einwilligung berührt; während von Fremden berührt zu werden fast von jedem von uns als Grenzüberschreitung empfunden wird, kann es manchmal auch eine Mikroaggression darstellen, beispielsweise, wenn eine nicht Schwarze Person das Haar einer Schwarzen Frau anfasst

Beispiele für körperliche Grenzen:

- Fremden nicht die Hand zu geben
- Nur Familienmitglieder zu umarmen
- Etwas Abstand zu brauchen, wenn man zusammen mit anderen auf dem Sofa sitzt
- Andere zu bitten anzuklopfen, wenn Ihre Zimmertür geschlossen ist
- Ihr Bett nur mit Ihrem Partner oder Ihrer Partnerin zu teilen
- Bestimmte Restaurants oder öffentliche Plätze zu meiden, an denen Sie sich nicht sicher sind, ob Ihr Körper respekt- und würdevoll behandelt wird
- Eine Veranstaltung abzusagen, weil Sie sich in Gegenwart einer bestimmten Person dort nicht sicher fühlen
- Aufgrund der Möglichkeit, berührt zu werden, an öffentlichen Orten möglichst nicht dicht neben anderen Personen zu sitzen
- Bestimmte Orte, an denen Sie sich unwohl fühlen, zu meiden

Zeitliche Grenzen haben damit zu tun, wie viel Zeit und Energie wir auf andere und uns selbst verwenden. Gesunde zeitliche Grenzen zu haben bedeutet, dass andere unsere Zeit respektieren und wir uns um uns selbst kümmern können.

Dazu gehört auch, sich bewusst zu machen, was uns auslaugt oder zu viel Energie kostet. Auf diese Weise können wir zu bestimmten Dingen Nein sagen, um zu den Dingen Ja zu sagen, die uns wichtiger sind.

Wie unsere zeitlichen Grenzen verletzt werden:

- Andere bestehen darauf, dass wir länger bei einem Treffen, einer Veranstaltung, einer Zusammenkunft usw. bleiben.
- Obwohl Sie ankündigen, nur eine gewisse Zeit bleiben zu können, machen Ihnen andere das Leben schwer und versuchen, Ihnen ein schlechtes Gewissen zu machen, damit Sie länger bleiben.
- Geplante Veranstaltungen, Termine oder Kurse beginnen oder enden nicht pünktlich.
- Eine Person bittet Sie um einen Gefallen, erwidert diesen aber nicht; sie interessiert sich nicht für Ihr Leben und unterstützt Sie nicht in gleichem Maße.
- Andere akzeptieren nicht, wenn Sie sagen, Sie hätten keine Zeit oder Energie, um etwas zu tun.
- Ihr Job zwingt Sie oft dazu, ohne Ihr Einverständnis oder einen Ausgleich Überstunden zu machen oder länger zu arbeiten als vereinbart.

Beispiele für zeitliche Grenzen:

- Keine Überstunden machen
- Menschen, die chronisch zu spät kommen oder häufig absagen, Zeitlimits setzen
- Zeit einplanen, um allein zu sein
- Sich nicht auf einseitige Beziehungen einlassen

- Zeit einplanen, um sich von Dingen zu erholen, die einen auslaugen
- Nein sagen, wenn man keine Zeit oder Energie hat, etwas zu tun

Sexuelle Grenzen beinhalten das, was Sie sexuell zu tun bereit sind.

Dazu gehört nicht nur, auf welche sexuellen Handlungen und Arten von sexuellen Berührungen Sie sich einlassen und mit welcher Person diese stattfinden, sondern auch Gespräche über Sexualität.

Einverständnis und Empfängnisverhütung sind sehr wichtige sexuelle Grenzen, genauso wie die Definition, was man in einer Partnerschaft als Betrug erachtet.

Wie unsere sexuellen Grenzen verletzt werden:

- Wenn man sexuell missbraucht, vergewaltigt oder belästigt wurde.
- Wenn andere einem nachpfeifen oder man von einem Fremden aufgefordert wird, zu lächeln (insbesondere, wenn ein Mann dies zu einer Frau sagt).
- Jemand macht Ihnen gegenüber eine unangemessene sexuelle Anspielung.
- Jemand schickt Ihnen ohne Ihre Zustimmung ein Bild seiner Genitalien oder ein Nacktfoto von sich selbst oder einer anderen Person.
- Jemand setzt Sie entweder explizit oder subtil unter Druck, schikaniert Sie oder versucht, Sie zu sexuellen Handlungen zu überreden.
- Jemand nimmt ohne Ihr Einverständnis eine sexuelle Handlung an Ihnen vor.
- Ihr Sexualpartner praktiziert keinen Safer Sex.

Beispiele für sexuelle Grenzen:

- Einverständnis einholen
- Verhütung besprechen
- Ansprechen, dass man sich mit öffentlichen Liebesbekundungen nicht wohlfühlt
- Nein sagen zu sexuellen Handlungen, bei denen man sich nicht wohlfühlt
- Nicht zulassen, dass man mit bestimmten sexuellen Bezeichnungen beschimpft wird
- Ein Safeword haben
- Besprechen, was für Sie Fremdgehen bedeutet

Mentale Grenzen beziehen sich in erster Linie darauf, auf welche Gesprächsthemen Sie sich einlassen und mit wem. Es geht auch darum, welche Gedanken und Ideen Sie bereit sind zu besprechen. Mentale Grenzen meinen auch, mit wem Sie sich online austauschen oder welchen Accounts oder Themen Sie folgen. Eine häufige Verletzung unserer mentalen Grenzen ist versuchtes Gaslighting.

Wenn Sie eine Person mit einer marginalisierten Identität sind, haben Sie das Recht, sich nicht mit bestimmten Personen abzugeben, die Ihre mentalen Grenzen nicht respektieren oder Ihnen das Gefühl geben, verrückt zu sein, weil Sie andere bitten, Kommentare, die eigentlich Mikroaggressionen[3] sind, zu unterlassen. Hier muss sich die gesellschaftliche Perspektive verändern, und bis das passiert, haben Sie das Recht, sich bei Bedarf zu schützen.

Wie unsere mentalen Grenzen verletzt werden:

- Gaslighting
- Ihre Eltern oder Betreuungspersonen hatten Regeln dafür, worüber gesprochen werden durfte, z. B. »Was bei uns zu Hause passiert, bleibt bei uns zu Hause«.
- Ihre Erfahrungen, Meinungen, Ideen oder Gedanken wurden ständig abgewertet, was Sie dazu brachte, sich selbst infrage zu stellen.
- Man sagt Ihnen, »du bist verrückt« oder »du weißt nicht, wovon du redest«.
- Verschiedene Sichtweisen oder Gedanken wurden in Ihrem Elternhaus nicht toleriert.
- Mikroaggressionen

Beispiele für mentale Grenzen:

- Sich im Beisein bestimmter Menschen nicht auf bestimmte Gesprächsthemen einlassen
- Sich nicht auf eine ernsthafte Diskussion in einer überfüllten Bar einlassen, wo man sein Gegenüber kaum verstehen kann
- Bei der Arbeit nicht über bestimmte Themen sprechen
- In sozialen Medien nicht mit Fremden diskutieren
- Bestimmten Menschen nicht folgen oder in den sozialen Medien Kontakt mit ihnen aufnehmen
- Den eigenen Werten und Überzeugungen treu bleiben, auch wenn andere anderer Meinung sind
- Sich nicht auf Menschen einlassen, die Sie durch Gaslighting manipulieren

Emotionale Grenzen meinen, inwieweit wir bestimmte persönliche Informationen mit anderen teilen oder wie schnell wir uns öffnen. Darüber hinaus beinhalten sie den achtsamen Umgang mit den eigenen Emotionen, z. B. während eines hitzigen Streits um eine Pause bitten oder gewisse Themen nicht in der Öffentlichkeit besprechen, um die eigene Privatsphäre zu schützen. Emotionale Grenzen implizieren auch die Fähigkeit, die Gefühle anderer nicht als die eigenen zu betrachten. Dies kann eine größere Herausforderung für Sie darstellen, wenn Ihre Familie oder Ihre Bezugspersonen entweder ihre eigenen Emotionen oder die Ihren nicht anerkannt haben. Emotionale Grenzen können (leider) auch bedeuten, bestimmte Orte nicht aufzusuchen, um nicht schikaniert, belästigt oder gehänselt zu werden. Das ist nicht fair, und unsere Systeme müssen sich ändern, damit die Last, sich selbst zu schützen, nicht immer bei denjenigen liegt, die am wenigsten Einfluss haben.

Wie unsere emotionalen Grenzen verletzt werden:

- Ihre Eltern oder Bezugspersonen haben Sie in Ihrer Kindheit wie eine Therapeutin oder Freundin behandelt.
- Eltern oder Betreuungspersonen zogen Sie in eine Dreiecksbeziehung, in der Sie zwischen ihnen standen.
- Menschen laden ihren Ärger oder ihre Probleme bei Ihnen ab, ohne zu fragen, ob Sie bereit sind, zuzuhören und für sie da zu sein.
- Menschen lästern oder reden über Personen, die Ihnen nahestehen, wodurch Sie zwischen die Fronten geraten.
- Sie sprechen mit einer Person über ein sehr emotionales oder heikles Thema, doch diese ist emotional nicht präsent und zollt Ihnen keine Anerkennung.
- Eine Person erkennt ihre eigenen oder Ihre Gefühle nicht an. In manchen Familien lautet das Mantra, dass über Gefühle nicht gesprochen wird.

- Sie wurden von Ihren Eltern oder Bezugspersonen vernachlässigt.
- Sie werden aus irgendeinem Grund beschämt oder schikaniert (z. B. wegen des Gewichts, der sexuellen Orientierung, Rasse, Fähigkeiten, Kleidung, Religion usw.).
- Emotionale Manipulation
- Andere missbrauchen Gott, Religion oder Spiritualität als Mittel, um Sie zu kontrollieren oder dazu zu bringen, das zu tun, was sie wollen.

Beispiele für emotionale Grenzen:

- Zeit zu brauchen, um sich nach einem Streit zu beruhigen
- Nicht zu erlauben, von anderen beschämt oder herabgesetzt zu werden
- Nicht zu versuchen, die Beziehung der Eltern zu reparieren
- Keine persönlichen Fragen zu beantworten, wenn man jemanden nicht gut kennt
- Sich nicht für die Emotionen anderer verantwortlich zu fühlen, wenn sie negativ darauf reagieren, dass Sie ihnen eine Grenze setzen
- Jemanden zu bitten, das Gespräch dann fortzusetzen, wenn Sie besserer Stimmung sind
- Innerhalb des Landes oder weltweit bestimmte Orte oder Regionen zu meiden, um nicht wegen seiner ethnischen Zugehörigkeit, seines Geschlechts, Gewichts, seiner sexuellen Orientierung, Religion, Fähigkeiten usw. schikaniert oder belästigt zu werden. Dies stellt eine Grenze dar, die Sie sich selbst setzen.
- Mit bestimmten Menschen nicht über Religion zu sprechen

Wie Sie Ihre Grenzen kommunizieren

Vielleicht haben Sie nun ein Gefühl dafür bekommen, welche Grenzen Ihnen wichtig sind. Denken Sie daran: Besonders gesunde Grenzen können bei Bedarf verändert und angepasst werden. Setzen Sie sich nicht unter Druck, die perfekte Grenze zu setzen oder genau zu wissen, was Sie wollen. Denken Sie beim Lesen dieses Abschnitts immer daran, dass es völlig in Ordnung ist, wenn Sie Ihre Grenzen nicht in einem Gespräch ganz und gar darlegen können. Manchmal braucht es ein paar Gespräche, um seinen Standpunkt klar zu kommunizieren. Grenzen müssen im Lauf der Zeit gewartet werden. So wie Sie Ihrer Tür von Zeit zu Zeit einen neuen Anstrich verleihen, müssen Sie auch daran arbeiten, dass Ihre Grenzen zu anderen gesund bleiben und Ihren Bedürfnissen entsprechen, abhängig davon, was in Ihrem Leben gerade passiert.

Einige der Grenzen, die ich oben skizziert habe, sind Grenzen, die Sie sich selbst setzen. Diese mit anderen zu besprechen wird daher nicht nötig sein. Sie trainieren, sich selbst Grenzen zu setzen, indem Sie sich von der obigen Liste inspirieren lassen und dann entsprechende Maßnahmen ergreifen. Anschließend können Sie die Grenze nach Ihrem Bedarf anpassen oder verändern. Grenzen, die man sich selbst setzt, haben viel mit Selbstfürsorge zu tun. Dazu gehört etwa, auf einen Fernseher im Schlafzimmer zu verzichten, eine bestimmte Schlafenszeit zu haben, sich ein Medien-Budget zu setzen oder Menschen auf den sozialen Medien zu entfolgen, die sich negativ auf Ihre Stimmung auswirken.

Grenzen lassen sich in zwei Teile trennen: das Setzen einer Grenze und die Angabe einer Konsequenz. Je nachdem, wie oft man eine Grenze gesetzt hat und wie nahe man der jeweiligen Person steht, setzt man eventuell sehr starre Grenzen mit härteren Konsequenzen. Wenn Sie z. B. jemandem zum ersten Mal mitteilen, dass Sie über Thema XY nicht sprechen wollen, ist es wahrscheinlich nicht hilfreich, gleich die Konsequenz auszusprechen, wenn die Person Ihre Grenze überschreitet. Wenn es aber immer wieder dazu kommt, ist es wichtig, eine Konsequenz zu benennen, damit Ihr Gegenüber weiß, welche Auswirkungen sein Handeln hat. Lassen Sie uns einige Beispiele durchgehen, wie man Personen, die Sie nicht besonders gut kennen, Grenzen setzen kann, oder wie man bei solchen vorgeht, bei denen Sie sehr harte Grenzen ziehen wollen.

Beispiele:

- **Materiell:** »Bitte nimm nicht meinen Stift, ohne vorher zu fragen. Wenn du das noch mal machst, kann ich nicht weiterhin mit dir lernen.
- **Körperlich:** »Ich fühle mich nicht wohl damit, wenn du meine Haare anfasst. Ich werde keine Zeit mehr mit dir verbringen, wenn du diese Grenze nicht respektierst.«
- **Zeitlich:** »Ich habe nur zwanzig Minuten zum Telefonieren. Danach möchte ich Zeit mit meiner Familie verbringen.«
- **Sexuell:** »Ich möchte keinen ungeschützten Sex. Wenn du weiterhin bittest, auf das Kondom verzichten zu dürfen, können wir keine Zeit mehr zusammen verbringen.«
- **Mental:** »Bitte sprich nicht über mein Gewicht. Wenn du weiterhin solche Kommentare fallen lässt, werde ich keine Zeit mehr mit dir verbringen.«
- **Emotional:** »Ich fühle mich nicht wohl dabei, diese Frage zu beantworten. Bitte frage mich nicht mehr. Wenn du mich

weiterhin danach fragst, werde ich keine intimen Details aus meinem Leben mit dir teilen können.«

Wenn Sie jemandem eine Grenze setzen, mit dem Sie eine Beziehung haben – sei es eine Freundin, der Partner, ein Familienmitglied, eine Kollegin oder ein Elternteil, stoßen Sie womöglich auf Widerstand, wenn Sie die Grenze, wie oben skizziert, einfach konstatieren. Die jeweilige Person will sich vielleicht verteidigen und mitteilen, dass ihre Absichten gut waren. Vielleicht reagiert Ihr Gegenüber aber auch beleidigt oder versteht nicht, warum Sie diese Grenze ziehen. Vielleicht werden Sie mit dem Vorwurf konfrontiert, gemein oder unhöflich zu sein. Menschen mögen generell keine Veränderungen und halten gerne am Status quo fest. Das bedeutet aber nicht, dass mit Ihren Grenzen irgendetwas nicht stimmt. Allerdings gibt es einige einfache Möglichkeiten, die Menschen empfänglicher und verständnisvoller für Ihre Grenzen machen, z. B., indem Sie entweder anerkennen, dass die Grenze neu ist und/oder eine Abweichung vom Status quo der Beziehung darstellt, oder indem Sie anerkennen, dass die Person gute Absichten hat. Wenn es das erste Mal ist, dass Sie einer Person eine Grenze setzen, besteht die Möglichkeit, zunächst keine Konsequenzen zu nennen und stattdessen abzuwarten, ob sie Ihre Grenze respektiert. Nachdem Sie herausgefunden haben, welche Arten von Grenzen Sie brauchen, empfehle ich Ihnen, sich klarzumachen, was für Sie unverhandelbar ist und wo Sie kompromissbereit sind. Trifft Letzteres zu, können Sie eine Alternative vorschlagen, anstatt der Person nur zu erklären, was nicht geht.

Beispiele:

Materiell: »Ich weiß, dass es bisher in Ordnung für mich war, Kleider zu tauschen. Aber ich arbeite daran, Grenzen zu setzen, und merke, dass ich mich unwohl damit fühle. Bitte frage mich in Zukunft nicht mehr, ob du meine Kleider ausleihen kannst.«

Körperlich: »Ich weiß, dass du mich liebst und ich dir wichtig bin und du mir deswegen nahe sein willst. Aber jetzt, wo wir gerade so eng auf der Couch sitzen, brauche ich etwas körperlichen Abstand.«

Zeitlich: »Ich liebe es, dass wir uns so nahestehen. Gleichzeitig überfordert es mich, wenn du mich mehrmals hintereinander anrufst. Leider habe ich nicht die Zeit, jeden Tag zu telefonieren. Wie wäre es, wenn wir einen festen Termin vereinbaren, an dem wir regelmäßig ein Mal pro Woche telefonieren?«

Sexuell: »Ich weiß, dass du in der Öffentlichkeit meine Hand halten willst, weil du mich magst und stolz darauf bist, mit mir zusammen zu sein. Aber ich fühle mich mit öffentlichen Liebesbekundungen wirklich nicht wohl und würde lieber zu Hause Händchen halten.«

Mental: »Ich weiß, dass du mich liebst, aber ich habe andere politische Überzeugungen als du. Ich fühle mich nicht wohl, mit dir über Politik zu diskutieren und werde unsere gemeinsame Zeit begrenzen müssen, wenn du weiterhin darüber sprichst.«

Emotional: »Mama, Papa, ich weiß, dass ich bisher nie etwas gesagt habe, aber ich merke, dass ich mich in Wahrheit sehr unwohl fühle, wenn ich euch übereinander schimpfen höre. Bitte holt euch von außerhalb Hilfe. Ich rede mit euch gerne über andere Themen, aber ich will in Zukunft nicht mehr zwischen die Fronten geraten.«

Grenzen zu setzen ist eine Fähigkeit, die die meisten von uns leider erst im Erwachsenenalter lernen. Seien Sie daher geduldig mit sich selbst und seien Sie gewiss, dass es mit Übung immer leichter wird. Viele von uns nutzen Alkohol, um das Unbehagen oder den Schmerz zu betäuben, wenn unsere Grenzen ständig überschritten werden. Brianna nutzt Alkohol, um den Schmerz zu bewältigen, dass sie ihren Kindern keine Grenzen setzt.

Grenzen sind wichtig für unsere mentale Gesundheit. Um echte Selbstfürsorge zu praktizieren, Ihre Gefühle wertzuschätzen und sich selbst neu zu beeltern, müssen Sie lernen, Grenzen zu setzen. Auch bei der Veränderung Ihrer Beziehung zu Alkohol ist dies ein entscheidender Aspekt. Um Ihnen den Weg in die Nüchternheit etwas leichter zu machen, ist es vielleicht auch nötig, dass Sie sich selbst und anderen spezielle Grenzen setzen.

Wenn Sie nicht trinken wollen, brauchen Sie wahrscheinlich diese Grenzen …

- Keinen Alkohol zu Hause aufzubewahren
- Keine Bars oder Restaurants zu besuchen, in denen Sie sich früher betrunken haben
- Keine Zeit mit »Saufkumpaninnen« zu verbringen
- Einen anderen Nachhauseweg zu nehmen, damit Sie nicht an der Bar vorbeikommen, die Sie früher gerne nach der Arbeit frequentiert haben
- Sich ein Zeitlimit zu setzen, wie viel Zeit Sie mit Familienmitgliedern verbringen
- Bestimmte TV-Serien oder Kinofilme zu meiden, in denen Alkoholkonsum glorifiziert wird
- Auf Social Media Freunde zu entfolgen, denen Alkohol wichtig ist
- Freunde zu bitten, Sie nicht auf einen Drink einzuladen

Inzwischen erkennen Sie hoffentlich, **wie Achtsamkeit, Gefühlsregulation, Selbstfürsorge** und **das Setzen von Grenzen** (die vier Werkzeuge des Reparenting) miteinander verbunden sind und sich gegenseitig verstärken. Wenn wir nicht in der Lage sind, zwischen uns und der Stimme in unserem Kopf zu unterscheiden, haben wir Schwierigkeiten, unsere Gefühle zu erkennen und zu verarbeiten. Wenn wir unsere Emotionen nicht identifizieren und verarbeiten können, fällt es uns schwer, Maßnahmen zu ergreifen, um uns besser zu fühlen. Und wenn wir uns nicht effektiv um uns selbst kümmern, haben wir Probleme, anderen mitzuteilen, wie sie uns behandeln dürfen, und Konsequenzen durchzusetzen, wenn sie sich nicht entsprechend verhalten. Diese vier Werkzeuge sind wichtig, denn wenn wir nicht daran arbeiten, Reparenting zu praktizieren, haben wir Schwierigkeiten, unsere Beziehung zu Alkohol oder irgendein anderes Suchtverhalten zu heilen, da wir das Problem nicht an der Wurzel packen. (Erinnern Sie sich an den Eisberg?) Wenn Sie immer noch damit zu kämpfen haben, Grenzen zu setzen, müssen Sie sich vielleicht noch einmal damit beschäftigen, welche Rolle Grenzen in ihrer Vergangenheit gespielt und wie Sie auf sie reagiert haben. Ich empfehle Ihnen, zu den untenstehenden Fragen Tagebuch zu führen. Manchmal führt die Erkenntnis, warum man Probleme mit Grenzen hat, dazu, dass man erkennt, *welche* Grenzen man braucht, *wo* man sie braucht und *wem* man sie setzen muss.

Übung: Holen Sie sich Zettel und Stift und beantworten Sie folgende Fragen.

1. Wo habe ich zum ersten Mal etwas über Grenzen erfahren?
2. Haben mir die Bezugspersonen in meiner Kindheit vorgelebt, wie man gesunde Grenzen setzt?

3. Haben die Bezugspersonen in meiner Kindheit meinen Wunsch respektiert, keine Zeit mit bestimmten Kindern verbringen zu wollen oder mit ihnen befreundet zu sein?
4. Wie gingen sie damit um, wenn ich Nein sagte oder Vorlieben äußerte?
5. Waren Lehrer oder andere Erwachsene beim Setzen gesunder Grenzen ein Vorbild für mich?
6. Wie reagierten sie, wenn ich Nein sagte oder Vorlieben äußerte?

Teil 3

Bleiben Sie dran

Wie Sie sich ein Leben aufbauen, vor dem Sie nicht davonlaufen müssen

Kapitel 11

Eins nach dem anderen

Es gibt nur eine Art, einen Elefanten zu essen –
ein Bissen nach dem anderen.
DESMOND TUTU

Brianna stolziert mit einem breiten Lächeln in mein Büro.

»Heute sind es sechzig Tage!!«

»Oh wow, Gratulation«, antworte ich und strahle sie an. »Ich bin so froh, dass Sie stolz auf sich sind. Ich weiß, dass Sie sich mit dem Gedanken schwertaten, dass das ein Grund zum Feiern ist.«

»Ich habe das Gefühl, dass ich jetzt so richtig loslege. Ich hätte nie gedacht, dass ich das einmal sagen würde, aber Grenzen zu setzen war wirklich ein Gamechanger für mich.«

»Gut!«, erwidere ich. »Und wie haben Sie mithilfe von Grenzen Selbstfürsorge praktiziert?«

»Ich bin ins Fitnessstudio gegangen und habe mir einen Personal Trainer genommen. Sie sagt, wenn ich mich an den Trainings- und Ernährungsplan halte, den sie für mich erstellt hat, kann ich wieder mein Ausgangsgewicht vor den Schwangerschaften erreichen.«

»Ich freue mich, dass Sie sich gut fühlen und sich Zeit für sich selbst nehmen. Wie sieht der Trainings- und Ernährungsplan denn aus?«

Als Brianna mir den ausgeklügelten Trainings- und Essensplan vorstellt, gespickt mit Nahrungsergänzungsmitteln und intermittierendem Fasten, schnürt sich mir der Magen zu.

Ich beobachte dieses Muster bei Menschen, die mit dem Trinken aufgehört haben, leider sehr oft. Man fühlt sich so gut damit, nicht mehr zu trinken, dass man den Ehrgeiz entwickelt, alle Gewohnheiten und Muster, die als ungesund oder negativ erachtet werden, zu stoppen. Im besten Fall nimmt das Streben nach Perfektion rigide Züge an, da das persönliche Ziel nie ganz erreicht wird. Im schlechtesten Fall verfällt die Klientin durch ein anderes therapiebedürftiges Suchtverhalten wie dauerhaftes Diäthalten, exzessives Training, Binge-Eating, Purging, restriktives Essverhalten oder zwanghaftes »Clean Eating« (alles Anzeichen für eine Essstörung), Arbeitssucht und/oder Perfektionismus in einen Erschöpfungszustand. Manchmal entwickeln Klientinnen in ihrem Wunsch nach perfektem Aussehen auch eine Tanorexie oder unterziehen sich anderweitigen Schöheitsprozeduren (Botox u. Ä.).

Verfällt die Klientin in das zweite Muster, ersetzt sie das Trinken direkt durch ein anderes Suchtverhalten. Dies kann in Form von Kaufsucht, Glücksspiel, Sex- oder Datingsucht, Selbstverletzung oder dem Wechsel zu einem anderen Suchtmittel (z. B. Drogen) geschehen.

In beiden Fällen leistet die betroffene Person keine innere Arbeit, um die tiefer liegenden Ursachen ihres Alkoholkonsums zu beheben. Sie sucht sich einfach eine andere Gewohnheit oder Substanz, um das Loch zu füllen, das die Nüchternheit hinterlassen hat. Vorübergehend kann es zwar gelingen, nüchtern zu bleiben, aber die meisten kehren schließlich zu ihrem bevorzugten Laster zurück, was immer es auch sei.

Denken Sie nochmals an die Eisberg-Metapher. Nur 15 Prozent des Eisbergs stellen das Symptom dar. Die anderen 85 Prozent bestehen aus zwei Schichten. Die äußere Schicht besteht aus den leichter zu identifizierenden Problemen, die jemand mit Alkohol zu bewältigen versucht, wie z. B. Angst, Depression, geringes Selbstwertgefühl, Scham, Kontaktarmut, kognitive Verschmelzung und Hilflosigkeit. Darunter befindet sich die Kernschicht, aus der sich direkt die äußere Schicht entwickelt. Die Kernschicht besteht aus Traumata, Suchtproblemen in der Familie, einer genetischen Prädisposition, Umweltfaktoren sowie strukturellen und systemischen Ungleichheiten (Gesundheitsversorgung, Wohnverhältnisse, Einkommen, Bildung) als Folge von ethnischer Zugehörigkeit, Geschlecht, Begabung, Religion, sexueller Orientierung und sozialer Klasse. Je mehr Kästchen Sie angekreuzt haben, desto anfälliger sind Sie für ein Alkoholproblem oder ein anderes Suchtverhalten.

Als Schwarze Frau ist Brianna beispielsweise eher als ein *weißer* Mensch von strukturellen Ungleichheiten betroffen (eingeschränkter Zugang zu einer guten Gesundheitsversorgung, einer sicheren Unterbringung sowie zu wirtschaftlicher und beruflicher Sicherheit und Bildung). Als Frau verdient sie wahrscheinlich weniger als ein Mann, der die gleiche Arbeit wie sie verrichtet, und als Mutter hat sie wahrscheinlich die weitaus größere Last an Kinderbetreuung und häuslichen Pflichten zu tragen als ein Mann, was sich auf ihre psychische und körperliche Gesundheit sowie ihre Arbeitsplatzsicherheit auswirkt. Die Art und Weise, wie sich die Identitäten einer Person überschneiden und gegenseitig verstärken, wird als Intersektionalität bezeichnet.[1] Brianna hat darüber hinaus eine traumatische Vorgeschichte, nicht nur wegen des Rassismus, den sie erlebt hat, sondern auch aufgrund des Verlusts ihres Vaters in jungen Jahren. Eine familiäre Vorbelastung durch Alkoholsucht gibt es in ihrer Familie aber nicht.

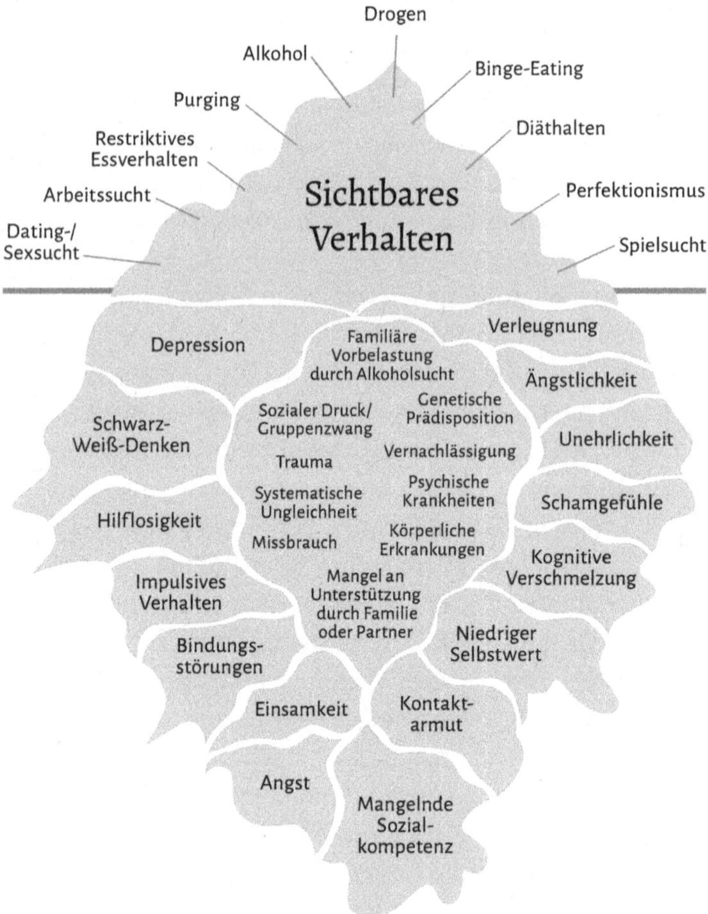

Um unsere Beziehung zu Alkohol zu verändern und zu heilen, müssen wir die Probleme bewältigen, die in den unteren Schichten des Eisbergs liegen. Einige der Schichten werden sich nie auflösen, und das ist in Ordnung. Wir können zwar ein Trauma aufarbeiten und heilen, aber es verändert uns. Wir können unsere Ängste, Depressionen oder andere psychische Störungen in den Griff bekommen, aber wir können sie nicht zum Verschwinden bringen. Und obwohl wir für politische

Veränderungen kämpfen können, die gerechte Lebensbedingungen für alle schaffen, ist es unwahrscheinlich, dass wir persönlich den Tag erleben werden, an dem es keine systemische Ungleichheit mehr gibt. Doch mit den Hilfsmitteln in diesem Buch können wir unsere Beziehung zu Alkohol ändern und uns ein Leben schaffen, vor dem wir nicht davonlaufen müssen.

Die Gemeinsamkeiten zwischen der Diät- und der Alkoholkultur

Wie Sie sich wahrscheinlich denken können, gehe ich bei meinem ersten Gespräch mit Brianna vorsichtig vor. Sie ist stolz und aufgeregt, und während ich versuche, ihr klarzumachen, wie wichtig es ist, sich immer nur auf eine Sache zu konzentrieren, ist sie völlig begeistert davon, ihr Leben und ihren Körper verändern zu können. Nach ein paar Wochen, in denen sie sich an ihr striktes Trainings- und Ernährungsprogramm und gehalten hat, betritt sie mein Büro mit einer völlig anderen Miene. »Oh, was machen Sie denn für ein Gesicht?«, frage ich.

»Ich weiß nicht, Amanda, es ... funktioniert einfach nicht.«

»Nüchtern zu bleiben?«

»Nein, damit ist alles in Ordnung. Ich habe nicht getrunken. Obwohl ich es wollte, wenn ich ehrlich bin.« Ich nicke. »Ich fühle mich einfach wie eine Versagerin. Ich habe noch nie so sehr mit dem Essen gekämpft. Vor ein paar Wochen war alles noch wunderbar. Ich habe sechs Tage die Woche trainiert, wie meine Trainerin es vorgeschlagen hat, habe mich an den Ernährungsplan gehalten und mich richtig gesund gefühlt. Ich habe ein paar Pfunde verloren. Aber jetzt ... bin ich aus dem

Gleis geraten. Ich habe mich mit Eiscreme vollgestopft, nachdem meine Kinder und mein Mann ins Bett gegangen sind. Das ist mir so peinlich ... Ich warte, bis sie schlafen gehen, damit sie mich nicht sehen.« Tränen laufen ihr übers Gesicht, aber sie wischt sie schnell weg. »Es tut mir leid«, murmelt sie.

»Brianna«, sage ich sanft, »mit *Ihnen* ist alles in Ordnung. Das Problem liegt nicht bei Ihnen, sondern bei unserer Diätkultur.«

Lassen Sie mich Ihnen zunächst etwas Hintergrundwissen vermitteln. Die Ernährungswissenschaftlerin Christy Harrison definiert Diätkultur als »ein Glaubenssystem, das Schlankheit, Muskulosität und bestimmte Körperformen mit Gesundheit und Tugendhaftigkeit gleichsetzt; das Gewichtsverlust und Körperumformung als Mittel zur Erlangung eines höheren Status propagiert; das bestimmte Lebensmittelgruppen verteufelt, während es andere aufwertet; und das Menschen unterdrückt, die nicht dem vermeintlichen Idealbild eines gesunden Menschen entsprechen.«[2] Die Diätkultur ist unglaublich hinterhältig, weil sie eine hervorragende Formwandlerin ist. Die meisten Menschen im 21. Jahrhundert wissen, dass Diäten im Sinne einer Kalorienzufuhrbeschränkung unwirksam sind und dazu führen können, dass man das verlorene Gewicht wieder zunimmt und im Lauf der Zeit sogar noch mehr Kilos hinzukommen. Deshalb sprechen die Unternehmen jetzt von der Notwendigkeit einer »Änderung des Lebensstils«. Von Atkins und Jenny Craig ist nicht mehr die Rede. Jetzt werden uns die gesundheitlichen Vorteile von Noom, Keto, Paleo und intermittierendem Fasten verkauft. Sogar Weight Watchers hat sich diesem Trend angeschlossen und sich in *myWW+* umbenannt (denn anscheinend ist der Begriff »Weight« kein gutes Branding mehr).

Das Problem ist, dass es sich bei den meisten dieser »Lebensstiländerungen« um verkappte Diäten handelt. So lautet der Slogan von Noom zum Beispiel: »Schluss mit Diäten. Lebenslange Ergebnisse.« Noom funktioniert jedoch so, dass die Teilnehmer ihre Lebensmittelauswahl protokollieren und ihnen ein Kalorienbudget für den Tag vorgegeben wird, wobei mehr Kalorien zugeteilt werden, wenn man Sport treibt. Das Programm von Noom enthält auch Tipps zur Reduzierung des Hungergefühls, zur Steigerung des Sättigungsgefühls und zu achtsamem Essen, aber im Wesentlichen ist das Programm eine Kalorienreduktionsdiät, bei der Kalorien gezählt werden. Wie bei den meisten Diäten gibt es auch bei Noom keine Informationen oder Statistiken darüber, ob es den Anwendern gelingt, ihr Gewicht dauerhaft zu halten. Tatsächlich zeigen statistisch fundierte Langzeitstudien, dass 90 bis 95 Prozent der Menschen, die versuchen, Gewicht zu verlieren, innerhalb von fünf Jahren das verlorene Gewicht oder sogar noch mehr wieder zunehmen.[3] Wie Christy Harrison in ihrem 2019 erschienenen Buch *Anti-Diet* feststellt, »zeigen selbst die optimistischsten Untersuchungen, dass ›erfolgreiche‹ Teilnehmer nach fünf Jahren einen durchschnittlichen Gewichtsverlust von nur ein paar Pfund beibehalten konnten – und das, nachdem sie mehr als 75 Prozent des Gewichts, das sie ursprünglich verloren hatten, wieder zugenommen haben«.[4] Angesichts dieser Daten ist es kein Wunder, dass in den letzten Jahren sehr viel Geld ausgegeben wurde, um Diätprogrammen ein neues Image als Lifestyleprogramme zu verpassen.

Ich möchte klarstellen, dass ich nichts dagegen habe, sich besser zu fühlen. Ich bin nicht gegen eine Ernährung, die den Körper mit Energie versorgt oder einem ein gutes Gefühl gibt. Ich bin nicht gegen Sport oder Bewegung. Ich bin nicht gegen Gesundheit. Ich bin der festen Überzeugung, dass unsere geistige Gesundheit eng mit unserer körperlichen Gesundheit verbunden ist. Was ich ablehne, ist ein System, das Menschen –

vor allem Frauen, mehrgewichtigen Menschen und People of Color – sagt, dass ihr Aussehen nicht gut genug ist, um dann von ihrer Unsicherheit zu profitieren. Der Wert der Diätindustrie wird auf 72 Milliarden Dollar geschätzt.[5] Darüber hinaus gab es die Angst vor und die Verteufelung von Fettleibigkeit in der westlichen Kultur schon lange, bevor Ärzte Fettsein mit negativen Auswirkungen auf die Gesundheit in Verbindung brachten. Wie die Soziologin Sabrina Strings in ihrem 2019 erschienenen Buch *Fearing the Black Body* darlegt, »entstammt die gegenwärtige fettfeindliche Voreingenommenheit in den Vereinigten Staaten und in weiten Teilen des Westens nicht dem medizinischen Bereich. Die Behauptung in der wissenschaftlichen Literatur zur Rassentheorie, dass Dicksein ›wild‹ und ›schwarz‹ sei, reicht weit ins 18. Jahrhundert zurück.«[6] Leider sind Wissenschaft und Medizin nicht frei von Vorurteilen, und viele Studien aus dem letzten Jahrhundert stützten die Annahme, dass das ›richtige‹ Gewicht gleichbedeutend mit Gesundheit ist, obwohl Studien zeigen, dass Untergewicht mit größeren Gesundheitsrisiken verbunden ist als Übergewicht.[7] Tatsächlich deuten mehrere Studien, darunter eine von Lindo Bacon und Lucy Aphramor, darauf hin, dass übermäßiger Sport und Gewichtsverlust zu einem höheren Stresshormonspiegel führen und negative Auswirkungen auf die Gesundheit haben können.[8] Bewegung und Ernährung sind nur zwei Faktoren, mit denen wir unseren Gesundheitszustand verbessern können. Wir dürfen nicht vergessen, dass auch Schlaf, Sonnenlicht, Ruhe, regelmäßige Arzt- und Zahnarztbesuche sowie der Verzicht auf Alkohol und Drogen unsere körperliche und geistige Gesundheit beeinflussen.

Warum aber spreche ich darüber? Immerhin geht es in diesem Buch um Alkohol, nicht um Essstörungen. Die Überschneidungsrate von Essstörungen und Substanzkonsumstörungen ist unglaublich hoch: Studien zeigen, dass bis zu

46 Prozent der Personen mit einer Essstörung auch eine Substanzkonsumstörung aufweisen.[9] Bei Menschen, die in der Vergangenheit ein Trauma erlitten haben, sind diese Zahlen noch höher, insbesondere, wenn sie unter einer posttraumatischen Belastungsstörung leiden. Dabei gilt es zu bedenken, dass diese Statistiken nur Personen einschließen, auf die tatsächlich beide DSM-5-Diagnosen zutreffen, und dass die meisten dieser Studien nicht einmal Essstörungsdiagnosen wie Atypische Anorexie, Orthorexie oder nicht näher bezeichnete Essstörungen (EDNOS) einschließen. Laut einer CDC-Studie aus dem Jahr 2018 gab die Hälfte der Amerikaner an, im vergangenen Jahr versucht zu haben, Gewicht zu verlieren. Eine repräsentative Forsa-Umfrage im Jahr 2023 ergab, dass fast jeder zweite Erwachsene in Deutschland unzufrieden mit seinem Gewicht ist. 45 Prozent der befragten Personen fühlen sich demnach zu dick.[10]

Es besteht also eine hohe Wahrscheinlichkeit, dass Sie, wenn Sie dieses Buch lesen (vor allem, wenn Sie eine Frau oder eine nicht binäre Person sind), in der Vergangenheit eine Diät gemacht haben, ein gestörtes Essverhalten oder Probleme mit Ihrem Körperbild hatten oder in Zukunft haben werden. Daher haben Sie auch ein höheres Risiko, eine Essstörung zu entwickeln oder eine alte wieder zu triggern, wenn Sie mit dem Trinken aufhören.

Dafür gibt es mehrere Gründe. Erstens sind Alkoholkonsum und Diät für viele von uns eng miteinander verbunden, da viele Diäten vorsehen, mit dem Trinken aufzuhören oder gewisse alkoholische Getränke bzw. die konsumierte Menge zu begrenzen (damit man keine Kalorien »verschwendet«!). Vielleicht haben Sie schon einmal durch den Konsum von Alkohol eine Diät beendet, daher ist es nur natürlich, dass wir glauben, unsere Ernährung in gewisser Weise einschränken müssen, wenn wir mit dem Trinken aufhören. Zweitens ist es wichtig zu wissen, dass Menschen, die mit dem Trinken aufhören, sich statistisch gesehen oft hungriger fühlen, sich nach Zucker sehnen (zumindest am Anfang) und möglicherweise zunehmen. Dies ist umso wahrscheinlicher, je mehr Ihres Kalorienbedarfs Sie mit Alkohol gedeckt haben, da Ihr Körper jetzt natürlich mehr Nahrung und Nährstoffe benötigt.

Vielleicht greifen Sie auch zu Lebensmitteln wie Eiscreme, um sich zu trösten oder Ihre Langeweile zu vertreiben. Möglicherweise essen Sie auch einen ganzen Teller mit panierten Hähnchenflügeln, um mit der Angst umzugehen, nüchtern auf einer Party zu sein. (Kenne ich!) Eventuell stellen Sie fest, dass Sie sich mehr mit Essen beschäftigen, Lebensmittel horten oder ängstlich werden, wenn Sie nicht genug zur Hand haben. Das bedeutet nicht, dass Sie ess- oder zuckersüchtig sind! Ich kann das nicht oft genug betonen. Ihr Körper reagiert angemessen auf den Nahrungsentzug, sei es absichtlich (durch Einschränkung der Nahrungsaufnahme oder Purging, um die im Alkohol enthaltenen Kalorien wettzumachen, auch bekannt als »Drunkorexia«) oder weil Sie so viel getrunken haben, dass Sie einfach nicht genug gegessen haben. Ich erlebe immer häufiger, dass Menschen Angst haben, zucker- oder nahrungsmittelsüchtig zu sein, aber die Wahrheit ist, dass die Studien über Nahrungs- und Zuckersucht unglaublich fehlerhaft sind.

Im Jahr 2016 ergab eine Begutachtung aller wissenschaftlichen Studien zum Thema Zuckersucht, dass es nicht genügend Beweise für die Theorie gibt, dass Zucker süchtig macht.[11] Zunächst einmal wurden diese Studien nur mit Tieren durchgeführt, nicht mit Menschen. Wir bräuchten aber nicht nur Studien mit Menschen, um dies zu beweisen, sondern auch mehrfach wiederholbare Studien mit großen Menschengruppen. Darüber hinaus stellt Christy Harrison fest: »Nur wenn den Tieren regelmäßig Zucker entzogen wird, weisen sie ein Fressverhalten auf, bei dem man den Eindruck bekommt, dass sie ›süchtig‹ sind. Der Entzug – nicht die chemischen Eigenschaften der Nahrung selbst – ist der Grund für ihre Fressattacken.«[12] Aber die wichtigste Tatsache, die in Studien zu Nahrungssucht oft übersehen wird, ist, dass Diäten, die die Kalorienaufnahme einschränken oder den Verzehr von bestimmten Nahrungsmitteln begrenzen, das Verlangen nach diesen Nahrungsmitteln verstärken.* Nahrung ist im Gegensatz zu Alkohol kein Suchtmittel. **Nahrung ist keine Droge.** Wir müssen sie zu uns nehmen, um zu überleben. Der Verzicht auf Drogen oder Alkohol (oder der Entzug, wenn Sie körperlich abhängig sind) führt nicht dazu, dass Sie mehr Lust darauf bekommen, sondern dazu, dass Sie *weniger* Lust darauf haben. Wenn Sie sich ein Leben aufbauen, vor dem Sie nicht davonlaufen müssen, werden Sie irgendwann gar kein Verlangen mehr nach Alkohol haben. Versprochen.

Nehmen wir an, dass Sie davon nicht betroffen sind. Sie waren in der Vergangenheit nicht von einer Essstörung betroffen und wollen einfach nur gesunde Gewohnheiten entwickeln, mit denen Sie sich wohlfühlen. Daran ist nichts auszusetzen. Dennoch empfehle ich Ihnen, immer nur eine Sache anzugehen. Dafür gibt es zwei Gründe.

Erstens: Mit dem Trinken aufzuhören, ist schon schwer genug. Wenn es nicht so wäre, würden Sie wahrscheinlich nicht Ihre Zeit damit verbringen, dieses Buch zu lesen. Es gibt keinen Grund, es noch schwieriger zu machen, indem Sie versuchen, mehrere Dinge auf einmal zu ändern. Versuchen Sie, ein paar Monate ohne Alkohol auszukommen, und wenn Sie sich dann mit Ihrer Gesundheit befassen wollen, umso besser. Damit will ich nicht sagen, dass Sie keinen Sport treiben oder andere Dinge tun sollen, die Ihnen vielleicht dabei helfen, mit dem Trinken aufzuhören. Ich will damit nur sagen, dass Sie

* Siehe »Minnesota Starvation Experiment« für weitere Informationen.

sich weniger Druck machen und Ihre Erwartungen an sich selbst herunterschrauben sollten. Setzen Sie sich, abgesehen davon, nüchtern zu bleiben, keine weiteren hochgesteckten Ziele.

Zweitens: Wenn Sie mit dem Trinken aufhören, kommen alle Gefühle wieder hoch. Wie wir am Beispiel von Brianna gesehen habe, kann es sich verlockend anfühlen, sein Leben umzukrempeln. Eine Diät zu machen oder an seinem Körper zu arbeiten, kann einem in einer Phase, in der man verängstigt oder ratlos ist, das Gefühl geben, sein Leben und seine Gefühle im Griff zu haben und kontrollieren zu können. Sie werden aber nicht die Fähigkeiten entwickeln, die Sie brauchen, um Erfolg zu haben, wenn Sie eine Diät oder eine »Lebensstilveränderung« dazu benutzen, mit dem Unbehagen umzugehen, die Nüchternheit mit sich bringt. Außerdem wird es, wie bereits erwähnt, schwierig sein, die Diät langfristig durchzuhalten. In diesem Fall werden Sie sich wahrscheinlich selbst deswegen fertigmachen und Ihre neue Wellness-Routine aufgeben, was dazu führt, dass Sie sich schlechter fühlen als zu Beginn. Wenn Sie sich mies fühlen, sagen Sie vielleicht sogar *Scheiß drauf* und fangen wieder an zu trinken.

Ja, ein Grund, mit dem Trinken aufzuhören, ist, dass Sie vielleicht besser aussehen und sich besser fühlen, aber es ist wichtig, es sich einzugestehen, wenn Ihr Leben ein endloses Streben nach Perfektion wird. Sie sind ein Mensch, kein Projekt! Das Ziel von Nüchternheit ist es, sein Leben voll und ganz auszuschöpfen und nicht all die Zeit, das Geld und die Energie, die Sie durch den Alkoholverzicht sparen, in die Diätkultur zu stecken. Sie sind wertvoll und wichtig, unabhängig von Ihrem Gewicht oder Ihrem Aussehen. Sie sind es auch niemandem schuldig, gesund zu sein. In der heutigen Zeit scheint sich die Tendenz zu verstärken, Gesundheit und Moral miteinander gleichzusetzen, als ob die Menschen moralisch verpflichtet wären, gesund zu sein. Ich möchte Sie daran erinnern, dass es Ihr Leben ist, und dass Sie selbst entscheiden, wie Sie es leben. Dies kann auch bedeuten, Teil der Diätkultur zu werden, wenn Sie das wollen. Ich möchte jedoch, dass Sie wissen, dass die Ursprünge der Alkohol- und der Diätkultur DIESELBEN sind! Im Jahr 2019 wurde der Wert der Alkoholindustrie in den Vereinigten Staaten auf 252 Milliarden Dollar geschätzt. In Deutschland lag der Umsatz mit Alkohol im Jahr 2023 bei mehr als 46 Milliarden Euro.* Sowohl die Diät- als auch die Alkoholindustrie verkaufen uns dieselbe Idee: Mit uns stimmt etwas nicht, und sie haben die Lösung. Die Diätkultur verspricht durch den Kauf eines bestimmten Diätprodukts oder den Verzicht auf bestimmte Lebensmittel eine Gewichtsabnahme und darüber hinaus Glück, Anerkennung und das Leben, das man sich wünscht. Die Alkoholkultur verspricht durch den Kauf eines bestimmten Getränks Glück, Akzeptanz und das Leben, das man sich wünscht. Die Produkte sind zwar unterschiedlich, aber die Versprechen sind dieselben. Wenn Sie sich nicht sicher sind, ob Sie betroffen sind, finden Sie hier eine Liste, die Ihnen dabei hilft, es herauszufinden.

Anzeichen, dass Sie Ihre Beziehung zu Essen und Sport heilen müssen:

- Sie machen sich oft Gedanken darüber, was Sie gerade gegessen haben oder was Sie später essen werden.
- Sie machen sich Vorwürfe, wenn Sie Nachtisch essen.

* https://de.statista.com/statistik/daten/studie/491190/umfrage/marktvolumen-im-segment-alkoholische-getraenke-in-deutschland/#:~:text=Umsatz%2520mit%2520alkoholischen%2520Getr%C3%A4nken%2520nach%2520Segment%2520in%2520Deutschland%2520bis%25202023&text=Im%2520Jahr%25202023%2520lag%2520der,rund%252020%252C8%2520Milliarden%2520

- Sie haben bestimmte Regeln beim Essen, beispielsweise, dass nur freitags Pizza und nur an Ihrem Geburtstag Kuchen erlaubt ist oder alles mit »Zuckerzusatz« verboten ist.
- Sie verbringen jeden Tag viel Zeit damit, sich Gedanken über Ihr Essen oder Ihr Gewicht zu machen.
- Sie machen nur Sport, bei dem Sie überprüfen können, wie viele Kalorien Sie verbrannt haben.
- Sie erlauben sich keine Bewegungsarten wie Tanzen, Yoga, Stretching oder Walking, und wenn doch, zählen Sie sie nicht als Training.
- Sie zählen, wie viele Kalorien, Netto-Kohlenhydrate oder welche Makronährstoffe Sie zu sich nehmen.
- Sie haben schon öfters Diäten gemacht und wieder abgebrochen.
- Wenn Sie zunehmen, erlauben Sie sich nicht, neue Kleidung zu kaufen (sofern Sie es sich leisten können), sondern versuchen abzunehmen.
- Sie verbringen jeden Tag Zeit vor dem Spiegel, um Ihren Körper zu überprüfen. Sie inspizieren und berühren Ihren Körper, um zu sehen, ob er sich verändert hat.
- Die Vorstellung, nicht zu wissen, wie viel Sie wiegen, macht Ihnen große Angst.

Andere Formen von Suchtverhalten

»Also, ich glaube, ich bin süchtig nach … Arbeit. Ist das ein Thema?«, fragt mich Tara gegen Ende unserer Sitzung.

»Was, glauben Sie, ist Arbeitssucht?«, will ich wissen.

»Aber ich habe keinen super Job. Es geht mir nicht darum, toll bei der Arbeit zu sein. Ich will einfach nur viel Geld verdienen«, antwortet Tara lachend.

»Das kommt häufiger vor, als Sie denken.«

»Wirklich?«, fragt Tara ernsthaft überrascht.

»Ja, Geld kann einem ein Gefühl von Macht geben.«

»Das verstehe ich. Ich habe viel Geld beim Glücksspiel verzockt.«

»Ja, wir können nach allem süchtig werden, was uns ein Gefühl von Kontrolle vermittelt, selbst in dem Bewusstsein, dass es, wie beim Glücksspiel, ein falsches Gefühl von Kontrolle ist, da wir wissen, dass wir das Ergebnis nicht wirklich kontrollieren können«, erkläre ich.

»Schon, aber ich *kann* kontrollieren, wie viel ich arbeite. Es fühlt sich also wie echte Kontrolle an.«

»Richtig, aber was kontrollieren Sie eigentlich?«, frage ich. Tara und ich hatten die Woche zuvor eine ganze Sitzung über die Eisberg-Theorie und darüber, wie sie Alkohol und Sex nutzt, um ihre Emotionen und ihr Trauma zu betäuben und zu unterdrücken.

»Oh ... meine Emotionen. Okay, ja, gut, Amanda, ich erinnere mich. Aber zumindest ist das ein positives Ventil, oder?!«, frotzelt Tara.

»Es ist auf jeden Fall besser als Trinken oder Drogen oder andere Dinge, Tara. Es ist nur nicht wirklich effektiv, um Ihre Gefühle zu kontrollieren oder sich durch die tieferen Schichten des Eisbergs zu arbeiten. Aber ich möchte auch sicherstellen, dass Sie sich nicht so sehr auf Ihren Job und das Geldverdienen versteifen, dass Sie Ihre Selbstfürsorge vernachlässigen und so gestresst sind, dass Sie wieder anfangen zu trinken.«

Die Illusion, unsere Emotionen kontrollieren zu können, liegt fast jedem Suchtverhalten zugrunde, ob es sich um Alkohol, Drogen, Essstörungen, Arbeitssucht, Glücksspiel, Kaufsucht oder Beziehungsabhängigkeit handelt. Wir werden von der Idee angefixt, dass uns etwas anderes ausfüllt oder unsere Probleme löst. Bei all diesen Verhaltensweisen haben wir das

Gefühl, uns selbst durch diese äußere Sache ändern zu können. Genauso wie die Alkoholwerbung uns Glück und Sorglosigkeit verspricht, wenn wir dieses oder jenes Bier trinken, und uns die Diätkultur Glück und Beliebtheit verspricht, wenn wir ihre Produkte kaufen und abnehmen, verspricht uns Arbeitssucht, endlich glücklich zu werden, wenn wir nur erfolgreich genug sind. Glücksspiel verspricht uns Glück, wenn wir genug Geld gewinnen. Kaufsucht verspricht uns Erfüllung, wenn wir die richtigen Dinge oder Klamotten kaufen. Und Liebessucht verspricht uns, uns endlich vollkommen zu fühlen, wenn wir nur die richtige Beziehung finden. Erinnern Sie sich an die Innovationsfalle aus Kapitel 2? Mit Ihnen ist nichts falsch, wenn Sie sich so fühlen. Die Versuchung, mehr zu wollen, nie zufrieden zu sein, Lösungen für die eigenen Gefühle zu suchen, ist sehr *menschlich*. Das Problem ist, dass diese Verhaltensweisen uns auf lange Sicht nicht wirklich helfen, uns besser zu fühlen. Sie sind keine echte Selbstfürsorge, und manchmal können sie sogar dazu führen, dass wir uns schlechter fühlen und mit der Zeit mehr Probleme bekommen. Es ist jedoch wichtig, zuerst an dem Verhalten zu arbeiten, das Ihnen die meisten Probleme bereitet. Sie müssen nicht alles auf einmal angehen. Wenn Sie merken, dass Sie in andere Suchtmuster verfallen, seien Sie mitfühlend und freundlich zu sich selbst. Versuchen Sie, sich nicht selbst zu verurteilen. Verarbeiten Sie Ihre Gefühle (Kapitel 8) und praktizieren Sie echte Selbstfürsorge (Kapitel 9).

Kapitel 12

Nüchtern unter die Leute gehen

Ich habe auf Alkohol gesetzt, um meine Zunge zu lockern.
»Eigentlich«, gestand ich nach dem zweiten Glas und
lehnte mich etwas nach vorne, »bin ich ein Wrack.«
»Ich bin auch ein Wrack!«, sagte darauf die Frau,
denn jede Frau hatte heimlich Kummer.
SARAH HEPOLA

»Ich vermisse einfach die Person, die ich war, als ich getrunken habe«, stellt Andrea zu Beginn ihrer Sitzung fest.

»Was vermissen Sie konkret?«, frage ich.

»Ich vermisse es, kontaktfreudig zu sein. Ich weiß nicht, was mit mir nicht stimmt! Ich habe einfach das Gefühl, dass ich Alkohol brauche, um gesellig zu sein.«

»Mal ehrlich, Andrea, ich denke, dass es vielen Menschen so gehen würde, wenn sie nicht mehr trinken würden. Trinken ist eine Art soziales Schmiermittel.«

»Ja, aber ich bin einfach so schüchtern. Ich hasse das an mir.«

»Ich glaube, dass sich leider viele schüchterne Menschen so fühlen. Unsere Gesellschaft neigt ehrlich gesagt dazu, Menschen, die sehr extrovertiert sind, zu verherrlichen und zu bevorzugen.«

»Das denke ich auch. Ich wünschte nur, nüchtern unter Leute zu gehen wäre nicht so verdammt schwer!«

»Sie haben recht, Andrea, es kann definitiv eine Herausforderung sein.«

Warum es so schwer sein kann, nüchtern unter Leute zu gehen

Ähnlich wie Andrea lassen sich viele nicht auf ein nüchternes Leben ein oder fangen nach einer gewissen Zeit wieder mit dem Trinken an, weil sie Angst vor den sozialen Auswirkungen haben. Das ist einer der häufigsten Gründe! Wir fürchten, dass die Leute uns verurteilen und uns entweder für eine Alkoholikerin oder eine Versagerin halten. Wir fürchten uns davor, anders als die anderen zu fühlen, vor allem, wenn wir eher schüchtern sind und uns schnell überfordert fühlen, wenn wir uns fremde Menschen kennenlernen oder unter sozialen Ängsten leiden. Tatsächlich haben viele von uns bereits an der Highschool mit dem Trinken angefangen und nie gelernt, wie man ohne ein Bier oder einen Plastikbecher voll Fusel neue Leute kennenlernt, Freundschaften schließt, Kontakte knüpft oder sich verabredet. Eine Umfrage der Bundeszentrale für gesundheitliche Aufklärung (BzGA) ergab, dass 2021 57,5 Prozent aller befragten 12- bis 17-Jährigen schon mindestens einmal im Leben Alkohol getrunken hatten. In den letzten zwölf Monaten hatten 8,7 Prozent der Jugendlichen regelmäßig (wochentäglich) Alkohol konsumiert.[1] Eine Studie des National Survey on Drug Use and Health aus dem Jahr 2018 berichtet, dass 54,9 Prozent der Vollzeit-College-Studenten angaben, im letzten Monat getrunken zu haben.(Im Jahr 2021 hatten laut der BzGA von den 18- bis 25-jährigen jungen Erwachsenen 95,4 Prozent schon einmal im Leben Alkohol getrunken).[2] Kein Wunder, dass viele von uns beim Knüpfen von Kontakten so stark auf Alkohol angewiesen sind, wenn so viele von uns beginnen, regelmäßig Alkohol zu konsumieren, bevor sich ihr Gehirn vollständig entwickelt hat (etwa im Alter von 25 Jahren).

Ein weiteres Hindernis, nüchtern unter Leute zu gehen, ist

die Tatsache, dass in der westlichen Gesellschaft eher Personen bevorzugt werden, die kontaktfreudig und sehr gesellig, also extrovertiert, sind. Obwohl Studien zeigen, dass etwa 50 Prozent unserer Gesellschaft aus introvertierten Menschen bestehen, ist das moderne Leben generell auf Extrovertierte ausgerichtet. Eltern machen sich Sorgen, wenn ihre Kinder schüchtern sind, und oft werden in unserer Gesellschaft Introvertierte dazu aufgefordert, mehr aus sich herauszugehen, als ob sich alle Introvertierten dann von ihrer besten Seite zeigen würden, wenn sie sich extrovertierter geben.

Susan Cain nennt dieses Konzept das »Ideal der Extraversion«, das geprägt ist vom »allgegenwärtigen Glauben, der Idealmensch sei gesellig, ein Alphatier und fühle sich im Rampenlicht wohl«.[3] In ihrem Bestseller *Still. Die Kraft der Introvertierten* zeichnet Cain den Aufstieg des extrovertierten Ideals im Zuge der Industrialisierung und des städtischen Lebens nach. Cain erklärt: »Nun waren die Amerikaner bei der Arbeit nicht mehr mit Nachbarn, sondern mit Fremden konfrontiert. ›Staatsbürger‹ wurden zu ›Angestellten‹, die sich Mühe geben mussten, einen guten Eindruck auf Menschen zu machen, mit denen sie weder staatsbürgerliche noch familiäre Bande hatten.«[4]

Die Antwort auf dieses Problem kam in Form von Selbsthilfe. In Selbsthilfebüchern ging es nicht mehr um die Bedeutung von Charakter und Anstand. Stattdessen gab es Ratschläge, wie man selbstbewusster wird, sich gut verkauft und als einnehmende Persönlichkeit wahrgenommen wird.[5] Der Historiker Warren Susman beschrieb den Wandel von der Charakter- zur Persönlichkeitskultur, in der jeder Amerikaner ein »performing self« werden sollte. Schnell nutzte auch die Werbeindustrie diesen Wandel zum Verkauf von Produkten, da sie erkannte, dass sich Produkte effektiver verkaufen ließen, wenn man die Ängste und Unsicherheiten der Menschen adressierte. In einer Werbung für Frauenseife aus dem Jahr 1922 wurde gewarnt: »Überall um dich herum urteilen die Leute im Stillen über dich ... Lass nicht zu, dass kleine Anzeichen von Nachlässigkeit – Unachtsamkeit in Bezug auf dein Äußeres – einen ungünstigen Eindruck erwecken.«[6] Auch wenn die Werbung heute etwas subtiler vorgeht, ist die zugrunde liegende Botschaft die gleiche geblieben.

Während Alltagsprodukte wie Seife, Rasierschaum und Kleidung als Mittel gegen mangelndes Selbstvertrauen verkauft wurden, gab es wohl noch nie ein Produkt, das sich so effektiv als Erfolgsrezept verkauft hat, wie die Zigarette. In nur 50 Jahren stieg ihr Anteil am US-Tabakkonsum von zwei Prozent auf 80 Prozent im Jahr 1952 ... und das dank der Werbung. Einer, der maßgeblich zum Erfolg der Zigarette beigetragen hat, war Edward Bernays, ein Pionier auf dem Gebiet der Öffentlichkeitsarbeit und Meinungsmache. Dieser wurde besonders durch Freuds Theorie zur Massenpsychologie und zu irrationalem Verhalten beeinflusst.[7]

Bernays stützte darauf sein Konzept der »Konstruktion der Zustimmung« (engineering consent), das im Wesentlichen den Prozess beschreibt, bei dem den Verbrauchern vorgegaukelt wird, dass ihre Entscheidungen, was sie kaufen, tragen, essen, trinken usw., ausschließlich auf ihrem eigenen Willen beruhen, während in Wirklichkeit die Werbung unseren biologisch fest verdrahteten Wunsch nach Anpassung ausnutzt. Bernays beschreibt es so: »Wenn wir die Mechanismen und Motive des Massenbewusstseins verstehen, ist es jetzt möglich, die Massen nach unserem Willen zu kontrollieren und zu reglementieren, ohne dass sie es merken.«[8] Bernays' größter Erfolg bestand darin, Millionen von Frauen zum Rauchen zu bewegen, als es noch ein Tabu war.

Nach dem Erfolg der Tabakindustrie dauerte es nicht lange, bis die Alkoholindustrie begann, sich die gleichen Mechanismen zum Verkauf ihrer Produkte zunutze zu machen. Holly Whitaker schreibt in ihrem Buch *Quit Like a Woman:* »Während die Tabakkonzerne Frauen mit großem Aufwand dazu bringen mussten, Zigaretten als ›Fackeln der Freiheit‹ zu sehen, konnte die Alkoholindustrie ihre Produkte mühelos als Elixier der Emanzipation etablieren. Frauen, die eine Zigarette zwischen den Fingern hielten, zusätzlich ein Glas Alkohol in die Hand zu drücken, reichte aus, um die Früchte der Arbeit zu ernten, die die Tabakindustrie geleistet hatte.«[9] Als die Menschen im 20. Jahrhundert in der Hoffnung aus ihren Kleinstädten flohen, es in der Großstadt zu etwas zu bringen, waren sie sehr darauf fixiert, einen guten Eindruck zu machen. Mit dem zeitgleichen Aufkommen des Kinos entwickelten sich Filmstars, die immer als anziehend und aufgeschlossen dargestellt wurden, in Amerika zu kulturellen Ikonen.

Daher ist es nicht verwunderlich, dass es ein Leichtes war, Zigaretten und Alkohol, die man Filmstars in die Hände drückte, als Mittel gegen Introvertiertheit, Schüchternheit und mangelndes Selbstvertrauen zu verkaufen. Im Jahr 2022 wird uns Alkohol immer noch als Lösung für unsere Probleme verkauft, und zwar mit der Erfindung der sozialen Medien auch über Instagram, TikTok und andere Influencer-Marketing-Tools. Ähnlich wir bei Zigaretten scheint es den Menschen allerdings langsam zu dämmern, dass Alkohol negative Auswirkungen hat, aber es muss sich noch zeigen, ob es zu einem Umdenken kommt oder ein anderes Produkt oder eine andere Droge die Lücke füllt.

Wie Sie anderen sagen, dass Sie nicht trinken

»Ich glaube, es wäre hilfreich, den Leuten mitzuteilen, dass Sie im Moment nicht trinken«, schlage ich Andrea vor, als sie mir erzählt, dass sie es außer ihrem Verlobten noch niemandem gesagt hat. Es hatte dazu geführt, dass sie soziale Kontakte in den vergangenen zwei Monaten komplett gemieden hat.

»Ich will nicht, dass man mich verurteilt.«

»Das verstehe ich. Wie kommen Sie darauf, dass Sie verurteilt werden?«

»Ich habe einfach das Gefühl, dass die Leute in meinem Studiengang das tun. *Work hard, play hard*. Unter uns Medizinstudenten drehen sich alle sozialen Aktivitäten ums Trinken oder finden in einer Bar statt. Es ist seltsam für jemanden in meinem Alter, nicht zu trinken. Ich habe bereits mit meiner Schüchternheit zu kämpfen und mit dem Gefühl, nicht dazuzugehören. Ich will nicht noch mehr Aufmerksamkeit auf mich lenken.«

»Es kann sich definitiv beängstigend anfühlen. Aber ich glaube nicht, dass das nachhaltig ist, wenn man mit dem Trinken aufhören will. Sie müssen in keine Bar gehen oder Zeit mit diesen Leuten verbringen, wenn Sie sich dabei unwohl fühlen, aber ich glaube nicht, dass es gut für Ihre psychische Gesundheit ist, sich so total zu isolieren.

»Ich weiß. Sie haben ja recht. Es geht nicht einmal ums Trinken oder darum, in einer Bar getriggert zu werden. Ich will ja Zeit mit meinen Kommilitonen verbringen. Darüber mache ich mir keine Sorgen. Ich weiß einfach nicht … mir fehlen die Worte. Was soll ich sagen?«

»Sie sagen … Ich trinke heute Abend nichts.«

»Aber was, wenn jemand nach dem Grund fragt?«

Da hat Andrea einen wichtigen Punkt angesprochen. Fast immer, wenn jemand sagt, dass er nicht trinkt, bekommt er die Frage nach dem Warum gestellt. Wie der Stand-up-Comedian Jim Gaffigan bei einem seiner Auftritte feststellte: »Wenn man nicht trinkt, wollen die Leute immer wissen, warum. Bei anderen Dingen passiert das nie. Sie fragen nie: ›Du nimmst keine Mayonnaise – warum?‹« Was die Beantwortung dieser Frage, die leider unweigerlich gestellt werden wird, angeht, habe ich einen Satz aus vier Wörtern für Sie: BENUTZEN SIE KEINE AUSREDEN. Es mag zwar verlockend sein, Dinge zu sagen wie »Ich bin heute Abend die Fahrerin« oder »Ich muss morgen früh aufstehen«, aber versuchen Sie nicht, die Tatsache, dass Sie nicht trinken, auf äußere Faktoren zu schieben. Denn nach meiner persönlichen und beruflichen Erfahrung ist es erstaunlich, wie weit Menschen gehen, um das Problem »heute kein Alkohol« zu lösen. Wenn man sie lässt, werden besonders egoistische Mitmenschen Ihnen plötzlich anbieten, für Sie und alle anderen die Kosten für ein Taxi zu übernehmen. Dadurch geraten Sie in die sehr unangenehme Lage, das großzügigste Angebot, das Ihnen je gemacht wurde, ablehnen zu müssen. Halten Sie es stattdessen einfach und allgemein. Sagen Sie, dass Sie eine Alkoholpause machen. Sagen Sie, dass Sie aus gesundheitlichen Gründen nicht trinken. Sagen Sie, dass Sie sich heute Abend einfach nicht danach fühlen. Erinnern Sie sich an das Kapitel, in dem es um das Setzen von Grenzen ging. Sie haben das Recht, Nein zu sagen, ohne eine Erklärung dafür zu liefern.

Wenn Sie beschließen, dieses Nüchternheitsexperiment langfristig fortzusetzen, kann es ab einem bestimmten Punkt hilfreich sein, nahestehende Menschen einzuweihen, dass Sie keinen Alkohol mehr trinken. Wenn Sie sich mit Menschen treffen, von denen Sie wissen, dass Sie sie wiedersehen werden, z. B. Arbeitskollegen, ist es einfacher zu sagen, dass Sie nicht mehr trinken, als jedes Mal zu erklären, dass Sie heute Abend nicht trinken. Es ist vielleicht anstrengender und zieht mehr Fragen nach sich, aber wenn Sie sich dazu in der Lage sehen, wird es Ihnen in Zukunft Zeit und Energie sparen.

Hier ein paar Vorschläge, was Sie sagen können ...

- »Ich habe genug für ein ganzes Leben getrunken.«
- »Ich habe mich entschieden, nicht zu trinken.«
- »Ich fühle mich besser, wenn ich nicht trinke.«
- »Ich mache einen Entzug/bin trocken/bin Alkoholikerin [welches Wort Sie auch immer wählen].«
- »Ich mag die Person nicht, die ich bin, wenn ich trinke.«
- »Trinken hat mich daran gehindert, meine Ziele zu erreichen.«
- »Ich hasse es, einen Kater zu haben.«
- »Es passt nicht zu meinem Leben.«
- »Weil ich mich schrecklich fühle, wenn ich auch nur eine kleine Menge trinke.«
- »Ich konzentriere mich im Moment auf meine Gesundheit.«
- »Ich mag Alkohol einfach nicht.«

Wie Sie sich selbst und Gleichgesinnte finden

»Okay, verstanden, aber, Amanda, ich habe keine Hobbys. Ich hatte noch nie irgendwelche Hobbys. Ich trinke, seit ich zwölf Jahre alt bin«, sagt Tara.

»Gibt es etwas, das Sie gerne tun?«, frage ich.

»Ich gehe gerne in die Bar!«, meint Tara trocken. Ich nicke schweigend und lasse Tara weiterreden. »Ich weiß nicht ...«, seufzt sie und blickt ins Leere. »Ich kenne mich selbst nicht besonders gut.«

»Nun, das ist ein guter Anfang.« Tara wirft mir einen verwirrten Blick zu. Ich räuspere mich. »Ich meine, wenn Sie realisieren, dass Sie sich selbst nicht *kennen*, ist das ein guter

Ausgangspunkt. Jetzt geht es darum, dass Sie sich mit Neugier begegnen und sich selbst kennenlernen.«

»Okay, und wie?«

»Was haben Sie denn als Kind gerne gemacht?«

»Wie schon gesagt, ich hatte nie irgendwelche Hobbys.«

»Ich weiß, aber ich meine, was Sie gerne getan haben, als Sie richtig klein waren. Es muss nicht unbedingt ein Hobby gewesen sein. Welche Art von Spielen haben Sie als Kind gerne gespielt? Haben Sie gerne mit anderen Kindern oder alleine gespielt? Mochten Sie in der Grundschule lieber Kunstunterricht oder Sport?«

»Also, Kunstunterricht mochte ich richtig gerne. Aber ich bin nicht gut darin.«

»Wenn man herausfindet, wofür man sich interessiert, geht es nicht darum, gut darin zu sein. Es geht darum, wieder eine Verbindung zu sich selbst herzustellen. Sie besitzen auf jeden Fall ein gewisses Maß an Kreativität, Tara, sonst würden Sie nicht mit Ihrer Haarfarbe experimentieren.« Diese Woche sind Taras Haare lila gefärbt.

»Ich würde auch versuchen, ein paar normale Dinge zu tun und zu sehen, ob sie Ihnen Spaß machen. Vielleicht machen Ihnen jetzt, wo Sie trocken sind, einfache Dinge wie Puzzles oder Secondhandläden Freude. Sie werden überrascht sein, was Ihnen jetzt, da das Lustempfinden Ihres Gehirns nicht mehr durch Ihren Alkohol- und Drogenkonsum verzerrt ist, Vergnügen bereitet.« Tara nickt. »Und wenn Sie anfangen, Dinge zu machen, die Ihnen Spaß bereiten, steigt die Wahrscheinlichkeit, dass Sie Leute finden, die ähnliche Interessen haben.«

»Ja, wahrscheinlich haben Sie recht. Meine einzigen wirklichen Freunde sind Leute, die ich auf Entzug oder bei der Arbeit kennengelernt habe, weil das alles ist, was ich in den letzten Jahren seit der Highschool gemacht habe.«

»Genau«, stimme ich ihr zu. »Freunde zu haben, die nüchtern sind, ist großartig, und ich bin voll dafür, dass Sie das machen. Aber ich denke auch, dass es gut sein kann, andere Arten von Freundschaften zu schließen. Sie sind ein komplexer, einzigartiger Mensch, der sich nicht nur über ›trinkt keinen Alkohol‹ identifiziert.« Tara lacht.

»Okay, sagen wir, ich ... ich weiß nicht, ich mache einen Kunstkurs oder so ... Wie kann sich daraus mehr entwickeln, als nur im Kurs miteinander zu reden? Es ist nicht wie bei einem Date, wo es ein Endziel gibt. Freundschaft ist so ... unklar.«

»Das ist wahr. Aber ich denke auch, dass viele der Date-Regeln auch auf Freundschaften zutreffen. Überlegen Sie mal, wie Sie in Ihrer Kindheit Freunde gefunden haben. Ich vermute, dass Sie sie in der Schule kennengelernt und sich zum Spielen verabredet haben. Wahrscheinlich haben Ihre Eltern das arrangiert, aber auf diese Weise haben Sie Freundschaften geschlossen.«

»Wie nun? Soll ich einfach fragen, he, willst du einen Kaffee mit mir trinken?«

»Ja, warum nicht?«

Übung: Holen Sie sich Zettel und Stift und beantworten Sie folgende Fragen.

1. Was habe ich als Kind gerne gemacht?
2. Mochte ich in der Schule eher Kunst-, Sport- oder Musikunterricht?
3. Welche Dinge mache ich gerne, bei denen kein Alkohol im Spiel ist?
4. War ich jemals in irgendetwas so vertieft, dass ich mein Zeitgefühl verlor? Was habe ich da getan?

Egal, ob Sie sich eher mit der schüchternen Andrea identifizieren und nicht recht wissen, wie Sie anderen mitteilen sollten, dass Sie keinen Alkohol trinken, oder Sie sich eher in Tara hineinversetzen können und das Gefühl haben, dass Ihr einziges Interesse seit jeher darin bestand, von Bar zu Bar zu ziehen, ist es wichtig, sich Zeit zu nehmen, um sich selbst in nüchternem Zustand kennenzulernen. Viele Menschen sind überrascht herauszufinden, was ihnen dann Freude bereitet und was ihnen ohne die dämpfende Wirkung des Alkohols plötzlich keinen Spaß mehr macht. Wir reden uns ein, dass Alkohol uns und andere lustig und interessant macht, aber was, wenn wir Alkohol nur brauchen, weil wir das, was wir tun, und die Leute, mit denen wir Zeit verbringen, eigentlich gar nicht mögen? Fragen Sie sich selbst ... gehe ich wirklich gerne in eine überfüllte Bar, in der es nach Bier riecht und die Leute über einander hinwegreden? Gehe ich gerne zu Sportveranstaltungen und hänge davor stundenlang auf einem Parkplatz herum? Genieße ich die Zeit mit meinen Freunden auch ohne gemeinsam durchzechte Nächte und den Genuss besonderer Cocktails? Auf keine dieser Fragen gibt es richtige oder falsche Antworten, aber es sind wichtige Fragen, die Sie für sich selbst klären sollten. Vielleicht besuchen Sie wirklich gerne überfüllte Bars, und ein Bier ist einfach nur das Tüpfelchen auf dem i. Sollte dies der Fall sein, ermutige ich Sie, es nüchtern zu tun, um sicherzugehen, dass Sie es wirklich genießen und um zu lernen, es ohne Alkohol zu tun. Erst wenn wir gelernt haben, wie man etwas nüchtern macht, können wir frei entscheiden, ob wir in dieser Situation trinken wollen. Andernfalls trinken wir vielleicht, um Spaß zu haben oder um mit Ängsten oder Unbeholfenheit zurechtzukommen.

Trocken zu sein ist, wie das erste Mal im Leben eine Brille zu tragen. Sollten Sie diese Erfahrung schon einmal gemacht haben, erinnern Sie sich vielleicht an das Gefühl, als Sie erkannten, wie verschwommen Ihre Sicht zuvor war. Es gibt eine große, weite, farbenfrohe und klare Welt, die schon immer existiert hat, aber deren Existenz Sie nicht für möglich hielten. Ohne Alkohol wird alles klarer. Das kann zwar sehr aufregend sein, weil Ihnen die einfachen Dinge plötzlich mehr Freude bereiten, aber es kann auch ein böses Erwachen bedeuten, wenn Sie feststellen, dass Ihre Freundschaften, Beziehungen, Ihr Job oder Ihre Hobbys nicht besonders erfüllend sind. Vielleicht stellen Sie fest, dass Sie unter sozialen Ängsten leiden und Alkohol als Krücke benutzt haben. Das kann beängstigend sein und leider dazu führen, dass man wieder anfängt zu trinken. Dabei gilt es zu bedenken, dass man kein sinnvolles, erfülltes Leben führen kann, wenn man weiter trinkt, um sich nicht mit sich selbst auseinandersetzen zu müssen. Es ist dann ein Leben, in dem man von Alkohol abhängig ist, um damit fertigzuwerden.

Denken Sie daran, eine Sache nach der anderen anzugehen und nicht gleich alles ändern zu wollen. Beim Trockenwerden geht es darum, sein wahres Ich kennenzulernen und sich ein Leben aufzubauen, dem man nicht entfliehen will, und nicht darum, sein ganzes Leben nach dem Beispiel von Marie Kondo aufzuräumen. Nüchternheit bedeutet kein schmerzfreies Leben, das in jeder Hinsicht glücklich macht. Sich selbst neu zu beeltern macht nicht immer Spaß, aber es wird Ihnen ganz entscheidend dabei helfen, ein zielgerichtetes und werteorientiertes Leben zu führen. Schwierigkeiten wird es immer geben, aber ein nüchternes Leben bedeutet, dass Sie die Fähigkeit und die Werkzeuge (siehe Teil 2!) haben, offen und ehrlich damit umzugehen.

Übung: Machen Sie eine Liste mit Dingen, die Sie gerne getan haben, als Sie getrunken haben, und tun Sie sie nüchtern. Nehmen Sie wahr, ob Sie diese Dinge auch ohne Alkohol genießen können. Wenn Sie sich nicht sicher sind, warum Ihnen bestimmte Dinge Spaß machen, werden Sie konkret, z. B.: Ich gehe immer noch gerne in Bars, wenn sie nicht zu überfüllt sind und wenn sie ein tolles Ambiente und Design haben. In eine Spelunke zu gehen lohnt sich für mich jedoch nicht und macht mir keinen Spaß. Ein Barbesuch ist dann besser auszuhalten, wenn es Mocktails oder Kombucha gibt oder wenn Aktivitäten wie Billard oder Skee-Ball angeboten werden. Manche Dinge, wie wie etwa Weinverkostungen, reizen mich nicht. Egal, wie schön die Landschaft und das Ambiente sind, fühle ich mich dabei einfach unwohl. Ich werde nie zu einer Sportveranstaltung gehen, weil ich überhaupt kein Interesse daran habe. Ich vermeide Networking-Events um jeden Preis, gehe aber gerne zu Kursen oder Veranstaltungen, bei denen es etwas zu tun gibt und nicht ausschließlich Small Talk und Alkohol im Vordergrund stehen. Seien Sie neugierig und nehmen Sie wahr, dass sich Ihre Toleranz mit der Zeit ändern kann und davon abhängt, mit wem Sie zusammen sind. Als introvertierter Mensch halte ich es besser aus, mit Alkohol konfrontiert zu werden, wenn meine Kraftreserven voll aufgeladen sind und ich mich um mich selbst gekümmert habe, als wenn ich mich gestresst und ausgebrannt fühle.

Als Erwachsene Freundschaften schließen

Vielleicht denken Sie jetzt, schön und gut, aber wie finde ich als Erwachsene wirklich Freunde? Eine gute Frage. Lassen Sie uns zunächst die drei unterschiedlichen Freundschaftstypen genauer ansehen.

Zweckfreundschaften – bei ihnen basiert die Verbindung

auf gegenseitigem Nutzen, z. B. mit Arbeitskollegen, Geschäftspartnern, Klassenkameraden, Nachbarn oder jemandem, der im selben Bereich tätig ist und mit dem Sie sich austauschen. Vielleicht steht diese Person guten Freunden nahe, und Sie sind einfach deswegen mit ihr befreundet, weil Sie sie oft sehen. In der Regel handelt es sich bei diesen Freunden nicht um Menschen, die Sie sich unbedingt als Freund oder Freundin ausgesucht hätten, aber die Freundschaft ist für beide Seiten von Vorteil. Da diese Freundschaften nicht auf Verbundenheit beruhen, sind sie in der Regel von kurzer Dauer und bleiben nicht bestehen, wenn man sich nicht mehr sieht.

Auf Vergnügen basierende Freundschaften – bei ihnen beruht die Verbindung auf der gegenseitigen Freude aneinander, weil Sie gut miteinander lachen können, Ihre Gespräche genießen oder ähnliche Hobbys haben. Diese Freundschaften sind zwar in der Regel tiefer als Zweckfreundschaften, können sich aber mit Ihrer Vorstellung von Spaß mit der Zeit verändern.

Tiefe Freundschaften – das sind die Freundschaften, nach denen sich die meisten von uns sehnen. Zu diesen Personen entwickelt sich eine tiefe Verbindung, auch wenn es sich zu Beginn um Zweck- oder auf Vergnügen basierende Freundschaften gehandelt haben kann. Enge Freundschaften beruhen auf gegenseitiger Liebe, Fürsorge und Ehrlichkeit. Es kann sich um die beste Freundin handeln, die man regelmäßig trifft und spricht, es können aber auch Freunde sein, die man nicht regelmäßig trifft oder spricht, aber wenn man sie trifft das Gefühl hat, dass seit dem letzten Gespräch kaum Zeit vergangen ist.

Wenn Sie sich mit Ihrer Beziehung zu Alkohol auseinandersetzen, stellen Sie vielleicht fest, dass Sie zu einigen Ihrer Freunde eine Zweckfreundschaft verbindet und Sie die gemeinsame Zeit kaum mehr genießen, wenn kein Alkohol im Spiel ist. Das ist eine normale Entwicklung. Vielleicht merken Sie auch, dass Sie jetzt, wo Sie Dinge unternehmen wollen, die nichts mit Alkohol zu tun haben, anderen Freunden näherstehen, weil Sie mehr Gemeinsamkeiten entdecken. Vielleicht erkennen Sie, dass Sie abstinente Freunde brauchen. Probieren Sie Entzugstreffen, Instagram-Gruppen, Null-Promille-Bars oder andere Social-Media-Plattformen. Sie können natürlich auch aus dem Schatten der Anonymität treten und offen über Ihre Nüchternheit zu sprechen. Auf diese Weise wird es leichter, andere zu finden, die ebenfalls keinen Alkohol trinken.

Ein Muster, das ich bei der Arbeit mit meinen Klienten häufig beobachte, ist, dass Menschen sehr hohe Erwartungen an Freundschaften haben. Viele machen den Fehler, Zweckfreundschaften und Freundschaften, die auf Vergnügen basieren, zu verschmähen und nur tiefe Freundschaften zu suchen. Dabei ist es wichtig, sich klarzumachen, dass nicht jeder unsere Bedürfnisse erfüllen kann. Sie sind eine komplexe Persönlichkeit und profitieren daher von einer gesunden Mischung aus Menschen, mit denen Sie Ihre verschiedenen Vorlieben, Interessen und Hobbys teilen. Eine gesunde Mischung aus Zweckfreundschaften, Freundschaften, die auf Vergnügen beruhen, und tiefen Freundschaften ist für Ihre psychische Gesundheit das Beste. Die Vorschläge oben bringen Sie vielleicht auf die ein oder andere Idee, wie Sie Freunde aus den unterschiedlichen Kategorien finden könnten.

Ich will nicht lügen: So wie alles in der Abstinenz wird es ohne Alkohol für Sie tatsächlich mehr Aufwand und Mühe bedeuten, unter Leute zu gehen und Freunde zu finden. Aber meine persönliche und berufliche Erfahrung zeigt, dass man authentischere und tiefere Beziehungen knüpfen kann, wenn man

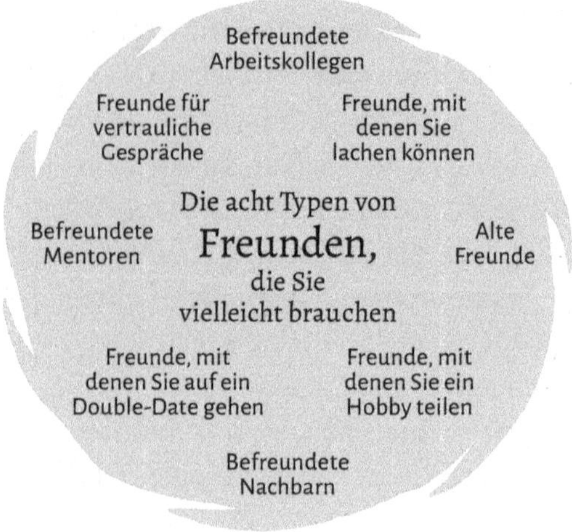
Befreundete Arbeitskollegen
Freunde für vertrauliche Gespräche
Freunde, mit denen Sie lachen können
Die acht Typen von
Freunden,
die Sie vielleicht brauchen
Befreundete Mentoren
Alte Freunde
Freunde, mit denen Sie auf ein Double-Date gehen
Freunde, mit denen Sie ein Hobby teilen
Befreundete Nachbarn

dranbleibt und die Fähigkeiten erlernt, die man in der Zeit, in der man Alkohol getrunken hat, nie gelernt hat. Catherine Gray schreibt in ihren Memoiren *Vom unerwarteten Vergnügen, nüchtern zu sein*: »Bekanntschaften im Zustand der Trunkenheit sind wie Klebefallen. Billig und man bleibt leicht hängen. Aber sie reißen eben auch leicht. Bekanntschaften im nüchternen Zustand sind eher wie Zement. Der braucht eine Ewigkeit, bis er fest wird, was mehr Anstrengung erfordert. Aber wenn er mal fest ist, ist er tragfähig wie ein Fels. Den kriegt man so leicht nicht weg.«[10]

Ohne Alkohol, der uns das Gehirn vernebelt, kennen wir uns besser und wissen daher auch, was wir von Freunden wollen und brauchen. Außerdem können wir besser das wahre Wesen eines Menschen erkennen. Wenn Sie auf der Suche nach engen Freundschaften sind, sollten Sie auf diese acht Eigenschaften achten.

Es ist normal, dass diese Eigenschaften nicht immer gleich stark ausgeprägt sind, sondern schwanken. Erwarten Sie keine perfekte 50/50-Aufteilung in der Beziehung. Seien wir

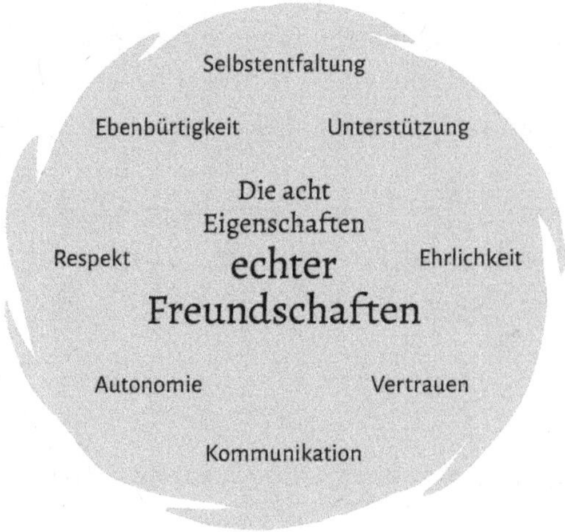
Selbstentfaltung
Ebenbürtigkeit
Unterstützung
Die acht Eigenschaften echter Freundschaften
Respekt
Ehrlichkeit
Autonomie
Vertrauen
Kommunikation

ehrlich, einige von uns sind besser darin, zu planen oder daran zu denken, sich zu melden, aber wenn Sie es thematisieren und die Freundschaft für Sie beide funktioniert, ist es wahrscheinlich wert, an der Freundschaft festzuhalten. Und wenn es, so wie immer im Leben, zu Konflikten kommt, blättern Sie zurück zu Kapitel 10 und erinnern sich daran, wie wichtig es ist, Grenzen zu setzen.

Ideen, wie man im echten Leben Freunde findet:

- Yoga- oder Fitnessstudios
- Workshops zur persönlichen Weiterentwicklung
- Kunst- oder Tanzkurse
- Wanderclubs oder Lauftreffs. Manchmal werden diese von Sportbekleidungsgeschäften organisiert.
- Networking-Events
- Buchclubs
- Null-Promille-Bars (Es gibt inzwischen immer mehr davon, besonders in größeren Städten. Informieren Sie sich im Abschnitt Quellen über Einzelheiten!)

- Daybreaker (morgendliche Tanzveranstaltung)
- Ehrenamtliche Tätigkeiten. Schauen Sie, ob es in Ihrer Gegend Organisationen gibt, bei denen Sie sich engagieren wollen.
- Zwölf-Schritte-Treffen und/oder Selbsthilfegruppen (AA, NA, Al-Anon, Alkoholiker-Forum.de, Blaues Kreuz in Deutschland e. V., Freundeskreis für Suchtkrankenhilfe Bundesverband e. V.)

Ideen, wie man online Freunde findet:

- Nutzen Sie meetup.com, eine Plattform, auf der Sie über verschiedene Aktivitäten und lokale Veranstaltungen nach neuen Bekannten suchen.
- Lernen Sie Ihre Nachbarn mit der App Nextdoor kennen.
- Nutzen Sie Instagram oder andere soziale Medien. Treten Sie Gruppen bei, folgen Sie Hashtags oder Seiten mit Ihren Interessen.
- Nutze diverse Apps: z. B. Chatzone, Bumble For Friends, friendsUp, Badoo, MeetMe, Meetup, Spontacts usw.

Kapitel 13

Liebe, Sex und Romantik

Ich trinke gern einen Martini –
höchstens zwei.
Nach drei lieg ich unterm Tisch,
nach vier unterm Gastgeber.
DOROTHY PARKER

»Ich bin mir ziemlich sicher, dass ich für immer Single bleibe«, sagt Tara.

Ich lächle. »Ach ja?«

»Ja, so lange war ich noch nie nüchtern und ehrlich gesagt ist die Idee, sich zu verabreden ... also auf ein Date zu gehen, definitiv nicht für nüchterne Menschen gedacht. Dazu braucht es Alkohol.«

»Okay, was ist mit Ihren Freunden, haben sie sich verabredet, seit sie nüchtern sind?«

»Viele meiner Freunde haben Glück und bereits feste Partner. Oder sie haben jede Menge Dating-Apps. Und ich weiß nicht, ich fühle mich einfach nicht wohl dabei, Leuten zu sagen, dass ich nicht trinke, bevor ich sie überhaupt kennengelernt habe. Das ist mir zu viel!«

»Das verstehe ich, das kann definitiv überwältigend sein«, antworte ich.

»Dann ist es also beschlossene Sache, ich bleibe für immer Single!«, stellt Tara in ihrer selbstironischen Art fest.

»Tara ...«, erwidere ebenfalls in scherzhaftem Ton«.

»Nein, schon gut, ich lege mir noch eine oder zwei Katzen zu. Ich werde einfach für immer die lustige Singlefreundin sein. Nur nicht wirklich lustig, weil ich nicht trinke. Also werde ich mich damit begnügen, die verrückte Katzenlady zu sein, schätze ich.«

Taras Annahmen über Dating ohne Alkohol sind sehr verbreitet. Man lernt nicht nur eine neue Person kennen, mit der man sich in einem intimen Rahmen unterhalten muss, sondern es besteht auch die Möglichkeit, dass es zu Sex kommt. Ach ja, und vergessen wir nicht, dass die Person Ihnen wahrscheinlich auch vorschlägt, etwas trinken zu gehen, wodurch Ihr Alkoholkonsum oder der Verzicht darauf zu einem Riesenthema wird und Sie wahrscheinlich dazu bringt zu trinken, um die Peinlichkeit der Situation zu lindern. Aber das Schöne daran, sich nüchtern zu verabreden, ist, dass Sie das Wesen Ihres Gegenübers viel besser erkennen, wenn Ihnen nicht der Alkohol die Sicht vernebelt. Es ist vielleicht etwas unangenehm, vor allem am Anfang, aber insgesamt finde ich, dass sich Menschen, die bei Verabredungen keinen Alkohol trinken, viel Zeit und Energie sparen, weil sie schneller wissen, ob jemand zu ihnen passt. Wie alles in nüchternem Zustand, ist es am Anfang schwieriger, aber egal, ob man beim Dating auf der Suche nach einer festen Beziehung oder nach Sex ist, sind die Begegnungen authentischer.

Schauen wir uns das Ganze im Detail an. Wie ein Mensch auf Ihre Aussage reagiert, dass Sie keinen Alkohol trinken, sagt schon viel über ihn aus. Eventuell geschieht dies schon, bevor Sie sich persönlich treffen. Manche Leute geben diese Information beim Online-Dating in ihrem Profil an. Eine weitere Gelegenheit, es zu kommunizieren, ist, wenn die Person vorschlägt, beim ersten Date etwas trinken zu gehen. Manchmal kommt es auch während der Verabredung dazu, wenn Sie den Vorschlag des Kellners nicht annehmen und stattdessen ein anderes Getränk bestellen. Wenn Ihr Gegenüber sich über

Sie lustig macht, versucht, Sie zum Trinken zu drängen, Sie beschimpft, Sie in irgendeiner Weise herabwürdigt oder sein eigenes Trinkverhalten rechtfertigt und kommentiert, sind das alles frühe Warnzeichen. Respektiert Ihr Gegenüber hingegen Ihre Entscheidung und zeigt sich unbeeindruckt, neugierig und verständnisvoll, sind das sehr frühe positive Zeichen.

Es ist völlig Ihnen überlassen, ob Sie in Ihrem Profil oder vor einem persönlichen Treffen angeben, dass Sie nicht trinken, aber ich würde Ihnen davon abraten, wegen Ihrer Abstinenz zu lügen. Ich habe nicht nur Horrorgeschichten von Klientinnen gehört, die versehentlich tranken, weil Sie Ihre Abstinenz verheimlichen wollten, oder etwas früher in die Bar gingen, um den Barkeeper dazu zu bringen, ihnen später ein Seltzer mit Limette zu servieren (»Aber lassen Sie es wie ein Wodka Soda aussehen!«). Darüber hinaus kann Ihre Notlüge nach hinten losgehen oder dazu führen, dass Sie zugeben müssen, gelogen zu haben, was wiederum ein Warnzeichen für Ihr Date ist. Stattdessen würde ich empfehlen, dass Sie beispielsweise sagen »Ich trinke gerade nicht« oder »Ich mache eine Pause vom Alkohol«. Das ist ehrlich, gibt Ihnen aber auch den Freiraum, weiterhin abstinent zu bleiben, ohne zu lügen. Es signalisiert Ihrem Gegenüber auch, dass Sie wahrscheinlich gerne etwas anderes tun würden, als in eine Bar zu gehen, falls es zu einer weiteren Verabredung kommt.

Es ist gut, sich klarzumachen, dass die ersten 15 Minuten einer Verabredung die schwierigsten sind. In diesen ersten Minuten bestellen die Leute eifrig ein Getränk, und Sie fühlen sich vielleicht peinlich berührt. In dieser Phase werden Sie vielleicht gefragt, warum Sie nicht trinken. Denken Sie daran, auf die Liste der Antworten aus dem letzten Kapitel zurückzugreifen. Aber sobald Sie sich mit Ihrem Getränk niedergelassen haben, ändert sich die Gesprächsdynamik, und es wird einfacher, eine Verbindung herzustellen.

Sich nüchtern zu verabreden hat übrigens noch einen weiteren Vorteil: Es ist wahrscheinlicher, dass Sie sich an Ihre Werte halten und nicht etwas tun, was Sie später bereuen. Nachdem Sie sich für dieses Buch entschieden haben, vermute ich, dass Sie sich im betrunkenen Zustand eventuell schon einmal mit jemandem eingelassen haben, den Sie nüchtern keinesfalls in Betracht gezogen hätten. Vielleicht haben Sie auch etwas gesagt oder getan, das Sie bereuen, oder etwas über sich preisgegeben, das für das erste Date unangemessen war. Das liegt daran, dass Ihr präfrontaler Kortex – der rationale Teil Ihres Gehirns, in dem Entscheidungen getroffen werden – geschlafen hat. Sie werden ein Date selbstbewusster angehen, wenn Sie wissen, dass Sie ein Leben führen, das mit dem übereinstimmt, was Sie in einer Beziehung wollen, brauchen und schätzen.

Die moderne Dating-Kultur verherrlicht Alkoholkonsum als Möglichkeit, »lockerer« zu werden und sich wohler zu fühlen. Alkohol senkt zwar unsere Hemmschwelle, aber instinktive Hemmungen haben ihren Zweck. Ihr Instinkt schützt Sie. Er sagt: »Ich kann es nicht konkret benennen, aber ich habe ein ungutes Gefühl bei dem Typ.« Ihr Instinkt sagt Ihnen auch: »Ich fühle mich mit der Person wirklich wohl, aber ich bin nicht bereit, ihr XY anzuvertrauen/XY zu tun.« Ihre Instinkte sind Ihr Bullshit-Indikator. Ihr Instinkt erinnert Sie daran, dass Sie Grenzen setzen können, und er erinnert Sie daran, welche langfristigen Folgen eine Entscheidung nach sich ziehen kann. Wenn Sie sich dessen bewusst sind, ist es vielleicht einfacher, als Sie denken, das anfängliche Unbehagen, nicht zu trinken, abzulegen und Maßnahmen zu ergreifen, die Sie dem Leben, das Sie sich wünschen, näher bringen.

Wie Sie mit Ihrer derzeitigen Partnerschaft umgehen

»Amanda, ich weiß nicht, wie ich es sagen soll … ich habe einfach das Gefühl, dass mein Verzicht auf Alkohol meiner Ehe schadet«, stellt Brianna verzweifelt fest und setzt sich auf meine Couch.

»Erzählen Sie, was los ist.«

»Wir geraten immer in Streit, wenn er trinkt. Früher hat es mir nichts ausgemacht, wenn er in meiner Gegenwart getrunken hat, aber jetzt, wo ich seit ein paar Monaten trocken bin, stört es mich enorm, wenn er trinkt.«

Ideen für ein Date, bei denen kein Alkohol im Spiel ist

- Eis essen
- Kaffee trinken
- Schlittschuh fahren
- Bowling
- Comedyshow
- Livemusik-Event
- Konzert
- Fitnesskurs
- Wandern
- Wochen- oder Flohmärkte
- Vergnügungspark
- Sportveranstaltung
- Minigolf
- Tischtennis
- Quizabend
- Kunst-, Koch-, Handarbeitskurs etc.
- Museumsbesuch
- Kino
- Bouldern
- Spieleabend
- Tanzen gehen
- Picknick
- Spazieren gehen
- Ausflug zum Strand

»Haben Sie eine Ahnung, was sich verändert hat?«, frage ich.

»Nun, ich glaube, früher habe ich es nicht bemerkt oder es war mir egal. Als ich nach der Geburt von Mia eine Zeit lang keinen Alkohol trank, habe ich nicht bewusst auf Alkohol verzichtet. Ich war schwanger und habe einfach nicht wieder angefangen zu trinken, weil ich mit dem Baby überfordert war. Jetzt genieße ich es total, nüchtern zu sein, und bin genervt, wenn mein Mann trinkt.«

»Sie haben anscheinend vorher nicht so sehr darauf geachtet, ob er trinkt oder nicht, weil Sie nicht versucht haben, nicht zu trinken.«

»Genau. Aber jetzt merke ich, wie er sich verändert, wenn er trinkt. Es ist nicht so, dass er dann ein anderer Mensch wäre, aber er ist einfach nicht ... präsent. Er ist nicht er selbst. Ich weiß nicht, wie ich es beschreiben soll.«

»Ich weiß, was Sie meinen«, sage ich, und das tue ich wirklich. Mein Mann trinkt Alkohol, und es ärgert mich, wenn ich merke, dass er nicht »ganz da« ist. Für Menschen, die mit dem Trinken aufhören wollen, ist es häufig ein Stolperstein, einen Partner zu haben, der trinkt. Die Beziehung kann sich verändern, und es kann beängstigend sein, das zu verarbeiten. Doch auch bei bereits abstinenten Personen, die eine Partnerschaft mit jemandem, der Alkohol trinkt, eingehen (ich habe meinen Mann kennengelernt, als ich zwei Jahre trocken war), kann es zu Meinungsverschiedenheiten kommen. Ich frage: »Was stört Sie daran, dass er nicht anwesend ist?«

Brianna schaut aus dem Fenster und denkt über meine Frage nach. »Ich habe einfach das Gefühl, dass er nicht bei mir ist. Wir haben so wenig Zeit für uns, weil wir so beschäftigt sind und zwei Kinder haben. Wir gehen einmal im Monat aus ... wenn überhaupt. Und wenn wir es tun, möchte ich wirklich voll und ganz mit ihm verbunden sein. Aber in seinen Augen kommen wir so gut wie gar nicht dazu, zusammen auszugehen, deswegen möchte er es wenigstens in vollen Zügen genießen, indem er etwas trinkt ... Wer hat in dieser Situation recht?«

»Ich denke, Sie haben beide recht. Ich verstehe Ihre Gefühle, aber auch die von Ihrem Mann. Haben Sie ihm ehrlich gesagt, wie Sie fühlen?«

Brianna denkt einen Moment nach, dann macht sich ein Lächeln auf ihrem Gesicht breit. »Nein, ich glaube, ich bin einfach nur genervt und fange an, an ihm herumzunörgeln«, gibt sie lachend zu.

»Ich denke, Sie sollten ihm erklären, wie Sie sich dabei fühlen. Teilen Sie Ihre Gefühle mit ihm, sagen Sie ihm das, was Sie mir gesagt haben, anstatt herumzunörgeln. Sagen Sie ihm, dass Sie ihn vermissen und sich ihm verbunden fühlen wollen und dass das schwer ist, wenn er etwas getrunken hat. Ich denke, wenn er das wüsste, wäre er vielleicht zu einem Kompromiss bereit.

Was, wenn mein Partner Alkohol trinkt?

Sobald sich die positiven Auswirkungen eines Alkoholverzichts in Ihrem Leben bemerkbar machen, möchten Sie vielleicht, dass auch Ihr Partner mit dem Trinken aufhört, damit auch er erlebt, wie toll es ist, nüchtern zu sein. Oder Sie bemerken, dass er Alkohol benutzt, um sich zu betäuben, Stress abzubauen oder mit seinen Gefühlen zurechtzukommen, und wollen ihm klarmachen, dass Alkohol dabei nicht wirklich hilft. Vielleicht machen Sie sich Sorgen, weil Sie denken, dass Ihr Partner zu viel trinkt. Es kann frustrierend sein, wenn man am Sonntagmorgen frisch und voller Tatendrang aufwacht, der Partner aber völlig verkatert auf der Couch liegt und nicht aufstehen will. Und seien wir ehrlich: Sex in nüchternem Zustand ist toll, aber nicht, wenn die andere Person betrunken ist. Wenn Sie sich mit einem dieser Punkte identifizieren können, rate ich Ihnen, Ihrer Partnerin oder Ihrem Partner ehrlich zu sagen, wie Sie sich fühlen. **Machen Sie keine Vorwürfe, weil er oder sie trinkt** (schließlich sind Sie diejenige, die den Wechsel vollzogen hat), aber teilen Sie Ihrem oder Ihrer Liebsten mit, wie Sie sich fühlen. Sie haben das Recht, Grenzen zu setzen, aber denken Sie daran, dass es bei Grenzen darum geht, sich um sich selbst zu kümmern, nicht darum, eine andere Person zu verändern.

Jede Veränderung, die einen Partner in einer Beziehung betrifft, verändert die Beziehungsdynamik. Menschen wehren sich von Natur aus gegen Veränderungen. Denken Sie daran, dass Sie das nicht persönlich zu nehmen brauchen. Ich habe schon Eheleute erlebt, die mich anflehten, ihrem Partner dabei zu helfen, mit dem Trinken aufzuhören, sich dann aber querstellten, wenn ihre neuerdings nüchterne bessere Hälfte anfing, Grenzen zu setzen, die ihnen nicht gefielen. Eine Beziehungseinheit – zwei oder mehr Personen – will den Status quo aufrechterhalten, und es kann sein, dass Beziehungspartner unbewusst gegen Ihren Alkoholverzicht sind, um dies zu bewerkstelligen. Das bedeutet nicht, dass Ihre Beziehung zum Scheitern verurteilt ist. *Aber* es bedeutet, dass Sie der Person zu verstehen geben müssen, dass Sie dies für sich selbst tun und nicht versuchen, sie zu ändern. Es kann auch hilfreich sein, ihr mitzuteilen, wie sie davon profitiert, dass Sie nüchtern sind. Zum Beispiel werden Sie beide weniger alkoholgeschwängerte Auseinandersetzungen haben, sie muss sich keine Sorgen um Ihre körperliche Gesundheit machen oder dass Sie sich selbst in Gefahr bringen, und sie muss sich nicht mehr um 3 Uhr morgens um Sie kümmern.

Sobald Ihr Partner Ihren Alkoholverzicht unterstützt oder akzeptiert, sollten Sie wissen, dass Sie das Recht haben, Grenzen zu setzen, **und** dass Sie möglicherweise einige Grenzen aushandeln müssen, damit die Bedürfnisse von Ihnen beiden erfüllt werden. Vielleicht wollen Sie beispielsweise keinen Alkohol mehr zu Hause lagern. Leben Sie jedoch mit Ihrem Partner zusammen, ist das vielleicht nicht möglich. In diesem Fall kauft Ihr Partner vielleicht nur so viel Alkohol, wie er in einer Woche trinkt, damit nicht Unmengen im Haus sind. Vielleicht gibt es bestimmte Dinge, die Sie nicht mehr mit Ihrem Partner unternehmen wollen und die dieser besser mit jemand anderem macht. Oder Sie planen, wie in Briannas Fall, zwei Date Nights im Monat, eine ohne Alkohol und die andere an einem Ort, den ihr Mann auswählt. Die absolut beste Chance, Ihren Partner davon zu überzeugen, gemeinsam mit Ihnen mit dem Trinken aufzuhören, besteht darin, ihn zu inspirieren, anstatt zu versuchen, ihn zur Veränderung zu zwingen. Die Anonymen Alkoholiker haben einen Slogan, der betont, dass Anreize wichtiger sind als Überzeugungsarbeit, und dem kann ich nur zustimmen.

Auch wenn sich beim Lesen dieser Zeilen Enttäuschung bei Ihnen breitmacht, möchte ich Sie daran erinnern, dass jede Beziehung einen vor Herausforderungen stellt und Kompromisse erfordert. Einer von beiden nimmt einen neuen Job an, fängt an, Sport zu treiben, wird Veganer; man bekommt Kinder. Das Leben ist kompliziert, und eine feste Partnerschaft ist nicht immer einfach. Es wird immer Stressfaktoren geben, aber es ist durchaus möglich, eine Beziehung zu führen, in der eine Person trinkt und die andere nicht. Auch eine Beziehung zwischen zwei abstinenten Personen ist gewissen Stressfaktoren ausgesetzt: Rückfälle, Sorge, dass der jeweils andere den Halt verliert, eine übermäßige gegenseitige Abhängigkeit voneinander, um nüchtern bleiben zu können. Keine Beziehung ist perfekt. Sie entscheiden, was für Sie funktioniert.

Warum es schwer ist, wenn nur ein Beziehungspartner sich verändert

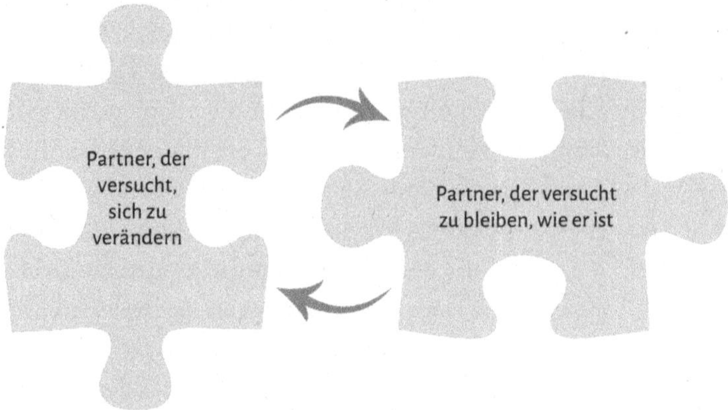

Die Weiterentwicklung eines Beziehungspartners beeinflusst den anderen Beziehungspartner sowie die gemeinsame Beziehung.

Nüchterner Sex

»Ich hatte buchstäblich noch nie Sex, ohne getrunken zu haben«, stellt Tara gegen Ende unserer Sitzung fest. Ich bin überrascht, dass sie das ganz ohne Selbstironie sagt.

Ich lächle. »Das ist gar nicht so ungewöhnlich.«

Warum das so ist? Nun, unsere Kultur und die Alkoholkonzerne suggerieren, dass Alkohol ein Aphrodisiakum ist und uns sexy macht. Aber wenn man genauer untersucht, was *tatsächlich* passiert, wenn wir trinken, schaltet Alkohol in Wahrheit einfach den Teil des Gehirns aus, der dafür sorgt, dass wir uns unsicher und befangen fühlen. Sie sind nicht wirklich attraktiver, lustiger oder besser im Bett, Sie *fühlen* sich einfach selbstbewusster, weil Sie sich nicht so sehr darum sorgen, wie andere Sie wahrnehmen. Wenn Sie jemals im nüchternen Zustand gesehen haben, wie sich eine betrunkene Person während des oder vor dem Sex verhält, wissen Sie, was ich meine. Schludrig zu sein, ist nicht sexy. Zu denken, dass man gleich kotzen muss, ist nicht sexy. Lallen ist nicht sexy. Und der Glaube, dass Alkohol Menschen attraktiver erscheinen lässt (auch bekannt als »Bierbrille«), ist ein Mythos, der widerlegt worden ist.[1] Das ist eine wichtige Abgrenzung, denn für viele von uns ist Alkohol so eng mit Sex und Dating verbunden, dass wir es für unmöglich halten, ohne ihn in Stimmung zu kommen.

Sie sind auch nicht wirklich abenteuerlustiger im Bett, in dem Sinne, dass Sie selbstbewusst sind und genau wissen, was Sie wollen. Sie haben einfach nur eine niedrigere Hemmschwelle. Daher ist es wahrscheinlicher, dass Sie betrunken zu etwas Ja sagen, das Sie nüchtern nicht tun würden. Das kann zwar Ihren Erfahrungshorizont erweitern, hilft Ihnen aber nicht wirklich, mit Ihren Wünschen in Kontakt zu kommen und sie zu verwirklichen. Und falls Sie in einer Partnerschaft leben, wird sich weder Ihre sexuelle Nähe noch Ihr Wohlbefinden steigern, wenn Sie nur unter Alkoholeinfluss über bestimmte Sexualpraktiken und Sehnsüchte sprechen können.

Alkohol sorgt auch nicht dafür, dass sich Sex besser *anfühlt*. Ganz und gar nicht. Alkohol betäubt buchstäblich die Nervenenden, die für das Empfinden zuständig sind, was dazu führt, dass Sex weniger lustvoll ist. Bei Männern erschwert Alkohol die Erektion, bei Frauen ist die Wahrscheinlichkeit geringer, feucht zu werden. Unter Alkoholeinfluss kommen Frauen schwerer zum Orgasmus, und die Orgasmen, die sie haben, sind weniger intensiv.[2] Und dabei spreche ich nicht nur davon, dass Alkohol das Gefühl während des Geschlechtsverkehrs abschwächt, sondern auch über das Vorspiel und all den innigen Momenten, die vor dem Sex stattfinden. Waren Sie schon einmal unglaublich erregt, als jemand Ihr Gesicht streichelte? Ihre Hand gehalten hat? Haben Sie schon einmal Gänsehaut bekommen, als Ihnen jemand (die richtige Person, wohlgemerkt) sanft ins Ohr flüsterte? Oder haben Sie dieses intensive Kribbeln im Bauch erlebt, als Ihnen jemand an Ihrer Türschwelle in die Augen geschaut hat und Sie sich gefragt haben, ob Sie sich gleich küssen? In diesen Situationen etwas zu spüren macht die dämpfende Wirkung des Alkohols unmöglich. Zwar haben Sie vor einem ersten Date vor lauter Nervosität keine Schmetterlinge im Bauch, aber Sie werden sie auch beim ersten Kuss nicht spüren. In unserer von Social Media bestimmten, hyperaktiven, technologisierten Welt, in der es stets um »besser, schneller, mehr« geht, halte ich es für umso wichtiger, diese kleinen Momente zu genießen, die mich daran erinnern, dass ich lebe.

Wie Sie Ihre Beziehung zu Ihrer Lust heilen

Ein paar Wochen später berichtet Tara mir, wie es beim Dating und in ihrem Sexleben läuft. »Es gibt da ein paar Dinge, die ich sagen muss, und ich muss sie jetzt sagen, damit mich später nicht der Mut verlässt, sie anzusprechen.« Ich nicke zustimmend. »Ich glaube nicht, dass ich hetero bin, aber ich weiß nicht, ob ich schwul oder bi oder queer oder was auch immer bin. Ich weiß es nicht. Wir hatten Sex. Es war schrecklich. Ich habe so getan, als würde ich kommen, was keine Seltenheit ist. Aber ich habe einfach nie wirklich realisiert, wie uninteressiert ich an Sex mit Männern bin.«

Vorteile von Sex unter Alkoholeinfluss	**Nachteile von Sex unter Alkoholeinfluss**
· Vermindert Ihre Unsicherheit, sodass Sie sich vielleicht selbstbewusster fühlen · Vermindert Hemmungen und Ängste, sodass Sie vielleicht eher dazu bereit sind, etwas Neues auszuprobieren · Kann anfänglich die Erregung steigern	· Manchmal unklar, ob der Sex einvernehmlich ist · Erschwert es, einen Orgasmus zu haben/zum Höhepunkt zu kommen · Erschwert die sexuelle Erregung (Männer: hart zu werden; Frauen: feucht zu werden) · Sie oder Ihr Partner sagen oder tun eventuell Dinge, die Sie bereuen · Der Sex kann schnell und fahrig sein · Sie können nicht gut einschätzen, was Sie während des Sex wollen oder brauchen · Weniger Lustempfinden und verminderte Intensität des Orgasmus, da Alkohol die sinnliche Wahrnehmung dämpft · Ihre verminderte Hemmschwelle lässt Sie Dingen zustimmen, mit denen Sie sich eigentlich nicht wohlfühlen · Höhere Wahrscheinlichkeit für riskantes Verhalten (z. B. Verzicht auf Safer Sex) · Verhindert echte Intimität · Vermindert die Wahrscheinlichkeit, Ihre sexuellen Wünsche herauszufinden

»Wollten Sie Sex mit ihm? Mochten Sie ihn?«, frage ich.

»Ich weiß nicht«, sagt Tara und hält inne. »Ehrlich gesagt, Amanda, glaube ich, dass ich mir diese Frage nicht einmal gestellt habe. Wir hatten ein Date, er war ziemlich nett, und ich wusste, dass er Sex mit mir wollte, also habe ich es einfach getan. Ich habe mich nie gefragt, ob ich es will.«

»Ich denke, das macht Sinn, Tara.« Ich versuche, ihr die Scham zu nehmen, indem ich das Ganze normalisiere. »Wenn Sie noch nie nüchtern Sex hatten, haben Sie vermutlich noch nie bewusst in sich hineingehorcht.«

»Ja, könnte sein. Aber ehrlich gesagt hat es mich zum Nachdenken gebracht ... den ganzen Sex ... habe ich den überhaupt gewollt?« Tara schaut aus dem Fenster, und ich warte, bis sie ihre Gedanken geordnet hat. Sie fährt fort: »Wissen Sie, beim ersten Mal war ich zwölf Jahre alt. Ich war auf einer Highschool-Party, und meine Freundin Sarah und ich haben gelogen und gesagt, dass wir auf eine andere Highschool gehen, also dachten alle, wir wären siebzehn. Ich war stolz darauf, mit ihm auf der Toilette Sex zu haben, weil ich zu mehr Partys eingeladen werden wollte. Ich wollte Leute von der Highschool kennenlernen, die uns Bier besorgen konnten.«

»Sie haben schon jung gelernt, Ihren Körper zu nutzen«, stelle ich fest.

»Ja, weil ich eine egoistische Alkoholikerin bin«, meint Tara spöttisch.

»Vielleicht war es aber auch eine Überlebensstrategie, von der Sie wussten, dass sie funktioniert.«

»Ich kann einfach nicht glauben, dass ich mir nie klargemacht habe, wie unerfahren ich bin. Ich hatte schon so viel Sex, war aber dabei nie präsent. Wie kann es sein, dass ich nie darüber nachgedacht habe, was ich will?«

»Nun, ich glaube, vielen Frauen wird beigebracht, dass Sex dazu da ist, Männer zu befriedigen. Ich meine, überlegen Sie mal, wo haben Sie zum ersten Mal etwas über Sex gelernt?«

»Von Typen, mit denen ich zusammen war ... und aus Pornos.« Tara schaut mich verlegen an.

»Richtig, und seien wir mal ehrlich, die meisten Männer beziehen all ihre Informationen aus Pornos. Und die Pornoindustrie wird zum Großteil von Männern finanziert und ist speziell für Männer ausgelegt, sodass sie sich fast ausschließlich auf die sexuelle Lustbefriedigung von Männern fokussiert.« Tara nickt, und ich frage: »Wie sieht es mit Selbstbefriedigung aus?«

»Na ja, ich habe es schon mal gemacht, aber ich mache es nicht wirklich oft ... es ist mir einfach ... unangenehm.«

»Wissen Sie noch, wann Sie das erste Mal davon erfahren oder es gemacht haben?«

»Nun, es ist seltsam, weil ich Sex hatte, bevor ich masturbiert habe. Also habe ich meinen Freunden einen Orgasmus vorgetäuscht ... ich hatte echt viel Erfahrung darin und auch mit Sex, aber ich hatte keine Ahnung von Selbstbefriedigung oder wie man das macht.«

»Tara, ich denke, es könnte Ihnen helfen, Ihre Beziehung zur Lust zu heilen.«

»Was meinen Sie?«

»Ich meine, dass viele beim Thema Lust Schamgefühle haben. Sei es wegen der Reaktion unserer Eltern, die uns beim Masturbieren erwischt haben, wegen zu viel oder zu wenig Sex, wegen sexueller Traumata oder weil man die kulturelle Vorstellung verinnerlicht hat, dass Frauen, die Sex genießen, nuttig sind. Viele von uns haben nie eine richtige Sexualerziehung erhalten und sind nicht einmal mit ihrem eigenen Körper vertraut.«

»Wenn ich also Sex mit diesem Typen hasse, heißt das nicht, dass ich schwul bin?«

»Ich weiß nicht, was das heißt. Aber ich glaube, dass Sie Klarheit erhalten, wenn Sie anfangen, Ihre Sexualität, Ihren Körper und Ihre Beziehung zu Lust zu erforschen.«

Unabhängig davon, ob Sie sich mit Tara, die ihre eigene Sexualität infrage stellt, identifizieren können, können der Verzicht auf Alkohol und das Nachdenken über Sex eine Menge Gefühle und Erinnerungen aufwühlen. Von diesen Erfahrungen berichten mir Frauen auf ihrem Weg in die Nüchternheit besonders häufig:

- Sie stellen ihre Sexualität infrage.
- Sie haben Schamgefühle im Zusammenhang mit Sex, sei es, weil sie zu viele oder zu wenige sexuelle Erfahrungen gemacht haben.
- Sie setzen sich mit der Tatsache auseinander, dass sie die meiste Zeit ihres Lebens Orgasmen vorgetäuscht haben. Vielleicht hatten sie nie einen oder sie wollen erfahren, wie sie diese Tatsache ihrem Sexualpartner beibringen.
- Sie lernen, wie man masturbiert und sich selbst befriedigt.
- Sie lernen, wie sie ehrlich kommunizieren, was sie im Bett mögen und was nicht.
- Sie arbeiten Erinnerungen an sexuelle Traumata oder Übergriffe auf.
- Sie erkennen, wie sie Sex als Mittel nutzten, ihre Gefühle zu betäuben oder das Verhalten anderer zu kontrollieren.
- Sie arbeiteten an Schamgefühlen wegen ihres Körperbilds.

Übung: Holen Sie sich Zettel und Stift und beantworten Sie folgende Fragen.

1. Woran denken Sie beim Wort »Lust«?
2. Wie haben Sie zum ersten Mal etwas über Sex erfahren? Welche in Ihrer Familie vorherrschenden Überzeugungen über Sex haben möglicherweise Ihre eigene Einstellung dazu beeinflusst?
3. Wie haben Sie zum ersten Mal von Masturbation und

Selbstbefriedigung erfahren? Wie hat dies Ihre Einstellung dazu geprägt?
4. Denken Sie an Ihre besten und schlechtesten Erfahrungen mit Sex und überlegen Sie, was positiv bzw. negativ daran war.
5. Wie könnten Sie in Zukunft sagen, was Sie wollen, oder dem, was Sie nicht wollen, einen Riegel vorschieben? Welchen sexuellen Wunsch haben Sie bisher nicht angesprochen?

Körperbild

Wenn man anfängt, Sex ohne Alkohol zu haben, treten häufig Probleme mit dem Körperbild auf. Das trifft besonders auf Frauen zu. Unsicherheiten wegen des eigenen Körpers können zwar bei beiden Geschlechtern die Erregung dämpfen, doch haben Frauen damit mehr zu kämpfen als Männer. Das liegt daran, dass Frauen von klein auf lernen, sich selbst zu objektivieren. Die Körperbildforscherinnen Lindsay und Lexie Kite stellen fest: »Selbstobjektivierung findet statt, wenn Menschen lernen, ihren eigenen Körper von einer Außenperspektive zu betrachten. Dies ist die natürliche Folge eines Lebens in einer Umgebung, in der Körper objektiviert werden.«[3]

Das führt dazu, dass wir unseren Körper ständig beobachten und uns vorstellen, wie er von außen betrachtet aussieht. Wenn Sie ständig an Ihren Kleidern herumzupfen, um sich zu vergewissern, dass sie flach anliegen, weil Sie fürchten, jemand könnte Sie als schwerer einschätzen, als Sie sind, wenn Sie Ihren Körper aus allen erdenklichen Blickwinkeln im Spiegel überprüfen oder wenn Sie sich ständig fragen, was andere über Ihren Körper denken, selbst wenn Sie allein sind, wissen Sie, wovon ich spreche. Das ist Selbstobjektivierung. Es ist die

Stimme in Ihrem Kopf, die ständig fragt, *Wie sehe ich aus?* Selbstobjektivierung kostet sehr viel Zeit und Energie und ist ein echter Spielverderber, wenn es darum geht, in Stimmung für Sex zu kommen.

Warum ist das so? In ihrem Buch *Komm, wie du willst* spricht Emily Nagoski über das sogenannte Duale Kontrollmodell der sexuellen Erregung, das erklärt, wie und warum Menschen an- und abgetörnt werden. Es gibt zwei Mechanismen, die zusammenarbeiten: das System der sexuellen Exzitation oder Erregung (SES), das das »Gaspedal« für unser sexuelles Interesse ist, und das System der sexuellen Inhibition oder Hemmung (SIS), das die »Bremse« darstellt.[4] Nagoski erklärt: »Ihr Gehirn hat ein sexuelles ›Gaspedal‹, das auf ›mit Sex verknüpfte‹ Reize reagiert – alles, was Sie sehen, hören, riechen, fühlen, schmecken oder sich vorstellen und was Ihr Gehirn gelernt hat, mit sexueller Erregung zu verknüpfen. Ihr Gehirn hat auch sexuelle ›Bremsen‹, die auf ›potenzielle Bedrohungen‹ reagieren – alles, was Sie sehen, hören, riechen, fühlen, schmecken oder sich vorstellen und was ihr Gehirn als einen guten Grund interpretiert, genau jetzt nicht erregt zu werden. Das kann alles sein von Geschlechtskrankheiten und ungewollter Schwangerschaft bis zu Beziehungsproblemen oder dem gesellschaftlichen Ruf.«[5] Um herauszufinden, wie leicht jemand erregt werden kann, muss man wissen, wie empfindlich seine Bremse und sein Gaspedal sind. Jemand mit einem ausgeprägten Sexualtrieb hat zum Beispiel ein sehr empfindliches Gaspedal und eine weniger empfindliche Bremse (viele Dinge können ihn anmachen und nur wenige Dinge können ihn abtörnen), während jemand mit einem geringen Sexualtrieb kein empfindliches Gaspedal und eine sehr empfindliche Bremse hat (es braucht viel, um ihn anzumachen, und er lässt sich leicht abtörnen). Wenn Sie Ihren individuellen Sexualtrieb kennen, hilft Ihnen das, Ihre Beziehung zu Lust und Sex zu verbessern. Googeln Sie *Duales Kontrollmodell der sexuellen Erregung*, um herauszufinden, wo Sie auf der Skala liegen.

Es wird Sie wahrscheinlich nicht überraschen, dass laut Forschung Männer ein sensibleres sexuelles Gaspedal haben, während Frauen eher zu sensiblen Bremsen neigen.[6] Zu den häufigsten Abtörnern zählen bei Frauen Unsicherheiten in Bezug auf ihren Körper, Sorgen um ihren Ruf, die Wahrnehmung durch andere und das Gefühl, von einem Partner benutzt zu werden. Alkohol blockiert den Teil des Gehirns, der unseren Körper und unseren Ruf kontrolliert und für Selbstobjektivierung zuständig ist. Er schaltet den Teil des Gehirns aus, der unser Aussehen kritisiert. Wenn wir in Bezug auf Sex verinnerlichte Schamgefühle haben, geben wir unsere Bedenken, später als Schlampe beschimpft zu werden, vorübergehend auf, da Alkohol uns die potenziellen Folgen unseres Handelns vergessen lässt. Bei Menschen, die ein Trauma erlebt haben und nie die nötige Sicherheit verspüren, um sich im eigenen Körper zu Hause zu fühlen, betäubt Alkohol die Hypervigilanz und den Teil des Gehirns, der infrage stellt, ob sie ihrem Partner oder ihrem eigenen Körper vertrauen können. Aus diesen Gründen ist Alkohol tatsächlich kein Aphrodisiakum. Er sorgt lediglich dafür, dass **Ihre sexuellen Bremsen weniger empfindlich sind,** wodurch Sie leichter sexuell erregt werden können.

Wie sehen die ersten Schritte aus, um unser Verhältnis zu unserem Körperbild zu heilen?

- **Setzen Sie Grenzen.** Sie haben das Recht, zu sagen, dass Sie nicht wollen, dass jemand Kommentare zu Ihrem Körper abgibt. Sie haben das Recht, zu entscheiden, was jemand Ihnen gegenüber sagen oder tun darf. In Kapitel 10 wird genau beschrieben, *wie* Sie Grenzen setzen können.

- **Streben Sie nach Körperneutralität** und konzentrieren Sie sich darauf, was Ihr Körper Ihnen ermöglicht, und nicht auf sein Aussehen. Sie müssen Ihren Körper nicht lieben, um ihn zu schätzen oder sich um ihn zu kümmern.
- **Kehren Sie der Diätkultur den Rücken zu.** Hören Sie damit auf, Ihren Körper verändern zu wollen. Oft benutzen wir unseren Körper als Sündenbock für tiefer liegende Gefühle. Wir geben unserem Körper die Schuld für unsere Niedergeschlagenheit, Angst oder Wut, damit wir uns nicht mit den tieferen Ursachen unserer Gefühle auseinandersetzen müssen. Seinen Körper zu lieben macht einen genau genommen nicht glücklich. Es lässt nur ein Problem verschwinden, das Ihr Hirn zu lösen versucht. Selbst wenn Sie Ihren Wunschkörper bekommen, werden Sie irgendeine andere Sache finden, die verbessert werden muss.
- **Warten Sie nicht länger darauf, dass sich Ihr Körper verändert.** Kaufen Sie Kleidung, in die Ihr Körper jetzt passt (kaufen Sie secondhand oder schauen Sie, ob es Leute gibt, die Ihnen Klamotten geben können, wenn Sie sich keine neuen leisten können). Ihr Körper verdient es, dass Sie sich jetzt, so wie er ist, um ihn kümmern.
- **Betrauern Sie Ihren Wunschkörper.** Erlauben Sie sich, den Prozess aus Verleugnung, Wut, Depression, Verhandeln und Akzeptanz zu durchlaufen.
- **Üben Sie sich in Selbstmitgefühl.** Sprechen Sie mit sich selbst so, als würden Sie mit einer guten Freundin sprechen. Denken Sie daran, dass Sie nicht die Einzige sind, die mit ihrem Körperbild zu kämpfen hat. Praktizieren Sie Achtsamkeit und denken Sie daran, *dass Sie nicht Ihre Gedanken sind,* sondern Gedanken *haben.*
- **Setzen Sie sich mit verschiedenen Menschen und Körpern auseinander.** Folgen Sie Menschen in den sozialen Medien, die anders als die Leute aussehen, die Sie für gewöhnlich

sehen (weiße, heterosexuelle, dünne Menschen). Folgen Sie Schwarzen und Braunen Menschen, fetten Menschen, Menschen mit Behinderung, LGBTQ+-Menschen, Menschen, die Hijab tragen, Menschen, die nur Unterwäsche tragen. Schauen Sie sich alle erdenklichen Körperformen an.

- **Üben Sie, achtsam in Ihrem Körper zu sein.** Dies erreichen Sie durch sanfte Bewegung (Gehen, Dehnen, Yoga), durch eine Tätigkeit, bei der Sie in Ihrem Körper sein müssen (Abwaschen, Putzen, Ordnen), oder durch andere Empfindungen, etwa, indem Sie ein Bad oder eine Dusche nehmen oder sich eine Massage oder eine Akupunktur-Sitzung gönnen. In Kapitel 9 finden Sie weitere Ideen, wie Sie körperliche Selbstfürsorge betreiben.
- **Üben Sie, Freude an Ihrem Körper zu empfinden.** Dies tun Sie, indem Sie Sex haben, intime Nähe zu einer anderen Person zulassen, oder durch Selbstbefriedigung. Wenn Ihnen das zu viel ist, suchen Sie nach Möglichkeiten, Freude an Ihrem Körper zu haben, die nichts mit Sex zu tun haben. Nehmen Sie zum Beispiel ein warmes Bad, bürsten Sie Ihr Haar, massieren Sie sich selbst oder machen Sie Gua Sha. Besonders dann, wenn Sie Überlebende eines Traumas sind oder eine marginalisierte Identität haben, sind Selbstfürsorge und Vergnügen von entscheidender Bedeutung. Die Aktivistin Adrienne Maree Brown stellt in ihrem Buch *Pleasure Activism* fest: »Es geht um Lust. Sich gut zu fühlen ist nicht frivol, es ist Freiheit.«[7]
- **Denken Sie daran, dass es ein Prozess ist.** Solange in unserer Kultur weiterhin suggeriert wird, dass unser Aussehen unseren Wert bestimmt, wird es immer etwas zu tun geben. Diese Techniken und Werkzeuge werden Ihnen helfen, Ihr Körperbild zu verbessern, wobei die meisten von uns wohl immer damit zu kämpfen haben werden.

Kapitel 14

Gehen Sie Ihren Weg

Die besten Reisen sind die,
die Fragen beantworten, die wir zu Beginn
noch nicht einmal in Betracht gezogen haben.
RICK RIDGEWAY

»Nächstes Wochenende bin ich auf einer Hochzeit, und ich glaube nicht, dass ich es schaffe, nüchtern zu bleiben«, verkündet Andrea zu Beginn ihrer Sitzung. Wir treffen uns per Video, denn Andrea fliegt morgen nach Peru. Ich sehe, dass ihr großer Koffer schon gepackt in der Ecke steht. »Wollen Sie nicht, oder glauben Sie nicht, dass Sie es schaffen?«

»Ich glaube nicht, dass ich es schaffe«, sagt Andrea nervös. »Es ist die Hochzeit meines Cousins, und meine ganze Großfamilie wird da sein.«

»Familien können ganz schön schwierig sein«, sage ich.

»Ja, und dann gibt es da noch diese nette Erwartungshaltung, dass alle zusammen trinken. Die Peruaner nehmen ihre Biertraditionen sehr ernst.«

»Ich denke, es ist einfacher, es der Familie vor der Hochzeitsfeier zu sagen.«

»Ja, schon, aber es ist einfach eine große Sache für mich, es vorher zu erwähnen. Ich will nicht groß darüber reden. Ich weiß ja nicht einmal, ob ich nach der Neunzig-Tage-Marke mit dem Trinken aufhören will.«

»Das verstehe ich, und Sie können jederzeit entscheiden, dieses Experiment nicht fortzusetzen. Aber ich denke auch, dass dies eine große Chance für Ihre persönliche Weiterentwicklung ist, wenn Sie es wollen … Eine Möglichkeit, wirklich aus der Reihe zu tanzen, indem Sie der Familie einmal nicht gefallen wollen, und Nein zu sagen.

»Ja, ich will auch gar nicht trinken, wenn ich dort bin. Es ist schon ohne die Sorgen, dass ich zu viel trinke und einen Streit vom Zaun breche, stressig genug.« Andrea seufzt.

»Und Sie haben geübt, Nein zu sagen und Grenzen zu setzen. Sie haben es bei Ihren Kommilitonen gemacht.«

»Ja, aber mit meiner Familie bin ich einfach viel stärker überfordert. Die machen sich alle so viele Gedanken darüber, was andere Leute denken. Ich glaube nicht, dass es meinen Eltern wirklich etwas ausmacht, aber sie werden sich wahrscheinlich Sorgen machen, dass mein Cousin es für respektlos hält oder so.«

»People-Pleasing und Harmoniesucht werden gerne von einer Generation an die nächste weitergereicht. Die meisten People-Pleaser fangen damit an, ihren Eltern gefallen zu wollen. Was, wenn das Ihre Chance ist, diesen Kreislauf zu durchbrechen?«

Andrea lächelt … »Okay.«

Wie Sie mit Ihrer Familie umgehen

Je nachdem, wie Ihr Verhältnis zu Ihrer Familie ist, ist es vielleicht noch schwieriger, ihr zu sagen, dass Sie Ihr Verhältnis zu Alkohol infrage stellen, als Ihren Freunden. Während Freunde Sie vielleicht zum Trinken drängen, weil sie weiterhin mit Ihnen ausgehen und feiern wollen oder weil sie sich ihres eigenen Alkoholkonsums nicht bewusst sind, ist es wahrscheinlicher, dass Ihre Familie Ihre Nüchternheit persönlich nimmt. Vor allem Ihre Eltern fühlen sich wahrscheinlich für Ihre Entscheidung verantwortlich oder haben das Gefühl, dass

Ihr Leben ein Spiegelbild von ihnen ist. Sie machen sich vielleicht Sorgen, dass Ihre Abstinenz mit einer Stigmatisierung einhergeht. Ich kann mich noch an einige der Fragen meiner Eltern erinnern: »Wirst du dich nicht von deinen Freunden isolieren?!« »Wie willst du dich jemals verabreden oder heiraten, wenn du nicht trinken darfst?!« Vielleicht sind sie peinlich berührt und sagen Dinge wie, »Okay, aber Tante Sue erzählst du es nicht. Sie ist alt und würde es nicht verstehen!« Wobei ich Sie daran erinnere, dass Sie ein Recht haben, selbst zu entscheiden, wem und wann Sie es sagen.

Vielleicht wollen Sie es nicht Ihrer Tante Sue sagen, vielleicht wollen Sie es so wenigen Menschen wie möglich erzählen, weil Sie sich über Ihren zukünftigen Umgang mit Alkohol noch nicht sicher sind, vielleicht ist es Ihnen auch egal oder fühlt sich wie eine Lüge an, wenn Sie diesen Aspekt von sich verbergen. Das können nur Sie selbst herausfinden. Sie haben das Recht zu sagen: »Ich weiß deine Besorgnis zu schätzen. Auch wenn Tante Sue es vielleicht nicht versteht, fühle ich mich nicht wohl dabei, diesen Teil von mir zu verstecken. Ich möchte ehrlich zu ihr sein, unabhängig von ihrer Reaktion.«

Ältere Familienmitglieder haben manchmal das Gefühl, Sie besser zu kennen als Sie sich selbst, weil sie noch wissen, wie Sie als Kind waren. Ihre Familienmitglieder finden es vielleicht auch übertrieben von Ihnen, ganz mit dem Trinken aufzuhören. »Komm schon, so schlimm warst du doch gar nicht!«, heißt es dann oder: »Trink doch einfach weniger!« Dabei gilt es zu bedenken, dass sie Ihr Verhältnis zu Alkohol nicht unbedingt am besten beurteilen können. Haben sie selbst ein gesundes Verhältnis zu Alkohol? Wissen sie, wie viel Sie getrunken oder wie hart Sie gefeiert haben? Haben sie gesehen, wie oft Sie aus einer Bar geworfen wurden? Oder den ganzen Sonntag verkatert und mit quälenden Ängsten im Bett verbracht haben? Sie müssen sich nicht für Ihre Entscheidung rechtfertigen. Es ist Ihr Leben, und nur Sie wissen, was für Sie funktioniert und was nicht. Sie brauchen für Ihre Entscheidung nicht die Zustimmung oder das Wohlwollen anderer.

Ist es möglich, kontrolliert zu trinken?

»Offiziell sind es jetzt schon über neunzig Tage. Ich habe bei der Hochzeit nicht getrunken«, sagt Andrea und lässt sich auf meine Couch fallen.

»Glückwunsch!« rufe ich. »Das ist eine große Sache. Wie fühlen Sie sich?«

»Gut! Ich habe das Gefühl, viel gelernt zu haben, und ich bin stolz auf mich, dass ich es geschafft habe. Aber jetzt bin ich wirklich bereit, es mit kontrolliertem Trinken zu versuchen. Ich habe das Gefühl, dass ich eine ordentliche Auszeit genommen habe und mit den neuen Werkzeugen in der Lage bin, weniger zu trinken.«

Ich habe zwar Bedenken, dass Andrea wieder trinken will, aber ich halte es auch für extrem wichtig, dass jeder für sich selbst entscheidet, ob er mit dem Trinken aufhört. Manche hören für eine bestimmte Zeit auf und versuchen es dann wieder. Manche müssen ein bisschen experimentieren und selbst herausfinden, ob sie dazu in der Lage sind oder nicht. Jeder Mensch ist anders, und für manche überwiegen die Kosten der Abstinenz die Vorteile, je nachdem, was in ihrem Leben vor sich geht und welche Werte und Ziele sie haben. Das kann sich auch im Laufe der Zeit ändern. Wenn Sie also bis hierher gelesen haben und noch nicht ganz überzeugt sind, dass totale Enthaltsamkeit das Richtige für Sie ist, kein Problem! Lassen Sie uns über kontrolliertes Trinken sprechen und darüber, was die Forschung sagt.

Viele Menschen kommen mit dem Ziel zu mir, nicht ganz

mit dem Trinken aufzuhören, sondern weniger zu trinken, um die Folgen übermäßigen Alkoholkonsums zu vermeiden. Ich kenne einige, denen das gelungen ist, aber statistisch gesehen ist es viel einfacher, ganz mit dem Trinken aufzuhören, als kontrollierter Konsum. Denken Sie daran, dass Alkohol im Gegensatz zu Essen oder Zucker ein *Suchtmittel* ist. Es ist von Natur aus schwierig, etwas, das chemisch süchtig macht, in Maßen zu konsumieren, vor allem, wenn man es in der Vergangenheit übermäßig konsumiert hat.

Ein Grund, warum kontrolliertes Trinken schwierig ist, liegt darin, dass man ständig Entscheidungen treffen muss. Werde ich heute etwas trinken? Wann? Wie viel? Was werde ich trinken? Geht noch ein Glas? Dem Sozialpsychologen Roy F. Baumeister zufolge ist Decision Fatigue (Entscheidungsmüdigkeit) die emotionale oder geistige Erschöpfung, die auftritt, wenn man ständig seine Optionen abwägt und Entscheidungen trifft.[1] Baumeister kommt in seiner Forschung zu folgendem Ergebnis: Je mehr Entscheidungen man an einem Tag trifft, und seien es auch nur kleine und alltägliche, desto stärker steigt die Erschöpfung, und desto wahrscheinlicher ist es, schlechte Entscheidungen zu treffen. Deshalb ist es viel einfacher, nicht zu trinken. Man trifft eine Entscheidung und hält sich daran, anstatt ständig viele kleine Entscheidungen zu treffen und zu versuchen, nicht zu viel zu trinken. Diese Situation ist nämlich in zweifacher Hinsicht vertrackt. Man wird durch die ständige Selbstkontrolle nicht nur entscheidungsmüde, sondern ist durch den Alkoholkonsum auch nur eingeschränkt fähig, rational zu denken und seine Optionen sorgfältig abzuwägen. All diese Faktoren erschweren den kontrollierten Konsum und bergen die Gefahr, wieder in alte Muster zu verfallen.

Je länger Sie schon trinken und versuchen, Ihre Trinkgewohnheiten zu ändern, desto schwieriger ist der kontrollierte Alkoholkonsum. Das liegt daran, dass sich Ihr Gehirn bei der Entstehung einer Gewohnheit buchstäblich verändert. Der Neurowissenschaftler Marc Lewis erklärt in *The Biology of Desire*: »Gehirnveränderung ist gleichbedeutend mit synaptischer Modifikation, und synaptische Modifikation resultiert aus synaptischer Aktivität, die durch Emotionen, Aufmerksamkeit und Wiederholung verstärkt wird ... Zellen, die [gemeinsam] feuern ... sind am Ende stärker miteinander verbunden.«[2] Einfacher ausgedrückt: Je öfter Ihr Gehirn ein bestimmtes Muster wiederholt, desto tiefer gräbt sich der Pfad dieses Musters ein. Denken Sie an die Reifenspuren eines Fahrrads im Schlamm: Bei den ersten Malen kann es noch schwierig sein, zu fahren, aber wenn Sie immer wieder denselben Weg nehmen, wird die Furche irgendwann so tief, dass es schwierig wird, die Strecke zurückzulegen, ohne die bereits vorhandene Spur zu nutzen. Wenn Sie jedoch neue Gewohnheiten entwickeln und eine neue Spur neben der bereits bestehenden anlegen, verschwindet das alte Muster nicht einfach.[3] Die alte Spur wird zwar nicht tiefer, weil Sie sie nicht nutzen, aber sie wartet auf Sie, damit Sie genau da weitermachen können, wo Sie aufgehört haben. Das ist einer der Gründe, warum es Menschen mit Alkoholkonsumstörung eine Zeit lang gelingen kann, kontrolliert zu trinken oder abstinent zu bleiben, sie dann aber plötzlich wieder in ihr altes Muster zurückfallen und genauso viel trinken wie vorher. Wenn es um Gewohnheiten geht, hat das Gehirn keinen »Reset-Knopf«.

Gewohnheitsforscher Charles Duhigg zufolge bestehen Gewohnheiten aus drei Teilen: einem Auslösereiz, einer Routine und einer Belohnung, die zusammen eine Gewohnheitsschleife bilden.[4] Der Auslösereiz ist ein bestimmter Trigger – sei es die Tageszeit, ein Gefühl oder ein Ort –, der unsere Gier nach einer bestimmten Belohnung weckt. So wachen wir beispielsweise morgens auf, schmecken unseren morgendlichen

Mundgeruch und sehnen uns nach dem Pfefferminzgeschmack unserer Zahnpasta, was uns dazu veranlasst, unsere Zähne zu putzen. Gewohnheiten bleiben bestehen, weil wir uns nach der Belohnung sehnen. Wenn wir uns schon nach dem Geschmack von Zahnpasta sehnen, können Sie sich vorstellen, wie viel schwieriger es ist, mit einer Gewohnheit zu brechen, bei der wir nach einer Substanz wie Alkohol gieren, die künstlich dafür sorgt, dass wir uns wohlfühlen, und von der wir, wie in Kapitel 5 erläutert, im Laufe der Zeit immer mehr brauchen, um die gleiche Wirkung zu erzielen (im Gegensatz zu Zahnpasta!).

Alkohol zu trinken ist nicht nur eine Gewohnheit. Die Psychologen Kent Berridge und Terry Robinson kamen zu dem Ergebnis, dass Personen, die Drogen oder Alkohol konsumieren, mit der Zeit überempfindlich gegenüber gewohnheitsbildenden Reizen werden.[5] Ihrer Anreizsensibilisierungstheorie zufolge führt dies zu einer »exzessiven Verstärkung speziell des psychologischen ›Wollens‹, das speziell von Triggern ausgelöst wird, ohne notwendigerweise mit einer Verstärkung des ›Mögens‹ einherzugehen.«[6] Das bedeutet, dass Menschen mit einer Alkoholkonsumstörung im Laufe der Zeit überempfindlich auf Reize reagieren (das kann der Geruch von Alkohol sein, Stress oder die Tatsache, dass es 17 Uhr ist) und sich immer mehr nach der Belohnung durch Alkohol sehnen, obwohl sie nicht mehr gerne trinken. Oft möchten sie sogar weniger trinken, weil sie gegenüber Alkohol immer toleranter werden und immer mehr brauchen, um die gleiche Wirkung zu erzielen. Darüber hinaus besagt diese Theorie, dass diese Überempfindlichkeit gegenüber und die Affinität für die Substanz niemals verschwinden, auch nicht nach einer Zeit der Abstinenz. Das bedeutet, dass Ihr Gehirn auch nach einer Alkoholpause mit demselben starken Verlangen nach Alkohol reagieren wird, das Sie auf dem Höhepunkt Ihres Alkoholkonsums verspürt haben.[7] Eine Alkoholpause kann zwar Ihre Toleranz zurücksetzen, aber sie wird nichts daran ändern, wie Ihr Gehirn gelernt hat, Alkohol zu konsumieren.

Warum empfehle ich Ihnen dann, eine Trinkpause von mindestens dreißig Tagen einzulegen, wenn wir Ihr Gehirn ohnehin nicht zurücksetzen können? Sie können zwar die bestehende Verdrahtung und Gewohnheiten in Ihrem Gehirn nicht ändern, aber Sie können *neue* Gewohnheiten schaffen. Diese werden Sie nicht von Ihren alten Gewohnheiten befreien, aber sie geben Ihnen die Chance, stattdessen etwas anderes zu machen. So verändern Sie beispielsweise Ihr Gehirn, wenn Sie bei Stress eine Freundin anrufen oder ein heißes Bad nehmen, anstatt zu trinken. Sie verändern Ihr Gehirn, wenn Sie üben, nüchtern auf Dates zu gehen, anstatt zur Nervenberuhigung auf Alkohol zurückzugreifen. Wenn Sie diese neuen Gewohnheiten dreißig Tage lang praktizieren, sind diese zwar nicht so tief verwurzelt wie die Gewohnheit jahrelangen Alkoholkonsums, aber Sie haben die Chance, einen neuen Weg einzuschlagen. Es ist wichtig zu wissen, dass es viel einfacher ist, einen *neuen Pfad* anzulegen, als einen alten, ausgetretenen Pfad zu verändern. Stellen Sie sich zur Veranschaulichung vor, wie schwer es wäre, einen eingefahrenen Radweg zu nehmen und dann direkt daneben zu fahren, ohne in die alte Spur zurückzufallen. Genauso ist es, wenn Sie versuchen, Ihren Alkoholkonsum einzuschränken. Für die meisten von uns ist es tatsächlich viel einfacher, ganz mit dem Trinken aufzuhören.

Im Folgenden eine Liste mit Faktoren, die kontrolliertes Trinken erschweren. Je stärker diese auf Sie zutreffen, desto schwieriger wird es für Sie, kontrolliert zu trinken.

- Wenn Sie körperlich alkoholabhängig sind.
- Wenn Sie schon lange Zeit trinken. Je länger es her ist, desto schwieriger wird es, kontrolliert zu trinken.
- Wenn Sie täglich trinken.

- Wenn Ihr Alkoholkonsum mit einem bestimmten Ritual verknüpft ist, z. B., wenn Sie sich immer abends einen Drink mixen, jeden Tag zur gleichen Zeit trinken, stets dieselbe Bar aufsuchen, jeden Freitag trinken oder Alkohol als Belohnung dafür verwenden, etwas gemeistert zu haben.
- Wenn Sie sich meist bis zum Rausch betrinken, weil Sie es ansonsten für sinnlos halten.
- Wenn Sie das Gefühl haben, dass Alkohol die »Lösung« für Ihre Probleme und Sorgen ist.
- Wenn Sie Alkohol benutzen, um Stress zu bewältigen.
- Wenn Sie Alkohol benutzen, um soziale Ängste zu bewältigen.
- Wenn Sie ein Trauma erlebt haben, unter PTBS, Angstzuständen oder anderen psychischen Problemen leiden.
- Wenn Sie in der Vergangenheit Probleme mit Selbstsabotage hatten und sich nicht selbst über den Weg trauen, wenn Sie ankündigen, etwas Bestimmtes zu tun.

Tipps für kontrolliertes Trinken

Sollten Sie es mit kontrolliertem Trinken versuchen wollen, empfehle ich wie gesagt, mindestens dreißig Tage lang auf Alkohol zu verzichten. Wenn Ihnen dreißig Tage zu lang erscheinen, setzen Sie sich ein kleineres, vernünftiges Ziel. Fangen Sie vielleicht mit zehn Tagen an und schauen Sie dann weiter. Blenden Sie die Vorstellung aus, dass es für immer sein könnte. Dieses unnütze Gedankenspiel würde Sie nur überfordern und Sie dazu bringen, vor sich selbst zu rechtfertigen, weiter zu trinken. Wenn es mit dreißig Tagen gut läuft, versuchen Sie, weitere dreißig Tage zu schaffen. Vielleicht noch einmal dreißig. Es gibt einen triftigen Grund, warum es bei den

Anonymen Alkoholikern heißt, man solle einen Schritt nach dem anderen machen. Sie brauchen keine Pläne für den Rest Ihres Lebens zu schmieden. Sie können herumexperimentieren und sehen, was für Sie funktioniert. In der Regel nimmt das Verlangen nach Alkohol, sowohl mental als körperlich, nach neunzig Tagen drastisch ab. Dann haben sich Ihre neuen Gewohnheiten gut etabliert, und Sie haben einen realistischen Eindruck, wie es sich anfühlt, trocken zu sein. Vergessen Sie nicht, sich selbst in dieser Zeit **sehr fürsorglich** zu behandeln. Achten Sie darauf, Ihre grundlegenden Bedürfnisse zu erfüllen: Essen, Wasser, Ruhe, Sonnenlicht, Schlaf. Beschränken Sie Ihre Aufgabenliste auf das Nötigste. Alles, was darüber und über Ihren Verzicht auf Alkohol hinausgeht, sind Extrapunkte.

In dieser Alkoholpause haben Sie genügend Zeit, Ihre Trinkmuster und was Sie triggert zu erkennen, um neue Muster zu entwickeln. Es gibt vier Trigger-Haupttypen, wobei sich einige überschneiden. Bei einigen wissen wir schon im Vorfeld, dass wir mit ihnen konfrontiert werden, etwa, dass ein Familientreffen für uns Stress bedeutet. Dadurch können wir uns innerlich darauf einstellen oder absagen. Einige Trigger aber treten unerwartet ein. Jemand drückt Ihnen zu Ihrer Beförderung eine Flasche Champagner in die Hand, oder Sie treffen zufällig einen alten Trinkkumpel. In beiden Fällen ist es von entscheidender Bedeutung, dass Sie Ihre Trigger kennen und wissen, was im Fall ihres Eintretens zu tun ist, um Ihren Alkoholkonsum einzuschränken oder mit dem Trinken aufzuhören.

Emotionale Trigger beziehen sich auf das Verlangen nach Alkohol, das durch Emotionen oder Stress ausgelöst wird. Fast jeder von uns hat schon einmal zu Alkohol gegriffen, um seine Gefühle zu betäuben oder zu regulieren. Für Sie ist es nun wichtig, herauszufinden, welche Emotionen bei Ihnen die stärksten Trigger sind. Bei manchen ist es Wut, bei manchen

Traurigkeit oder Einsamkeit. Nutzen Sie die Pause, um Ihre emotionalen Trigger zu identifizieren, und greifen Sie auf Kapitel 8 zurück, um Techniken anzuwenden, die Ihnen helfen, ohne die Hilfe von Alkohol Ihre Emotionen zu regulieren.

Umweltbedingte Trigger beziehen sich auf das Verlangen nach Alkohol, das durch unsere Umwelt ausgelöst wird. Ein umweltbedingter Trigger kann ein Ort sein, an dem Sie früher getrunken haben, z. B. eine Bar oder ein Raum in Ihrem Haus. Verschiedenste Anblicke, Gerüche oder Geräusche können triggernd wirken. So erinnert Sie vielleicht der Duft von Orangensaft an all die Screwdriver, die Sie früher getrunken haben, oder Sie müssen bei einem Song an die durchfeierten Nächte in einem bestimmten Club denken. Zu umweltbedingten Triggern zählen auch Personen, die Sie besser meiden, wie z. B. die Freundin, mit der Sie immer durch die Kneipen gezogen sind, oder Ihren Ex, der Sie aus dem emotionalen Gleichgewicht bringt und bei Ihnen den Wunsch nach einem Drink weckt.

Expositionsbedingte Trigger liegen vor, wenn der Anblick von Alkohol oder der Alkoholkonsum anderer bei uns das Verlangen auslösen, z. B. wenn wir andere auf einem Familienfest trinken sehen, wenn wir beobachten, wie jemand bei einem Treffen einen Flachmann zückt, wenn uns im Flugzeug ein alkoholisches Getränk angeboten wird, wir im Fernsehen sehen, wie sich jemand betrinkt, oder wir im Keller unversehens eine Flasche Wein finden.

Zeitliche Trigger beziehen sich auf das Verlangen nach Alkohol, das durch bestimmte Tages- oder Jahreszeiten oder Feiertage ausgelöst wird. Manchmal kann es schon triggern, wenn der Blick auf die Uhr zeigt, dass es 17 Uhr ist und Sie sich nach Ihrem Arbeitstag wie sonst üblich mit einem Drink belohnen wollen. Vielleicht würden Sie gerne zu Ihrem Geburtstag die Champagnerkorken knallen lassen oder an einem Feiertag einen Schluck von Omas Eierlikör trinken.

Übung:

Erstellen Sie in den nächsten dreißig Tagen eine Liste mit Ihren Triggern (emotional, umwelt-, expositionsbedingt oder zeitlich). Die meisten umweltbedingten Trigger tauchen unerwartet auf; Sie können jedoch aufgrund Ihres Lebensstils vorausahnen, mit welchen Triggern Sie wahrscheinlich konfrontiert werden und welche Sie am stärksten triggern. Machen Sie sich einen Plan (siehe Beispiele), was Sie tun, um auf sich selbst aufzupassen, wen Sie anrufen können oder wie Sie sich bei Bedarf aus der Situation zurückziehen.

Beispiel: Emotionaler Trigger

Wenn ich mich einsam fühle und trinken will, rufe ich eine Freundin an und kuschle mit meinem Haustier.

Beispiel: Umweltbezogener Trigger

Wenn ich nach der Arbeit das Verlangen nach einem Drink habe, mache ich mir einen Mocktail.

Beispiel: Expositionsbedingter Trigger

Wenn mir jemand einen Schnaps anbietet, sage ich Nein und gehe auf die Toilette, um mich aus der Situation zu befreien und mir eine Pause zu nehmen. Ich kann auch früher heimgehen, wenn nötig.

Beispiel: Zeitlicher Trigger

> Wenn ich das Verlange habe, an meinem Geburtstag zu trinken, gehe ich mit meinen Freunden in ein Lokal, in dem kein Alkohol ausgeschenkt wird.

Wenn Sie sich entschieden haben, kontrolliert Alkohol zu trinken, empfehle ich Ihnen, nur dann zu trinken, wenn Sie es **mindestens 24 Stunden im Voraus eingeplant haben.** Diese Frist stellt sicher, dass Sie trinken, weil Sie es wollen und nicht mehr oder weniger unbewusst einem Trigger nachgeben. In den Worten von Roy Baumeister: »Die besten Entscheider sind die, die wissen, wann sie sich selbst nicht trauen können.«[8] Ich empfehle auch, keinen Alkohol zu Hilfe zu nehmen, um mit Ihren Gefühlen umzugehen. In Kapitel 8 haben wir darüber gesprochen, wie unwirksam sich Alkohol bei der Verarbeitung von Gefühlen erweist. Hinzu kommt, dass es noch schwieriger ist, sich zu kontrollieren, wenn Sie ohnehin schon im emotionalen Ausnahmezustand sind. Wenn Sie sich zum Trinken entschließen, planen Sie es und treffen Sie eine bewusste Entscheidung. Erlauben Sie sich, das Erlebnis zu genießen, und achten Sie darauf, wie Sie sich davor, währenddessen und danach fühlen. Fragen Sie sich danach, ob es das wert war. Hätte nicht auch ein Mocktail den Zweck erfüllen können? Laut Holly Whitaker wollen wir manchmal nicht wirklich einen Drink, sondern einen »Moment«.[9] Wir wollen unser Gehirn ausschalten, innehalten und uns vielleicht auch ein bisschen verwöhnen. Ich finde, dass man einen solchen Moment auch mit einer Tasse Tee, einem Mocktail, einem tiefen Atemzug in der freien Natur oder einem Stück Schokolade haben kann.

Rückfälle und Ausrutscher bewältigen

Dass man seine Ziele nicht schon beim ersten Versuch voll und ganz erreicht, kommt während dieses Prozesses relativ häufig vor. Wenn Menschen rückfällig werden oder ihnen ein Ausrutscher unterläuft, haben sie oft das Bedürfnis, sich selbst zu beschimpfen oder sich ein Armutszeugnis auszustellen. Sie glauben, sich selbst bestrafen zu müssen, um für ihre Tat zu büßen, als ob die Wahrscheinlichkeit, es wieder zu tun, geringer würde, je grausamer sie zu sich selbst sind. Das ist völlig falsch. Wenn Sie sich selbst bestrafen, machen Sie sich buchstäblich selbst Stress. Und was tun die meisten Menschen mit einem Alkoholproblem, wenn sie Stress haben? Sie haben es sicher erraten! Wenn Sie sich also selbst dafür bestrafen, dass Sie zu viel getrunken haben, triggern Sie sich buchstäblich, noch mehr zu trinken. **Tun Sie das bitte nicht.** Auch wenn Sie nicht glauben, es zu verdienen, sollten Sie wissen, dass ein freundlicher Umgang mit sich selbst es leichter macht, sich zu verändern und seine Ziele zu erreichen. In ihrem Buch *Selbstmitgefühl – Wie wir uns mit unseren Schwächen versöhnen und uns selbst der beste Freund werden* beschreibt Kristin Neff die drei Elemente des Selbstmitgefühls.[10]

1. **Selbstliebe versus Selbstverurteilung** bedeutet, dass man mit sich selbst wie mit einem Freund oder einem Kind umgeht und spricht. Seien Sie freundlich zu sich selbst und kümmern sie sich um sich, anstatt sich zu verurteilen, zu kritisieren oder zu bestrafen.
2. **Gemeinsame Menschlichkeit versus Isolation** bedeutet anzuerkennen, dass Sie ein fehlbares, unvollkommenes menschliches Wesen sind. Erinnern Sie sich daran, dass alle Menschen Probleme haben und dass Sie mit Ihren Gefühlen nicht allein sind.

3. **Achtsamkeit versus Überidentifikation** meint, dass Sie Achtsamkeit üben und unvoreingenommen wahrnehmen, wie Sie sich fühlen. Denken Sie daran, dass Sie nicht Ihre Gedanken sind. In Kapitel 7 finden Sie Übungen, wie Sie Ihre Gedanken entschärfen.

Selbstmitgefühl ist nicht gleichbedeutend mit Resignation. Es bedeutet nicht, dass Sie Dinge, die Ihnen wichtig sind, aufgeben, oder dass Sie sich erlauben, stets zu tun, was Sie wollen. Wie ich Andrea sagte, kann man einen Esel mit der Peitsche dazu bringen, sich schnell vorwärts zu bewegen, oder man motiviert ihn mit einer Karotte und gutem Zuspruch. Letzteres dauert länger, schafft aber dauerhafte Veränderungen, die auf Vertrauen statt auf Angst basieren. Um eine wirkliche Veränderung bei sich selbst herbeizuführen, müssen Sie sich selbst gegenüber Mitgefühl zeigen, sich aber auch selbst zur Verantwortung ziehen. Wie in Kapitel 10 besprochen, können Sie anderen gegenüber mitfühlend sein, ihnen aber zugleich auch Grenzen setzen, und genau das können Sie auch bei sich selbst.

Wie man das anstellt? Beginnen Sie damit, ehrlich und pragmatisch zu beurteilen, ob eine bestimmte Handlung oder ein bestimmtes Verhalten funktioniert. Wenn Ihnen weiterhin Ausrutscher passieren, sollten Sie sich fragen: »Funktioniert kontrolliertes Trinken bei mir?« Was könnten Sie ausprobieren, wenn die Antwort Nein lautet? Nutzen Sie die Übung zu Kosten und Nutzen in Kapitel 5, um herauszufinden, ob kontrollierter Konsum für Sie funktioniert. Geben Sie sich selbst Raum, um ein bisschen zu experimentieren und verschiedene Dinge auszuprobieren, bevor Sie sich verurteilen oder aufgeben. Sehr häufig hält Scham und Perfektionismus Menschen davon ab, Ihren Weg weiterzugehen und auszuloten, wie es ist, nüchtern zu sein. Nach ein paar Rückfällen beschließen Sie, dass sie ein hoffnungsloser Fall sind.

Als Therapeutin glaube ich nicht, dass es hoffnungslose Fälle gibt. Ich bin der Meinung, dass die meisten Menschen stärker und fähiger sind, als sie selbst glauben. Was mir im Leben mitunter am meisten Freude bereitet, ist, Zeugin zu werden, wie Menschen mich voller Freude mit ihrer Fähigkeit überraschen, sich zu verändern und über sich hinauszuwachsen. Oft passiert das Wunder genau dann, wenn ich im Begriff bin, die Hoffnung aufzugeben.

Nie im Leben hätte ich zum Beispiel geglaubt, jemals ein Buch zu schreiben, schon gar keines über Nüchternheit. Ich habe mich lange Zeit dafür geschämt. Ich dachte immer, mit mir stimme etwas nicht, weil ich nicht »trinken konnte wie alle anderen«. Ich kam überpünktlich zu Verabredungen, bestellte ein Sprudelwasser und tat so, als wäre es Alkohol, weil ich glaubte, ich würde nie einen Partner finden, wenn er wüsste, dass ich abstinent bin. Jetzt weiß ich, dass Nüchternheit eigentlich meine Superkraft ist. Es ist wirklich die beste Entscheidung, die ich je getroffen habe. Sie ist ein Anker in meinem Leben, der es mir ermöglicht hat, ein möglichst ehrliches, mutiges und zutiefst erfülltes Leben zu führen. Ein Leben, das weder leicht noch ohne Probleme oder Hindernisse ist, aber eines, das schön ist; eines, das ich selbst gestaltet habe. Ich habe ein unerschütterliches Selbstwertgefühl, was ich nie für möglich gehalten hätte. Ich bin erstaunt, wie Nüchternheit das Leben anderer verändert hat und sie auf ähnliche, wenn auch völlig einzigartige Weise dafür belohnt wurden.

Egal, für welchen Weg Sie sich entscheiden, wünsche ich Ihnen ein wundervolles Leben. Sie verdienen ein Leben ohne ständige Sorgen und Selbstvorwürfe wegen Alkohol oder anderen schädlichen Bewältigungsstrategien. Früher dachte ich, Freiheit bedeute, frei von Verantwortung zu sein. Ich genoss es, frei zu sein, zu tun, was ich wollte, und niemandem Rechenschaft ablegen zu müssen. Rebellion fühlte sich wie

Freiheit an. Der Gedanke, für den Rest meines Lebens auf Alkohol zu verzichten, erschien mir daher wie eine Fessel. Heute weiß ich, dass wahre Freiheit darin besteht, sich ein Leben zu schaffen, dem man nicht entfliehen will. Eines, in dem man kein problematisches Verhaltensmuster tolerieren muss, nur weil alle anderen es auch tun. Wahre Freiheit bedeutet, sich ein Leben aufzubauen, das auf Ihren Werten, Wünschen und Bedürfnissen basiert und nicht auf den Erwartungen anderer. Sie haben ein Leben frei von den Fesseln Alkohol und Scham verdient. Sie haben ein Leben verdient, auf das Sie zurückblicken und auf das Sie stolz sein können. Unabhängig davon, wie das in Ihrem Fall aussieht und worauf es hinausläuft, hoffe ich, dass dieses Buch einen Unterschied für Sie macht. Möge dies nur der Anfang sein.

Quellen

Instagram-Accounts zum Thema Nüchternheit und Online-Sober-Communitys

@1000hoursdry
@asobergirlsguide
@counterculture_club
@joinclubsoda
@joinmonument
@jointempest
@proudandsober
@recoveryfortherevolution
@reframe_app
@sans_bar
@servedupsober
@sherecovers
@soberbabesclub
@soberblackgirlsclub
@soberbrowngirls
@sobergirl
@sobergirlssociety
@sobermomsquad
@sobervoices
@sherecovers
@theluckiestclub
@theretiredpartygirl
@thesoberkates
@thisnakedmind

Deutschsprachige Instagram-Accounts zum Thema Nüchternheit und Sober-Communitys

https://www.instagram.com/kater.sucht.freiheit/
https://www.instagram.com/nathalie.stueben/?hl=de
https://www.instagram.com/nullalkoholvollpower/
https://www.instagram.com/sodaklub_com/?hl=de
https://living-sober.de
https://mesober.com/
https://www.soberguides.de

Bücher zum Thema Nüchternheit

Berauscht vom Leben: Die Freiheit, nicht zu trinken von Amanda Eyre Ward und Jardine Libaire

Drink: The Intimate Relationship Between Women and Alcohol von Ann Dowsett Johnston

Drinking: A Love Story von Caroline Knapp

Einfach nüchtern! Freiheit, Glück und ein besseres Leben ohne Alkohol von Annie Grace

Mindful Drinking: How Cutting Down Can Change Your Life von Rosamund Dean

Quit Like a Woman: Nüchtern und glücklich in einer Welt voll Alkohol von Holly Whitaker

Sober Curious: The Blissful Sleep, Greater Focus, and Deep Connection Awaiting Us All on the Other Side of Alcohol von Ruby Warrington

The Sober Girl Society Handbook: An Empowering Guide to Living Hangover Free von Millie Gooch

Vom unerwarteten Vergnügen, nüchtern zu sein: Frei und glücklich – ein Leben ohne Alkohol von Catherine Gray

We Are the Luckiest: The Surprising Magic of a Sober Life von Laura McKowen

Podcasts zum Thema Nüchternheit

Home Podcast

In Recovery

Recovery Happy Hour

Recovery Rocks

Seltzer Squad

Sober as a Mother

Sober Curious with Ruby Warrington

Sober Sex

The After Party with The Sober Kates

This Naked Mind with Annie Grace

Deutschsprachige Podcasts zum Thema Nüchternheit

https://alktalk.letscast.fm/
https://www.herzsuchtfluss.de/podcast/
https://plus.rtl.de/podcast/ohne-alkohol-mit-nathalie-fgefhf3036x1b
https://www.podcast.de/podcast/916032/nuechtern-betrachtet-der-nie-wieder-alkohol-podcast

Links mit einer Übersicht über Bars in Deutschland, die entweder Sober-Bars sind oder gute nicht alkoholische Getränke anbieten

https://www.sbrbar.de
https://dr-jaglas.de/blogs/magazin/sober-bars
https://muenchen.mitvergnuegen.com/2022/bars-alkoholfreie-drinks/

Bücher über soziale Ungerechtigkeit und deren Einfluss auf die psychische Gesundheit

Citizens but Not Americans: Race and Belonging Among Latino Millennials von Nilda Flores-González
Gender Outlaw: On Men, Women, and the Rest of Us von Kate Bornstein
Hood Feminism: Notes from the Women a Movement Forgot von Mikki Kendall
I'm Still Here: Black Dignity in a World Made for Whiteness von Austin Channing Brown
Minor Feelings: An Asian American Reckoning von Cathy Park Hong
My Grandmother's Hands: Racialized Trauma and the Pathway to Mending Our Hearts and Bodies von Ressma Menakem
Radical Belonging: How to Survive and Thrive in an Unjust World (While Transforming It for the Better) von Lindo Bacon
Sister Outsider von Audre Lorde
So You Want to Talk About Race von Ijeoma Oluo

What We Don't Talk About When We Talk About Fat von Aubrey Gordon

You Are Your Best Thing: Vulnerability, Shame Resilience, and the Black Experience von Tarana Burke

Bücher über Body Positivity, Diätkultur und das Überwinden von Essstörungen

Anti-Diet: Reclaim Your Time, Money, Well-Being, and Happiness Through Intuitive Eating von Christy Harrison

Body Respect: What Conventional Health Books Get Wrong, Leave Out and Just Plain Fail to Understand About Weight von Lindo Bacon und Lucy Aphramor

Die Fuck-it-Diät: Ernährung kann so einfach sein. Mit intuitivem Essen zum Wohlfühlkörper von Caroline Dooner

Fearing the Black Body: The Racial Origins of Fatphobia von Sabrina Strings

Food Isn't Medicine von Dr. Joshua Wolrich

Intuitiv abnehmen: Zurück zu natürlichem Essverhalten von Elyse Resch und Evelyn Tribole

Just Eat It: How Intuitive Eating Can Help You Get Your Shit Together Around Food von Laura Thompson

More Than a Body: Your Body Is an Instrument, Not an Ornament von Lindsay und Lexie Kite

The Body Is Not an Apology: The Power of Radical Self-Love von Sonya Renee Taylor

The Diet-Free Revolution: 10 Steps to Free Yourself from the Diet Cycle with Mindful Eating and Radical Self-Acceptance von Alexis Conason

Train Happy: An Intuitive Exercise Plan for Every Body von Tally Rye

Unapologetic Eating: Make Peace with Food and Transform Your Life von Alissa Rumsey

You Have the Right to Remain Fat von Virgie Tovar

Deutschsprachige Bücher über Body Positivity, Diätkultur und das Überwinden von Essstörungen

Dein Körper ist kein Trend: Wie du der Diätkultur den Rücken kehrst und Frieden mit deinem Körper schließt von Sophie Forster-Vogelsberger

Essstörungen verstehen und überwinden: Der Ratgeber für Betroffene von Anorexie, Bulimie und Binge-Eating und deren Angehörige von Gabriella Rocchi

Gesundheit kennt kein Gewicht. Das Anti-Diät-Buch: Mit Selbstcoachingprogramm zu Körperakzeptanz, Intuitivem Essen und Spaß an Bewegung von Petra Schleifer und Antonie Post

Magersucht überwinden: Neue Wege gehen und sich selbst lieben lernen. Für Betroffene und Angehörige von Judith Gottmann

#RespectMySize: Wie ich lernte, mich selbst zu lieben und gegen Vorurteile zu kämpfen von Julia Kremer

The Curvy Way Of Life: Lebe deine Freiheit und sei du selbst von Christine Mortag und Carola Niemann

Unfiltered. Social Media und unser Körperbild: Wie wir zu Körperakzeptanz und einer gesunden Selbstwahrnehmung finden von Julia Tanck

Instagram-Accounts zu den Themen Body Positivity, Diätkultur und das Überwinden von Essstörungen

@beauty_redefined
@blackandembodied
@bodyimage_therapist
@bodyimagewithbri
@bodyposipanda
@bodypositive_dietician
@dieticiananna
@evelyntribole
@iamchrissyking
@sonyareneetaylor
@theantidietplan
@thefuckitdiet
@thenutritiontea
@thethicknutritionist
@tiffanyima
@your.latina.nutritionist

Deutschsprachige Instagram-Accounts zu den Themen Body Positivity, Diätkultur und das Überwinden von Essstörungen

https://www.instagram.com/dickundduennev/
https://www.instagram.com/lebensleichter/?hl=de
https://www.instagram.com/louisadellert/?hl=de
https://www.instagram.com/sophiehearts_com/

Therapieverzeichnis

Asian Mental Health Collective (https://www.asianmhc.org/)
Brainspotting Therapists (https://brainspotting.com/directory/)
EMDR International Association (https://www.emdria.org/find-an-emdr-therapist/)
Inclusive Therapists (https://www.inclusivetherapists.com/)
Latinx Therapy (https://latinxtherapy.com/)
Melanin and Mental Health (https://www.melaninandmentalhealth.com/)
Monarch (https://meetmonarch.com/)
Open Path Collective – Reduced Rate Therapy (https://openpathcollective.org/)
Psychology Today (https://www.psychologytoday.com/intl)
Therapy Den (https://www.therapyden.com/)
Therapy for Black Girls (https://therapyforblackgirls.com/)
Theravive (www.theravive.com)

Link mit einer Übersicht über Kliniken für Alkoholsucht

https://klinikradar.de/alkoholsucht/kliniken/

Danksagung

Zunächst möchte ich mich bei allen bedanken, die den Weg für dieses Buch geebnet haben. Dieses Buch wurde erst möglich durch die Forschungsarbeit, den Mut und das Wissen anderer Menschen: Annie Grace, Holly Whitaker, Catherine Gray, Ruby Warrington, Laura McKowen und viele andere, die den Weg bereitet haben, um Abstinenz zu normalisieren und unsere Beziehung zu Alkohol zu hinterfragen; ihnen bin ich zu großem Dank verpflichtet. Brené Brown und Glennon Doyle, vielen Dank für eure Bereitschaft, über eure Nüchternheit zu sprechen. Eure Arbeit hat mich inspiriert, als ich tief in der Sucht steckte. Sie war mir ein Lichtblick, mit deren Hilfe ich herausfand.

Allen Aktivisten, Therapeuten für Essstörungen, Forschern und Diätassistenten, die gegen den Strom geschwommen sind, danke ich für ihre Arbeit, nur so konnte ich den Zusammenhang zwischen der Diät- und der Alkoholkultur herstellen. Ich möchte mich bei allen Aktivisten für Fat-Acceptance, Menschen in marginalisierten Körpern, Schwarzen und indigenen Menschen sowie People of Color bedanken, deren Beiträge so oft nicht angemessen gewürdigt werden. Danke Sonya Renee Taylor, Sabrina Strings und Aubrey Gordon für eure Texte, und danke an all die unglaublichen Aktivisten auf Instagram, die unermüdlich Inhalte und Bildung kostenlos zur Verfügung stellen. Ohne euch wäre dieses Buch nicht dasselbe.

An alle meine Instagram-Follower, die mir vertraut, mich herausgefordert und mich dazu gebracht haben, eine bessere Version meiner selbst zu sein – danke für eure Unterstützung.

Danke an alle Therapeuten auf Instagram, von denen ich gelernt habe und mit denen ich über die Jahre gewachsen bin, vor allem Lisa Olivera (die mich mit ihrer fantastischen Agentin bekannt gemacht hat), Whitney Goodman, Hayden Dawes und Elizabeth Earnshaw – es ist mir eine Ehre, mit euch in diesem Bereich auf Augenhöhe zu sein.

Danke an meinen Mann, der die Hauptlast der emotionalen Achterbahnfahrt, die das Schreiben eines Buches mit sich bringt, geschultert hat: Du bist mein Lieblingsmensch. Ich hätte dieses Buch niemals schreiben können, wenn du nicht die Stellung gehalten, dich um alles gekümmert und Verständnis dafür gehabt hättest, als ich in diesen verrückten Schreiben-statt-schlafen-Modus gewechselt bin.

Meinen Eltern, die mit Begeisterung jede Version dieses Buches gelesen und mir Feedback gegeben haben, auch wenn es extrem schnell gehen musste. Ihr seid meine größten Cheerleader, und ich bin so glücklich, euch in meinem Leben zu haben. Ohne eure Unterstützung wäre ich heute nicht trocken. Ich danke meinem Bruder Kevin, der das Buch schon früh gelesen hat, und meinen Freunden Ashley, Liz, Lex, Eli und Aly, die mich auf dem gesamten Weg unterstützt und nie daran gezweifelt haben, dass es möglich sein würde; ich liebe euch sehr.

Ich danke von ganzem Herzen meiner wunderbaren Agentin Laura Lee Mattingly, die mir eine Chance gegeben hat, die mit meinen noch unfertigen Ideen etwas anfangen und in dieses Buch umsetzen konnte und die sich diesen wunderbaren Titel ausgedacht hat, als mir nichts einfiel. Danke an das gesamte Team von Hachette Go, das dieses Buch auf die Welt gebracht hat, insbesondere an meine Lektorinnen Renee Sedliar und Alison Dalafave, deren Einblicke und Empfehlungen das Buch so gut wie nur irgendwie möglich gemacht haben.

Stichwortregister

Anmerkungen

Einleitung

1 @sobergirlsociety, Zitat von Millie Gooch (@milliegooch), Instagram, 14. Mai 2020, https://www.instagram.com/p/CAKlsCEg7z-/?igshid=15yyixtx7ioos.

Kapitel 1: Wäre Ihr Leben ohne Alkohol besser?

1 Der Grundlagentext *The Big Book of Alcoholics Anonymous* wurde 1939 zum ersten Mal in den USA publiziert. 1955 erschien eine zweite Auflage, die auch Frauen inkludierte. Den Neuauflagen in den Jahren 1976 und 2001 wurden weitere Fallbeispiele und aktualisierte Statistiken beigefügt. 1963 erschien die deutsche Erstausgabe unter dem Titel *Anonyme Alkoholiker*, auch bekannt als »blaues Buch« nach der Farbe des Einbands.

2 Annie Grace, *Einfach nüchtern! Freiheit, Glück und ein besseres Leben ohne Alkohol*, Kandern, 2019. (Die Textstelle wurde aus dem Englischen übersetzt.)

Kapitel 2: Evolutionspsychologie: Es ist in Ihrem Gehirn

1 Harris, Russ, *Wer dem Glück hinterherrennt, läuft daran vorbei. Ein Umdenkbuch*, München 2013. (Die Textstelle wurde aus dem Englischen übersetzt.)

2 Robin Dunbar, Professor für Psychologie an der Universität Oxford, untersuchte die Korrelation zwischen der Gehirngröße so-

zialer Primaten und der Anzahl der Mitglieder in ihrem Clan. Er konnte nachweisen, dass die maximale Anzahl von Primaten oder Menschen, die in einem Clan existieren können, 150 Mitglieder beträgt.

3 Sarah L. Canham, Pia M. Mauro, Christopher N. Kaufmann und Andrew Sixsmith, »Association of Alcohol Use and Loneliness Frequency Among Middle-Aged and Older Adult Drinkers«, in: *Journal of Aging and Health* 28, Nr. 2 (2016), S. 267–284, https://doi.org/10.1177/0898264315589579.

4 Viviana E. Horigian, Renae D. Schmidt und Daniel J. Feaster, »Loneliness, Mental Health, and Substance Use Among US Young Adults During COVID-19«, in: *Journal of Psychoactive Drugs* 53, Nr. 1 (2021), S. 1–9, doi:10.1080/02791072.2020.1836435.

5 David Ducharme, »COVID-19 Is Making America's Loneliness Epidemic Even Worse«, in: *Time Magazine*, 8. Mai 2020.

6 Yuval Noah Harari, *Eine kurze Geschichte der Menschheit*, München 2015.

7 Ebd. (Die Textstelle wurde aus dem Englischen übersetzt.)

8 Emily Nagoski und Amelia Nagoski, *Stress. Warum Frauen leichter ausbrennen und was sie für sich tun können*, München 2019, S. 31.

9 Elizabeth Stanley, *Widen the Window: Training Your Brain and Body to Thrive During Stress and Recover from Trauma*, New York, 2019.

10 Emily Nagoski und Amelia Nagoski, *Stress. Warum Frauen leichter ausbrennen und was sie für sich tun können*, München 2019, S. 48.

11 Robert Sapolsky, *Warum Zebras keine Migräne kriegen. Wie Stress den Menschen krank macht*, München 1996. (Die Textstelle wurde aus dem Englischen übersetzt.)

Kapitel 3: Die Auswirkungen von Traumata

1 Die Idee, dass Stress und Trauma auf demselben Kontinuum liegen, stammt von Elizabeth Stanley und wird in ihrem Buch

erläutert: *Widen the Window: Training Your Brain and Body to Thrive During Stress and Recover from Trauma,* New York, 2019.

2 Bruce Duncan Perry und Maia Szalavitz, *Der Junge, der wie ein Hund gehalten wurde: Was traumatisierte Kinder uns über Leid, Liebe und Heilung lehren können. Aus der Praxis eines Kinderpsychiaters,* München 2008, S. 77.

3 Martin E. Seligman, Robert A. Rosellini und Michael J. Kozak, »Learned Helplessness in the Rat: Time Course, Immunization, and Reversibility«, in: *Journal of Comparative and Physiological Psychology* 88, Nr. 2 (1975), S. 542–547, https://doi.org/10.1037/h0076431.

4 Bruce Duncan Perry und Maia Szalavitz, *Der Junge, der wie ein Hund gehalten wurde: Was traumatisierte Kinder uns über Leid, Liebe und Heilung lehren können. Aus der Praxis eines Kinderpsychiaters,* München 2008, S. 61.

5 Ebd., S. 77.

6 Bessel van der Kolk, *Das Trauma in dir: Wie der Körper den Schrecken festhält und wie wir heilen können,* Berlin 2023, S. 86.

7 Bessel van der Kolk, *Das Trauma in dir: Wie der Körper den Schrecken festhält und wie wir heilen können,* Berlin 2023, S. 98.

8 Ebd., S. 100.

Kapitel 4: Die Schamkultur

1 Aus Macmillan Dictionary, https://www.macmillandictionary.com/us/dictionary/american/shame_1 (Achtung: Dieses Angebot ist nicht mehr verfügbar. Vgl. https://www.financialexpress.com/jobs-career/education-macmillan-dictionary-says-goodbye-shuts-down-site-after-14-years-of-digital-debut-3165162/#.)

2 Brené Brown, I Thought It Was Just Me (but It Isn't). Making the Journey from »What Will People Think?« to »I Am Enough«, New York, 2018.

3 Ebd.

4 Ebd.

5 Donald Klein, zitiert nach: Brené Brown, I Thought It Was Just Me (but It Isn't). Making the Journey from »What Will People Think?« to »I Am Enough«, New York, 2018. Primärquelle: Klein, Donald, »The humiliation dynamic: An overview«, in: *The Journal of Primary Prevention* 12 (2), 1991, S. 117.

6 »Alcohol Consumption Rises Sharply During Pandemic Shutdown; Heavy Drinking by Women Rises 41 %«, in: *RAND Corporation*, 10. Oktober 2020, https://www.rand.org/news/press/2020/09/29.html.

7 Yuki Noguchi, »Sharp ›Off the Charts‹ Rise in Alcoholic Liver Disease Among Young Women«, in: *NPR*, 16. März 2021, https://www.npr.org/sections/health-shots/2021/03/16/973684753/sharp-off-the-charts-rise-in-alcoholic-liver-disease-among-young-women.

8 Bessel van der Kolk, *Das Trauma in dir: Wie der Körper den Schrecken festhält und wie wir heilen können*, Berlin 2023, S. 27.

9 Brené Brown, *Verletzlichkeit macht stark, Wie wir unsere Schutzmechanismen aufgeben und innerlich reich werden*, München 2017, S. 103.

10 Ebd., S. 104.

11 Bruce Duncan Perry und Maia Szalavitz, *Der Junge, der wie ein Hund gehalten wurde: Was traumatisierte Kinder uns über Leid, Liebe und Heilung lehren können. Aus der Praxis eines Kinderpsychiaters*, München 2008, S. 77.

12 Mark F. Schwartz, »Reenactments Related to Bonding and Hypersexuality«, in: *Sexual Addiction & Compulsivity 3*, Nr. 3 (1996), S. 195 – 212, https://doi.org/10.1080/10720169608400112.

13 Antonia Abbey, »Alcohol-Related Sexual Assault: A Common Problem Among College Students«, in: *Journal of Studies on Alcohol, Supplement Nr.* 14 (2002), S. 118 – 128, https://doi.org/10.15288/jsas.2002.s14.118.

Kapitel 5: Unsere Körper, wir ... und Alkohol

1 Rod Phillips, *Alcohol: A History*, North Carolina 2014.

2 Ebd.

3 Holly Whitaker, *Quit Like a Woman: Nüchtern und glücklich in einer Welt voll Alkohol*, München 2021, S. 33.

4 GBD 2016 Alcohol Collaborators, »Alcohol Use and Burden for 195 Countries and Territories, 1990–2016: A Systematic Analysis for the Global Burden of Disease Study 2016«, in: *The Lancet* 392, Nr. 10152 (22. September 2018), S. 1015–1035, https://doi.org/10.1016/S0140-6736(18)31310-2.

5 Samir Zahkari, »Overview: How Is Alcohol Metabolized by the Body?«, in: *Alcohol Research & Health* 29, Nr. 4 (2006), S. 245–254.

6 Clair R. Martin, Vadim Osadchiy, Amir Kalani und Emeran A. Mayer, »The Brain-Gut-Microbiome Axis«, in: *Cellular and Molecular Gastroenterology and Hepatology* 6, Nr. 2 (2018), S. 133–148.

7 Jennifer L. Steiner, Kristen T. Crowell und Charles H. Lang, »Impact of Alcohol on Glycemic Control and Insulin Action«, in: *Biomolecules* 5, Nr. 4 (2015), S. 2223–2246.

8 Samir Zahkari, »Overview: How Is Alcohol Metabolized by the Body?«, in: *Alcohol Research & Health* 29, Nr. 4 (2006), S. 245–254.

9 Helmut K. Seitz und Felix Stickel, »Acetaldehyde as an Underestimated Risk Factor for Cancer Development: Role of Genetics in Ethanol Metabolism!«, in: *Genes & Nutrition* 5, Nr. 2 (5. Juni 2010), S. 121–128.

10 Rui Guo und Jun Ren, »Alcohol and Acetaldehyde in Public Health: From Marvel to Menace«, in: *International Journal of Environmental Research and Public Health* 7, Nr. 4 (2010), S. 1285–1301, https://doi.org/10.3390/ijerph7041285.

11 Peter Boyle und Paolo Boffetta, »Alcohol Consumption and Breast Cancer Risk«, in: *Breast Cancer Research* 11, S3 (2009), https://doi.org/10.1186/bcr2422.

12 Matthew P. Walker, *Das große Buch vom Schlaf: Die enorme Bedeutung*

des Schlafs. Beste Vorbeugung gegen Alzheimer, Krebs, Herzinfarkt und vieles mehr, München 2018, S. 367 f.
13 Ebd.
14 Anya Topiwala u. a., »No Safe Level of Alcohol Consumption for Brain Health: Observational Cohort Study of 25,378 UK Biobank Participants« (2021), unpublished manuscript of Nuffield Department Population Health, Big Data Institute, University of Oxford, Oxford, UK, https://www.medrxiv.org/content/10.1101/2021.05.10.21256931v1.
15 Natalie Grover, »Any Amount of Alcohol Consumption Is Harmful to the Brain, Finds Study«, in: *The Guardian*, 18. Mai, 2021, https://www.theguardian.com/society/2021/may/18/any-amount-of-alcohol-consumption-harmful-to-the-brain-finds-study.
16 George F. Koob u. a., »Addiction Is a Reward Deficit and Stress Surfeit Disorder«, in: *Neuropharmacology* 76, Part B (2014), S. 370–382.
17 Nora D. Volkow und Marisela Morales, »The Brain on Drugs: From Reward to Addiction«, in: *Cell* 162, Nr. 4 (2015), S. 712–725, https://doi.org/10.1016/j.cell.2015.07.046.
18 Judith Grisel, *Never Enough: The Neuroscience and Experience of Addiction,* New York 2018.

Kapitel 6: Reparenting – sich selbst neubeeltern

1 Merriam Webster Dictionary Online, https://www.merriam-webster.com/dictionary/consciousness.

Kapitel 7: Die Stimme in Ihrem Kopf

1 Harris, Russ, *Wer dem Glück hinterherrennt, läuft daran vorbei. Ein Umdenkbuch,* München 2013.

Kapitel 8: Emotionen 101

1 Marc Brackett zitierte diese Statistik auf einem *Unlocking Us*-Podcast mit Brené Brown, https://brenebrown.com/podcast/dr-marc-brackett-and-brene-on-permission-to-feel/.

2 Lisa Feldman Barrett, *Wie Gefühle entstehen. Eine neue Sicht auf unsere Emotionen.* Mit einem Vorwort von Leon Windscheid, Berlin 2023.

3 Ebd.

4 Ebd.

5 Marc A. Brackett, *Die Kraft der Gefühle: Nutzen Sie die Energie der Emotionen für sich und ihr Kind,* Kandern 2021. (Die Textstelle wurde aus dem Englischen übersetzt.)

6 Ebd.

7 Lisa Feldman Barrett, *Wie Gefühle entstehen. Eine neue Sicht auf unsere Emotionen.* Mit einem Vorwort von Leon Windscheid, Berlin 2023.

8 Jonathan Posner, James A. Russell und Bradley S. Peterson, »The Circumplex Model of Affect: An Integrative Approach to Affective Neuroscience, Cognitive Development, and Psychopathology«, in: *Development and Psychopathology 17,* Nr. 3 (2005), S. 715–734, https://pubmed.ncbi.nlm.nih.gov/16262989/.

9 Lisa Feldman Barrett, *Wie Gefühle entstehen. Eine neue Sicht auf unsere Emotionen.* Mit einem Vorwort von Leon Windscheid, Berlin 2023.

10 Sabrina Stierwalt, »Why Do We Laugh?«, in: *Scientific American,* 9. Februar 2020, https://www.scientificamerican.com/article/why-do-we-laugh/.

11 Jane Brody, »Biological Role of Emotional Tears«, in: *New York Times,* 31. August 1982.

Kapitel 9: Selbstfürsorge

1 Todd Bridgman, Stephen Cummings und John Ballard, »Who Built Maslow's Pyramid? A History of the Creation of Management Studies' Most Famous Symbol and Its Implications for Management Education«, in: *Academy of Management Learning & Education 18*, Nr. 1 (2019): 81–98, https://journals.aom.org/doi/abs/10.5465/amle.2017.0351.

2 Scott Barry Kaufman, *Transcend. The New Science of Self-Actualization*, New York 2021.

3 Ebd.

4 Ebd.

5 Harry Harlow, »The Nature of Love«, in: *American Psychologist 13*, Nr. 12 (1958), S. 673–685, https://doi.org/10.1037/h0047884.

6 Scott Barry Kaufman, *Transcend. The New Science of Self-Actualization*, New York 2021.

Kapitel 10: Grenzen

1 Brené Brown, *Dare to lead – Führung wagen: Mutig arbeiten. Überzeugend kommunizieren. Mit ganzem Herzen dabei sein*, München 2023. (Die Textstelle wurde aus dem Englischen übersetzt.)

2 Mark Groves, »Self-Love, WTF Does That Even Mean?!«, in: *Create the Love* (blog), https://createthelove.com/self-love-wtf-does-that-even-mean/.

3 Mikroaggressionen sind Äußerungen, Handlungen oder Vorfälle, die als indirekte, subtile oder unbeabsichtigte Diskriminierung von Mitgliedern einer marginalisierten Gruppe, z. B. einer ethnischen Minderheit, betrachtet werden.

Kapitel 11: Eins nach dem anderen

1 Kimberlé Williams Crenshaw, »Mapping the Margins: Intersectionality, Identity Politics, and Violence Against Women of Color«, in: *The Public Nature of Private Violence*, hrsg. von Martha Albertson Fineman und Roxanne Mykitiuk, New York 1994, S. 93 – 118.

2 Christy Harrison, *Anti-Diet: Reclaim Your Time, Money, Well-Being, and Happiness Through Intuitive Eating*, New York 2019.

3 Alison Fildes et al., »Probability of an Obese Person Attaining Normal Body Weight: Cohort Study Using Electronic Health Records«, in: *American Journal of Public Health 105*, Nr. 9 (2015), S. 54 – 59, https://doi.org/10.2105/ajph.2015.302773.

4 Christy Harrison zitiert Traci Mann u. a., »Medicare's Search for Effective Obesity Treatments: Diets Are Not the Answer«, in: *American Psychologist* 62, Nr. 3, April 2007, S. 220 – 233.

5 »The $72 Billion Weight Loss and Diet Control Market in the United States, 2019 – 2023 – Why Meal Replacements Are Still Booming, but Not OTC Diet Pills – ResearchAndMarkets.com«, in: *AP NEWS*, Associated Press, 25. Februar 2019, https://apnews.com/ec35f3315f9a48169856153 91f41815a.

6 Sabrina Strings, *Fearing the Black Body: The Racial Origins of Fat Phobia*, New York 2019.

7 Sissi Cao, Rahim Moineddin, Marcelo L. Urquia, Fahad Razak und Joel G. Ray, »J-Shapedness: An Often Missed, Often Miscalculated Relation: The Example of Weight and Mortality«, in: *Journal of Epidemiology and Community Health 68*, Nr. 7 (2014), S. 683 – 690, https://doi.org/10.1136/jech-2013-203439.

8 Linda Bacon und Lucy Aphramor, »Weight Science: Evaluating the Evidence for a Paradigm Shift«, in: *Nutrition Journal* 10, Nr. 1 (2011), https://doi.org/10.1186/1475-2891-10-9.

9 Erin N. Harrop und G. Alan Marlatt, »The Comorbidity of Substance Use Disorders and Eating Disorders in Women: Prevalence,

Etiology, and Treatment«, in: *Addictive Behaviors 35*, Nr. 5 (2010), S. 392–398, https://doi.org/10.1016/j.addbeh.2009.12.016.

10 Crescent B. Martin u. a., »Attempts to Lose Weight Among Adults in the United States, 2013–2016«, in: *Centers for Disease Control and Prevention* (NCHS Data Brief Nr. 313, 18. Juli 2018), https://www.cdc.gov/nchs/data/databriefs/db313.pdf.
https://www.stern.de/gesundheit/abnehmen--fast-jeder-zweite-erwachsene-ist-unzufrieden-mit-seinem-gewicht-34321914.html.

11 Margaret L. Westwater, Paul C. Fletcher und Hisham Ziauddeen, »Sugar Addiction: The State of the Science«, in: *European Journal of Nutrition 55*, Nr. S2 (Februar 2016), S. 55–69, https://doi.org/10.1007/s00394-016-1229-6

12 Christy Harrison, *Anti-Diet: Reclaim Your Time, Money, Well-Being, and Happiness Through Intuitive Eating*, New York 2019.

Kapitel 12: Nüchtern unter die Leute gehen

1 https://www.bzga.de/fileadmin/user_upload/PDF/studien/BZgA_Alkoholsurvey_2021.pdf.

2 »Fall Semester – a Time for Parents to Discuss the Risks of College Drinking«, in: *National Institute on Alcohol Abuse and Alcoholism, US Department of Health and Human Services*, August 2020, https://www.niaaa.nih.gov/publications/brochures-and-fact-sheets/time-for-parents-discuss-risks-college-drinking.

3 Susan Cain, *Still. Die Kraft der Introvertierten*, München 2013, S. 15.

4 Ebd., S. 40.

5 Ebd.

6 Ebd.

7 Lisa Held, »Psychoanalysis Shapes Consumer Culture«, in: *Monitor on Psychology* 40, Nr. 11 (2009), https://doi.org/10.1037/e616502009-017.

8 Edward Bernays, »The Engineering of Consent«, in: *ANNALS of the American Academy of Political and Social Science* 250, Nr. 1 (1. März 1947, S. 113–120, https://doi.org/10.1177/000271624725000116.

9 Holly Whitaker, *Quit Like a Woman: Nüchtern und glücklich in einer Welt voll Alkohol*, München 2021, S. 65.

10 *Catherine Gray, Vom unerwarteten Vergnügen, nüchtern zu sein: Frei und glücklich – ein Leben ohne Alkohol*, München 2018, S. 225.

Kapitel 13: Liebe, Sex und Romantik

1 »The Myth of Beer Goggles?«, in: *Discover Magazine*, 20. August 2015, https://www.discovermagazine.com/mind/the-myth-of-beer-goggles.

2 William H. George u. a., »Women's Sexual Arousal: Effects of High Alcohol Dosages and Self-Control Instructions«, in: *Hormones and Behavior* 59, Nr. 5 (23. März 23, 2011), S. 730–738, https://doi.org/10.1016/j.yhbeh.2011.03.006.

3 Lexie Kite und Lindsay Kite, *More Than a Body: Your Body Is an Instrument, not an Ornament*, Boston, 2021.

4 vgl. Emily Nagoski, *Komm, wie du willst: Das neue Frauen-Sex-Buch*, München 2022, S. 73.

5 Ebd.

6 Ebd., S. 98.

7 adrienne maree brown, *Pleasure Activism: The Politics of Feeling Good*, Oakland 2019.

Kapitel 14: Gehen Sie Ihren Weg

1 Zitat aus: John Tierney, »Do You Suffer from Decision Fatigue«, in: *New York Times*, 17. August 2011.

2 Marc D. Lewis, *The Biology of Desire: Why Addiction Is Not a Disease*, New York 2018.

3 Ebd.

4 Charles Duhigg, *Die Macht der Gewohnheit: Warum wir tun, was wir tun*, München 2013, S. 336.

5 Kent C. Berridge und Terry E. Robinson, »Liking, Wanting, and the Incentive-Sensitization Theory of Addiction«, in: *American Psychologist 71*, Nr. 8 (2016), S. 670–679, https://doi.org/10.1037/amp0000059.

6 Ebd.

7 Ebd.

8 Roy Baumeister/John Tierney, *Die Macht der Disziplin: Wie wir unseren Willen trainieren können*, Frankfurt a. M. 2012.

9 Holly Whitaker, *Quit Like a Woman: Nüchtern und glücklich in einer Welt voll Alkohol*, München 2021.

10 Kristin Neff, *Selbstmitgefühl: Wie wir uns mit unseren Schwächen versöhnen und uns selbst der beste Freund werden*, München 2012.